Norbert Rietbrock
Barry G. Woodcock
A. Horst Staib (Eds.)

Theophylline
and other Methylxanthines

Norbert Rietbrock, Barry G. Woodcock, A. Horst Staib
(Eds.)

Methods in Clinical Pharmacology
Number 3

Theophylline
and other Methylxanthines

Proceedings of the 4th International Symposium,
Frankfurt/M., 29th and 30th May, 1981

Theophyllin
und andere Methylxanthine

Vorträge des 4. Internationalen Symposiums,
Frankfurt/M., 29. und 30. Mai, 1981

Friedr. Vieweg & Sohn   Braunschweig / Wiesbaden

Norbert Rietbrock, Professor Dr. med.
A. Horst Staib, Professor Dr. sc. med.
Barry George Woodcock, Dr., Sen. Lect.
University Clinic, Department of Clinical Pharmacology,
Frankfurt/Main, Federal Republic of Germany

1982

Set by Vieweg, Braunschweig
Printed by E. Hunold, Braunschweig
Bookbinder: W. Langelüddecke, Braunschweig
ISBN 978-3-663-05269-2   ISBN 978-3-663-05268-5 (Ebook)
DOI 10.1007/978-3-663-05268-5

Vorwort

„Bei der Untersuchung größerer Mengen von Theextract ... habe ich das Vorhandensein einer neuen Base constatiert, welche in geringeren Mengen neben dem Caffein auftritt, ... für welche ich den Namen Theophyllin vorschlage ..."
Albrecht Kossel: „Über eine neue Base im Pflanzenbereich". Berichte der Deutschen Chemischen Gesellschaft **21**, 2164—2167 (1888)

Die therapeutische Anwendung des Theophyllins neben Koffein und Theobromin stützt sich sowohl auf tierexperimentelle Befunde als auch auf klinische Beobachtungen über seine Wirkungen. Nach zunächst weitgefächerter Indikationsstellung und günstiger Beurteilung der Verträglichkeit in den ersten Jahrzehnten nach der Entdeckung des Theophyllins entwickelte sich in den fünfziger Jahren eine zunehmend kritische Einstellung. Maßgebend dafür waren das große Angebot spezifisch wirkender Arzneimittel, Indikationsabgrenzungen infolge neuerer pathophysiologischer Erkenntnisse, unterschiedliche Wirkungen an einzelnen Organsystemen und Beobachtungen über teilweise erhebliche individuelle Unterschiede der Verträglichkeit und Wirksamkeit bei gleicher Dosis. Die Feststellung der intra- und interindividuellen Varianz der metabolischen Elimination und Konzentrationsbestimmungen im Plasma als Grundlage einer individuellen Dosierung führten Anfang der siebziger Jahre zu einer bemerkenswerten Renaissance der Theophyllinanwendung mit umschriebenen Indikationsstellungen. So ist Theophyllin zu einem Musterbeispiel für die Optimierung therapeutischer Möglichkeiten durch Erweiterung und Vertiefung des Wissens über Klinik, Pharmakologie und Biochemie eines Arzneimittels geworden.

Während bald nach der Entdeckung des Theophyllins die durch geringe Wasserlöslichkeit der Base gegebenen Einschränkungen bei der Anwendung, besonders hinsichtlich der intravenösen Applikation bei Notfällen, durch Synthese des Aethylendiaminderivates behoben werden konnten (1908, Aminophyllin = Euphyllin wurde so in der medizinischen Umgangssprache häufig zum nicht korrekten Synonym für Theophyllin), sind andere biopharmazeutische Probleme, insbesonders die Bioverfügbarkeit von Retardpräparaten bei oraler Langzeittherapie, bis heute noch nicht befriedigend gelöst. Schließlich stehen auch Wirkungsmechanismus, therapeutischer Angriffspunkt, Objektivierung der Wirksamkeit und deren Konzentrationsbeziehung im Mittelpunkt der Diskussion.

Durch aktuellen Informationsaustausch und persönlichen Kontakt soll deshalb das interdisziplinäre Gespräch zwischen Kliniker, klinischem Pharmakologen und Biochemiker gefördert werden und auch scheinbar am Rand liegende Themen einschließen, um der raschen Entwicklung Rechnung zu tragen. In Frankfurt wurden bereits vor über sechzig Jahren am damaligen Pharmakologischen Institut der Universität unter Ellinger Untersuchungen zur Wirkung von Methylxanthinen durchgeführt, die unter anderem auch zur Erstbeschreibung des therapeutischen Effektes von Theophyllin beim Asthma bronchiale durch den Frankfurter Internisten S. R. Hirsch führten. Wir freuen uns, mit dem am 29. und 30. Mai 1981 von der Abteilung für Klinische Pharmakologie am Klinikum der Johann Wolfgang Goethe-Universität veranstalteten 4. Symposium und dem darüber nunmehr dank der vorbildlichen Kooperation der auf dem Symposium über aktuelle

Teilgebiete der Methylxanthinforschung vortragenden Autoren vorliegenden 3. Band der Reihe „Methoden in der Klinischen Pharmakologie" dem genius loci unseren Tribut gezollt zu haben. Wichtiger erscheint uns allerdings, daß mit dem Erscheinen dieser Publikation für eine Arbeitsrichtung unserer Abteilung ein Beitrag der Klinischen Pharmakologie entsprechend ihrem Anliegen als Bindeglied zwischen Klinik und Grundlagenforschung geleistet werden konnte.

Allen, die uns dabei wissenschaftlich, organisatorisch und finanziell unterstützt haben, möchten wir danken.

Die Herausgeber

Contents

Inhaltsverzeichnis

Begrüßung

von N. Rietbrock

Meine sehr verehrten Damen und Herren,
liebe Kolleginnen und Kollegen!

Ich darf Sie recht herzlich zum 4. Symposium der Reihe „Methoden in der Klinischen Pharmakologie" in Frankfurt begrüßen und dafür danken, daß Sie Zeit und weite Wege nicht gescheut haben, um an diesem Symposium teilzunehmen.

Die Klinische Pharmakologie steht immer noch im Konflikt konkurrierender Meinungen und Interessen. Der Hauptgrund liegt darin, daß die Klinische Pharmakologie spezielle klinische Interessen tangiert, sich selbst manchmal durch überzogene Forderungen in Frage stellt und nicht in der Lage zu sein scheint, den Übergang von einem zwar nützlichen zu einem notwendigen Fachgebiet zu finden. Praktische Konsequenzen werden sich aber erst dann ergeben, wenn Pharmakologen und Kliniker nicht nebeneinander, sondern miteinander arbeiten und eine breitere Öffentlichkeit unsere Tätigkeit und Arbeitsziele versteht. Bereits 1915 schreibt Kohn: „Die Pharmakologie, die ja zumeist an Tieren experimentiert, klärt nicht alles auf oder kommt auch oft erst geraume Zeit nach den Erfahrungen der Praxis. Wer sich auf sie allein verläßt, hat sich z. B. durch die Angabe Schmiedebergs, daß Coffein gefäßverengend wirkt, abhalten lassen, dies Mittel bei Angina pectoris zu verwenden, bis Pal die Lehre richtigstellte."

Hier werden Probleme angesprochen, die auch heute noch existieren. Veröffentlichen heißt für die Klinische Pharmakologie nicht nur, Ergebnisse und Meinungen in fachspezifischen Organen und Gremien kundzutun, sondern vielmehr, Erkenntnisse in die Kliniken und Praxen hineinzutragen. Diesem Zweck sollen unsere Symposien dienen.

Das diesjährige Symposium befaßt sich mit der Pharmakologie der Methylxanthine, mit aktuellen und modernen Aspekten „alter" Arzneimittel. Als modern und aktuell wurde die Therapie mit dieser Substanzklasse schon um die Jahrhundertwende betrachtet. So haben Lichtheim und Askanazy im *Arch. Klin. Med.* (1896) und Breuer 6 Jahre später in der *Münch. Med. Wschr.* die einzigartige Wirkung des Theobromins bei der Prophylaxe des Angina-pectoris-Anfalls hervorgehoben, obwohl es damals nur als Diuretikum allgemein angewendet wurde. Dazu schreibt ferner Kohn (*Berl. Klin. Wschr.* 1915): „Obwohl diese Bedeutung dem Wert der Digitalis für die Bekämpfung der muskulären Insuffizienz des Herzens nahekommt, so hat das Theobromin selbst heute noch nicht die ihm gebührende Stellung in der Therapie gefunden, und zwar nicht bloß zur Bekämpfung der Angina pectoris, sondern aller Leiden, die ihren Grund in einem Spasmus von Gefäßen haben." Nitroglycerin wurde nur als Ersatz- und Aushilfsmittel in Betracht gezogen, da seine Wirkung „so sehr von der des Theobromins übertroffen" wurde.

Das Wissen um die Relativität von Erkenntnissen gibt uns Ärzten die Berechtigung, Arzneimittel unter dem Aspekt der größtmöglichen, d.h. derzeit erreichbaren, Sicherheit anzuwenden.

Ich eröffne das Symposium und möchte nun das Wort an Herrn Professor Habermann, den Vorsitzenden der Deutschen Pharmakologischen Gesellschaft, weitergeben.

Begrüßung

von E. Habermann

Lieber Herr Rietbrock, meine Damen und Herren!

Die Klinische Pharmakologie ist neben der experimentellen Pharmakologie und Toxikologie die dritte, große Säule der Deutschen Pharmakologischen Gesellschaft. Während andere Gesellschaften mit ihren Symposien große Probleme haben – Wissenschaftler müssen aktiviert, Geldquellen erschlossen, Wiederholungen vermieden, das Vermögen der Gesellschaft muß belastet werden – , ist das in Frankfurt, unter der Regie von Herrn Rietbrock, alles anders. Wir verdanken ihm unter dem CP-Zeichen das vierte Symposium mit internationaler Beteiligung, wie die vorhergehenden von hoher Aktualität, wie die vorhergehenden über den im Titel genannten Methodenbezug weit hinausgreifend, und – last but not least – ohne Kosten für die Gesellschaft. Im Namen unserer Gesellschaft möchte ich mich beim Veranstalter und seinen akademischen und nicht-akademischen Helfern recht herzlich für diese Leistung bedanken, welche – hoffentlich – der Weiterentwicklung der klinischen Pharmakologie in diesem Lande zugute kommen wird.

Nach wie vor hat die klinische Pharmakologie unsere Unterstützung dringend nötig. Die Einrichtung neuer Abteilungen stagniert. Vorhandene Lehrstühle werden überaus zögernd besetzt. Die verschiedensten klinischen Spezialfächer tendieren zu fachspezifischer klinischer Pharmakologie, wodurch das Integrationsvermögen, welches erst die Existenz einer eigenständigen wissenschaftlichen Disziplin rechtfertigt, in Zweifel gezogen wird. Cardiologen, Anästhesisten, Dermatologen, Psychiater, Gynäkologen, Gastroenterologen, Onkologen und Infektiologen sind dabei, das für ihre Bedürfnisse erforderliche Stück klinischer Pharmakologie selbst zu beurteilen, und sie haben den Wind im Rücken.

Dazu kommt ein zweites. Man hat immer wieder gesagt, die Pharmakologie habe zwei Gesichter. Das eine schaut hin zur Wissenschaft. Es trägt die Züge des Erkenntnisgewinns und ähnelt demjenigen der Physiologie, Biochemie, Verhaltensforschung, bis hin zur Epidemiologie. Das zweite Gesicht ist geprägt von der ärztlichen Ethik, von der Bemühung, dem Kranken zu helfen. Gerade die klinische Pharmakologie, per definitionem dem Patienten nahe, ist von der ärztlichen Zielsetzung besonders geprägt.

Es gibt aber noch ein drittes Gesicht: Während die wissenschaftliche und die ärztliche Intention der klinischen Pharmakologie kaum bestritten werden, erscheint das dritte Gesicht manchen Betrachtern eher wie eine Schreckensmaske. Man wagt es kaum anzusprechen, denn es hat ein riskantes Attribut: es sind die gesundheits- und sogar gesellschaftspolitischen Aspekte unseres Faches. Sie müssen angesprochen werden, denn alles, was wir als Pharmakologen, Toxikologen und klinische Pharmakologen tun und lassen, gewinnt eine politische Dimension, indem es auf irgendeine Weise auf die πολιτεῖα, den Zustand unseres Gemeinwesens, zurückwirkt. Wir Professoren müssen uns zu diesen Folgen unserer Tätigkeit bekennen. Wir dürfen weder uns noch anderen etwas vormachen oder etwas vertuschen. Schon eine Stellungnahme zu Nutzen, Risiko oder Preisgünstigkeit eines Arzneimittels, zu Verschreibungs- oder Konsumgewohnheiten

trägt eminent politische Züge. Andere haben diese Zusammenhänge längst erkannt und führen, in recht ulkiger Koalition, auf diesem Felde Gefechte mit Waffen, welche einem Wahlkampf entlehnt sein könnten. Als jüngstes Beispiel weise ich auf die Auseinandersetzungen um die letzte Greiser-Studie hin. Über ihre Methodik und Ergebnisse sollte man hart, aber fair diskutieren. Davon unabhängig verdient jeder Versuch, unser Wissen zum Nutzen der Praxis kritisch aufzuarbeiten, hohe Anerkennung. Mich wundert die Compliance der klinischen Pharmakologen, die es vielleicht mit niemand verderben wollen und deshalb derartige anstößige Arbeiten den offenbar grobschlächtigeren Gesellen von der experimentellen Pharmakologie überlassen. Nur wenn es die klinischen Pharmakologen wagen, sich in arzneitherapeutischen Dingen hart, unmißverständlich und praxisgerecht auszudrücken, können sie erwarten, daß man sie in den Ministerien, Fakultäten und der ärztlichen Praxis zur Kenntnis nimmt. An diesen Stellen verschafft z.B. eine gut gemachte, verpflichtende Arzneimittel-Liste mehr Ansehen als eine trickreiche Pharmakokinetik.
Sie, meine Damen und Herren, haben es in der Hand, den Zustand zu ändern.
Ich wünsche Ihnen von Herzen, daß dieses Symposium Ihnen einen reichen Erkenntnisgewinn verschafft, der allen drei Aspekten der klinischen Pharmakologie gerecht wird.

I. Pharmacokinetics
I. Pharmakokinetik

Probleme der Bestimmung der Bioverfügbarkeit und Bioäquivalenz von Arzneistoffen

K.-H. Frömming

Institut für Pharmazie der Freien Universität Berlin, Königin-Luise-Str. 2 + 4,
D-1000 Berlin 33, BRD

Summary

Problems in the estimation of bioavailability and bioequivalence of drugs

In order to get an optimum therapeutic effect, drugs must be released from drug formulations with an optimum release-rate and to the maximum extent possible. Drug products of different companies, which contain the same amount of the same drug, must have comparable bioavailabilities; they should be bioequivalent.
The following two problems are given special attention:
1) In which cases is an estimation of bioavailability and bioequivalence especially important?
2) Which methods are available for the estimation of bioavailability?
Bioavailability studies must be required for drug products if the active ingredient has not yet been introduced into the market. The importance of bioavailability or bioequivalence problems for products with well known drug substances depends on pharmacological, pharmacokinetic and physical properties of the drug as well as on pharmaceutical technological formulation factors. Bioavailability and bioequivalence problems occur especially with solid drug formulations with poorly soluble drugs, i. e. tablets or capsules. Most important for estimation of biopharmaceutical parameters are in vivo methods in human subjects. Much discussion has arisen during recent years on the question, how far dissolution behaviour as an in vitro test can be used for an index of bioavailability or bioequivalence. We have to differentiate here between in vitro methods which correlate well with in vivo experiments and those that do not.
If a discrepancy exists between in vivo and in vitro bioavailability results then the in vivo results take precedence.

Die Biopharmazie behandelt den Einfluß der pharmazeutisch-technologischen Formulierung auf das Verhalten eines Arzneistoffes im menschlichen Körper. Sie beinhaltet alle Maßnahmen, die der Arzneimittelhersteller zur Erlangung einer optimalen biologischen Verfügbarkeit (Bioverfügbarkeit) durchzuführen hat.
Unter der Bioverfügbarkeit werden die Geschwindigkeit und die Menge verstanden, mit der ein Arzneistoff aus einem Arzneimittel in das Blutkompartiment resorbiert wird, oder am Ort der Wirkung auftritt. Die Bioverfügbarkeit hat sich als wichtiges Qualitätsmerkmal für viele Arzneimittel herausgestellt.

Bioäquivalenz drückt die biopharmazeutische Gleichwertigkeit zweier Präparate, die den gleichen Arzneistoff in der gleichen Darreichungsform und der gleichen Dosierung enthalten, aus. Bioäquivalenz beinhaltet gleiche Bioverfügbarkeiten. Der Begriff Bioäquivalenz ist bei der vergleichenden Betrachtung von Generics und Ursprungspräparaten wichtig.

Um die große Bedeutung, die dieses Gebiet in den vergangenen 20 Jahren erlangt hat, zu verstehen, sollen einige Beispiele aus der Frühzeit der Biopharmazie angeführt werden.

Mitte der 60er Jahre liefen die Patente für das Chloramphenikol aus; auf dem amerikanischen Markt erschien darauf eine größere Zahl von Nachahmerprodukten. Diese ergaben geringere Blutspiegelwerte und waren weniger wirksam, da den Firmen das galenische Know how für das Erreichen einer optimalen Wirkstofffreisetzung fehlte, 20 bis 25 Millionen Kapseln mußten auf Anordnung der FDA zurückgerufen werden [1].

40 Millionen Oxytetracyclin-Kapseln mußten 1969 vom amerikanischen Markt gezogen werden, da von 16 untersuchten Präparaten nicht eines vergleichbare Serumspiegel mit dem Produkt des Patentinhabers hatte [1]. Lindenbaum fand sehr unterschiedliche Serumspiegel bei der Untersuchung verschiedener Digoxinpräparate [2]. Diese Beispiele besagen aber keineswegs, daß Generics grundsätzlich schlechtere biopharmazeutische Eigenschaften aufweisen als das Ursprungspräparat.

Bekannt geworden ist der australische Diphenylhydantoin-Zwischenfall des Jahres 1968. Dort beobachteten mehrere Ärzte bei einer größeren Zahl von Patienten toxische Symptome einer Überdosierung nach Einnahme von Dilantin^R-Kapseln. Bei den für Südostasien hergestellten Kapseln war der Hilfsstoff Calciumsulfat durch Milchzucker ersetzt worden. Dieser übte eine resorptionsfördernde Wirkung aus [1].

Schon diese wenigen Beispiele beweisen, daß der bis vor wenigen Jahren für die Arzneimittel geforderte einwandfreie Gehalt, die erforderliche Reinheit und Stabilität heute nicht mehr für eine einwandfreie Qualität ausreichend sein können.

Es wurde auf einen Punkt hingewiesen, der zu Mißverständnissen zwischen Arzt und Apotheker führen kann. Der Arzt meint manchmal, die Bioverfügbarkeit sei nur für solche Arzneistoffe von Bedeutung, bei denen unterschiedliche Bioverfügbarkeiten unterschiedliche Wirkungsintensitäten zur Folge haben. Der Arzneimittelhersteller vertritt hier die Auffassung, daß Arzneimittel, die von verschiedenen Firmen hergestellt werden und den gleichen Arzneistoff in gleicher Dosierung enthalten, übereinstimmende Bioverfügbarkeiten haben müssen. Erst in zweiter Linie ist die Frage zu stellen, ob bei stark unterschiedlichen Bioverfügbarkeiten Unterschiede in der Wirkung vorliegen.

Nicht für alle Arzneistoffe und Darreichungsformen ist die Bestimmung der Bioverfügbarkeit gleich wichtig. Grundsätzlich ist bei der Entwicklung eines Arzneimittels mit einem neuen Arzneistoff, der zur Resorption in das Blutkompartiment bestimmt ist, der Nachweis der Bioverfügbarkeit mit einem In vivo-Verfahren erforderlich.

Für die vielen Arzneimittel mit bekannten Arzneistoffen sind die Gefahren, daß Bioverfügbarkeitsprobleme auftreten können, unterschiedlich. Es sind heute Kriterien bekannt, bei deren Vorhandensein mit derartigen Problemen zu rechnen ist [3]. Nachstehend werden die wichtigsten derartigen Kriterien aufgeführt.

1) Der Arzneistoff wird zur Verhütung oder Behandlung schwerer, lebensbedrohender Krankheiten verwendet und weist eine steile Dosis-Wirkungs-Kurve und/oder eine geringe therapeutische Breite auf (z.B. Herzglykoside, Antiarrhythmika, Antikonvulsiva). Hier können Unterschiede in der Arzneistofffreisetzung leicht subtherapeutische oder toxische Blutspiegel bewirken.

2) Der Arzneistoff weist die folgenden pharmakokinetischen Eigenschaften auf:

a) Die Resorption erfolgt nur in begrenzten Bereichen des Magen-Darm-Kanals (z. B. Riboflavin).

b) Der resorbierte Dosisanteil nach oraler Gabe ist im Vergleich zur intravenös verabreichten Dosis wesentlich geringer (z. B. Digoxin).

c) Vorliegen eines First-pass-Effektes (z. B. Salicylamid, Propranolol).

d) Der Arzneistoff wird sehr schnell metabolisiert oder ausgeschieden, so daß schnelle Löslichkeit und schnelle Resorption zur Auftrechterhaltung der Wirkung erforderlich sind.

e) Die Kinetik des Arzneistoffs im therapeutischen Bereich ist dosisabhängig.

3) Der Arzneistoff hat bestimmte physikalische, physikalisch-chemische Eigenschaften, bzw. Wechselwirkungen mit anderen Bestandteilen der Darreichungsform können die Auflösungscharakteristik beeinflussen.

a) Physikalische und physikalisch-chemische Eigenschaften des Arzneistoffs, durch die die Arzneistofffreisetzung aus der Arzneiform und damit die Bioverfügbarkeit beeinflußt werden können.

b) Art und Menge zugesetzter Hilfsstoffe (insbesondere Mengenverhältnis und Wechselwirkungen Arzneistoff/Hilfsstoff).

c) Herstellungstechnologie

Aus dem Bereich der pharmazeutisch-technologisch beeinflußbaren Parameter, durch welche die Wirkstofffreisetzung und damit die Bioverfügbarkeit verändert werden können, wurden zwei Beispiele angeführt.

Bei der Verarbeitung eines schwer löslichen Arzneistoffs zu einer oral einzunehmenden Darreichungsform kann es bei nicht optimaler Technologie passieren, daß die Zeit der Magen-Darm-Passage nicht für das völlige Inlösunggehen des Arzneistoffs ausreicht. In der Regel kann nur gelöst vorliegender Arzneistoff die Magen- bzw. Darmwand penetrieren. Durch Verringerung der Teilchengröße kann das Auflösungsverhalten beschleunigt werden. Eine Reihe von Handelspräparaten enthält daher derartige mikronisierte Wirkstoffpulver (z. B. Griseofulvin, Prednisolon, Fluocortolon, Spironolacton, Äthinylöstradiol, D-Norgestrol).

Fast alle Arzneimittel enthalten Hilfsstoffe. Erst durch Zusatz von Hilfsstoffen wird eine einnahmefähige, stabile Form gewährleistet und die optimale Freisetzung der Wirksubstanzen sichergestellt. Hierbei darf es aber nicht zu unbeabsichtigten Wechselwirkungen zwischen Arznei- und Hilfsstoff kommen. Dies könnte zur Beeinflussung der Bioverfügbarkeit führen. Genauso wie Tetracycline nicht mit Milch verabreicht werden dürfen, um Wechselwirkungen zwischen den Calciumionen und dem Antibiotikum zu einem schwer resorbierbaren Komplex zu verhindern, dürfen Calcium enthaltende Hilfsstoffe nicht zu Tabletten- oder Kapselpräparaten mit Tetracyclinen verarbeitet werden [4].

Mit den Kenntnissen, welche Parameter die Bioverfügbarkeit beeinflussen können, lassen sich

a) die Darreichungsformen und b) Arzneistoff-Gruppen

ableiten, bei denen in erster Linie Bioverfügbarkeits-Probleme auftreten können.

zu a) Unter den Darreichungsformen sind es primär orale feste Zubereitungen (Tabletten, Kapselpräparate) mit schwer löslichen Arzneistoffen. Weiter sind Suspensionen und alle Retard- bzw. Depotzubereitungen anzuführen.

zu b) Die amerikanische Food and Drug Administration (FDA) hat im Jahre 1978 Richtlinien zur Sicherung der Bioverfügbarkeit und Bioäquivalenz von Arzneimitteln aufgestellt

[5]. Hier ist eine Liste mit über 100 Arzneistoffen angeführt, für die eine In vivo-Bestimmung der Bioverfügbarkeit in bestimmten Darreichungsformen unerläßlich ist. Als Beispiele seien nur Phenytoin, Sulfonamide, Reserpin, Thiazidderivate, Corticosteroide, Promazine, Nitrofurantoin, Chlorambucil, Theophyllin oder Methaqualon angeführt.

Möglichkeiten zur Bestimmung der Bioverfügbarkeit bzw. der Bioäquivalenz:

1. In vivo-Bestimmung am Menschen

Absolut verläßlich kann die Bioverfügbarkeit nur durch den Versuch am Menschen mit Hilfe pharmakokinetischer Daten bestimmt werden. Als wichtigste In vivo-Verfahren sind die Bestimmung der Blutspiegelwerte bzw. der Harnausscheidung des unveränderten Wirkstoffs oder eines Metaboliten zu nennen. Man geht davon aus, daß die Ausbildung ausreichender Wirkstoffkonzentrationen im Blut Voraussetzung für die Arzneimittelwirkung ist. Es handelt sich bei diesen Bestimmungsverfahren letztlich um eine Notlösung; man mißt die Konzentration im Blut oder Harn, da man sie meist an dem für die Wirkung verantwortlichen Rezeptor nicht messen kann.

Bei Vorliegen von Blutwerten wird meist die Fläche unter der Blutspiegel/Zeitkurve der zu untersuchenden Zubereitung mit der Fläche eines Vergleichspräparates, eines Standards (= 100 % Bioverfügbarkeit), in Beziehung gesetzt. Diese grundlegenden Beziehungen wurden 1953 erstmals von Dost formuliert [6]. Je größer die Fläche unter der Kurve, desto mehr Wirkstoff ist ins Blut gelangt, desto besser ist die Bioverfügbarkeit des Medikamentes (Abb. 1). Voraussetzung für vergleichbare Bioverfügbarkeiten ist, daß auch die Resorptionsgeschwindigkeiten, also der Anstieg der Blutspiegelkurven, vergleichbar sind.

Der Vergleich kann auch über die Gesamt-Harnausscheidung des Wirkstoffs oder eines Metaboliten erfolgen [3] (Abb. 2).

Bei Verwendung einer intravenösen Lösung des Arzneistoffs als Standard wird der erhaltene Wert als absolute Bioverfügbarkeit bezeichnet. Die Bestimmung der absoluten Bioverfügbarkeit ist nur möglich, wenn kein First-pass-Effekt vorliegt.

Ein neu auf den Markt kommendes Genericum wird meist mit dem bereits eingeführten Originalpräparat verglichen (relative Bioverfügbarkeit).

2. In vivo-Bestimmung an Tieren, wobei eine Korrelation mit am Menschen erhaltenen Ergebnissen bewiesen ist.

Auch dieses Verfahren kann zur verläßlichen Bestimmung herangezogen werden. Es gibt bisher allerdings nur wenige Arzneistoffe, für die eine Korrelation gefunden worden ist.

3. In vivo-Bestimmung an Tieren, ohne Korrelation mit Ergebnissen am Menschen

Diese Verfahren sind nicht beweisend für ausreichende Bioverfügbarkeit beim Menschen. Sie spielen jedoch eine Rolle bei der Entwicklung eines neuen Arzneimittels, um den Einfluß von Hilfsstoffen zu untersuchen.

4. In vitro-Verfahren

a) Korrelation mit am Menschen erhaltenen Ergebnissen

b) Ohne Korrelation mit am Menschen erhaltenen Ergebnissen

Eine intensive Diskussion ist in den letzten Jahren um die Frage entfacht, inwieweit In vitro-Verfahren zur Bestimmung der Bioverfügbarkeit herangezogen werden können. Im Rahmen der laufenden Qualitätskontrolle ist die Durchführung von In vivo-Bestimmungen unmöglich.

Die wichtigste hierfür zur Verfügung stehende Methode ist die Bestimmung des zeitabhängigen Auflösungsverhaltens von Arzneistoffen (Lösungsgeschwindigkeit, Dissolution test).

10

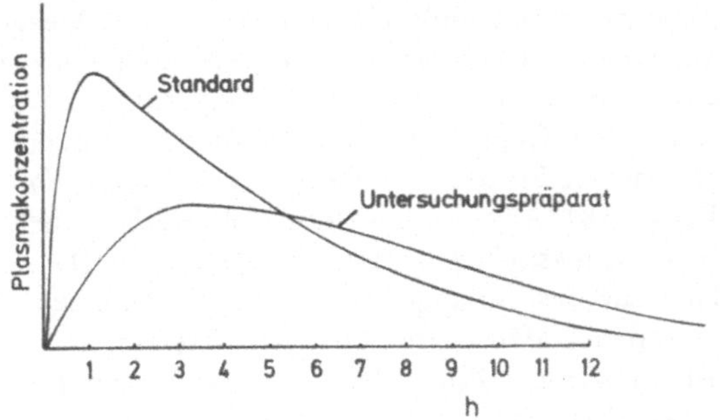

Abb. 1
Bestimmung der Bioverfügbarkeit
aus Blutspiegelwerten

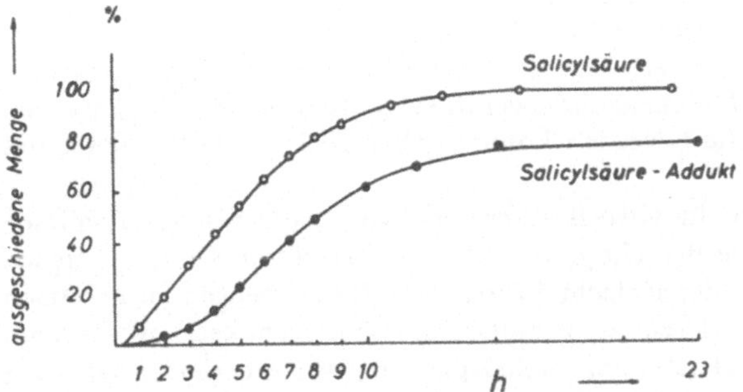

Abb. 2
Bestimmung der Bioverfügbarkeit
aus der kumulativen Harnausscheidung

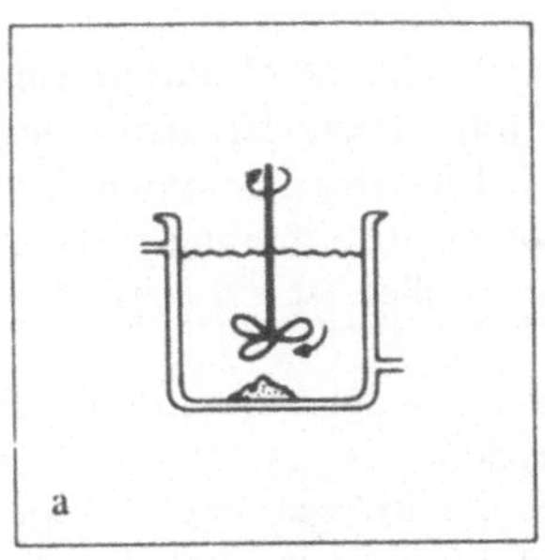

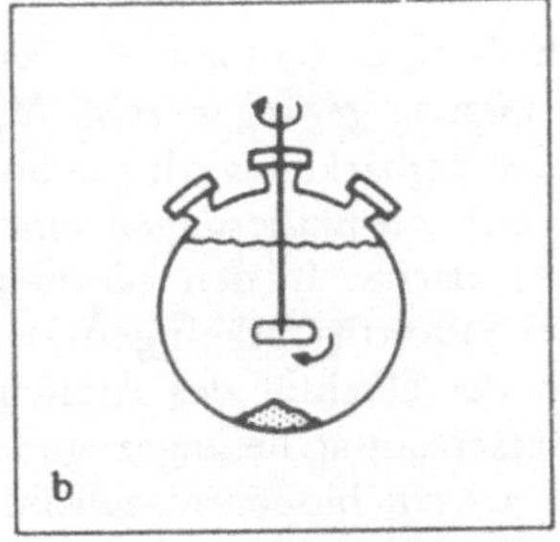

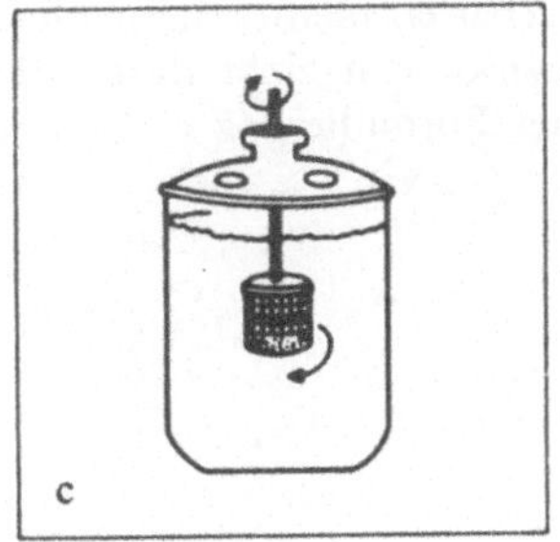

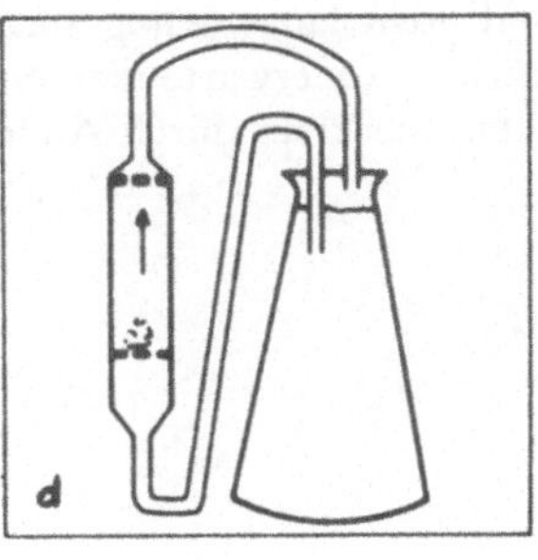

Abb. 3
In vitro-Bestimmungsmethoden
des Auflösungsverhaltens

Im einfachsten Fall wird in ein Becherglas oder einen Rundkolben eine bestimmte Menge künstlichen Magensafts oder Darmsafts gegeben [7] (Abb. 3). Nach Temperieren — meist auf 37° — und Einbringen der Tablette oder der Kapsel, wird unter Umrühren der Versuch über einen Zeitraum von 1—2 Stunden (bei Retardformen 6—8 Stunden) durchgeführt. In Zeitabhängigkeit wird in entnommenen Proben der Wirkstoffgehalt bestimmt. Man erhält dann sogenannte Auflösungskurven [8] (Abb. 4). Bei Durchflußverfahren steht für den Auflösungsvorgang periodisch neues Lösungsmittel zur Verfügung (Abb. 3, d).

Die Lösungsgeschwindigkeit kann nur dann zur Bestimmung der Bioverfügbarkeit herangezogen werden, wenn eine Korrelation mit am Menschen erhaltenen Ergebnissen bewiesen werden konnte (In vitro/In vivo-Korrelation). Eines der bekanntesten Beispiele für eine solche Korrelation ist das Digoxin [9]. Hier liegt eine geradlinige Beziehung zwischen den Steady-state-Plasmaspiegelwerten und der nach 60 Minuten in vitro gelösten prozentualen Digoxinmenge vor (Abb. 5). Bisher sind nur wenige derartige Korrelationen aufgefunden. Liegt keine In vitro/In vivo-Korrelation vor, lassen sich hieraus keine absolut sicheren Folgerungen für eine ausreichende Bioverfügbarkeit ziehen. Man muß sich immer vor Augen halten, daß das Auflösungsverhalten im Magen-Darm-Kanal durch Nahrung, wechselnden pH-Wert und andere Medikamente beeinflußt werden kann, Vorgänge, die im Becherglas nur ungenügend imitiert werden können. Hier liegt die Problematik des In vitro-Auflösungsverhaltens.

Trotzdem hat eine nichtkorrelierte In vitro-Bestimmung, vor allem bei der Qualitätsüberwachung von Folgechargen, ihre Berechtigung. Der nichtkorrelierte In vitro-Versuch ist eine billige und nützliche Methode, schlecht formulierte Zubereitungen zu erkennen und vor allem die Chargeneinheitlichkeit zu garantieren. Hierdurch kann weitgehend sichergestellt werden, daß bei der Herstellung nichts passiert, was die Bioverfügbarkeit beeinflussen könnte. Und so ist zu fordern, daß in modernen Arzneibüchern, unabhängig, ob eine Korrelation vorliegt oder nicht, die Aufnahme eines solchen In vitro-Tests gefordert werden muß.

In der Regel muß hierbei innerhalb einer bestimmten Zeit (30 oder 60 Minuten) eine bestimmte Arzneistoffmenge in Lösung gegangen sein. Man nimmt an, daß dann Bioäquivalenz oder ausreichende Bioverfügbarkeit vorliegt. So wird im amerkanischen Arzneibuch (USP XX) für etwa 80 feste Formulierungen eine solche Bestimmung verlangt [10]. Abb. 6 zeigt einige Beispiele hierfür. In den allermeisten Fällen ist ein schlechtes Auflösungsverhalten mit schlechter Bioverfügbarkeit gepaart.

Läßt der In vitro-Test Zweifel an der Qualität des Arzneimittels aufkommen, muß der In vivo-Versuch zur endgültigen Entscheidung herangezogen werden.

Die Bioverfügbarkeit muß heute als ein biopharmazeutischer Qualitätsparameter angesehen werden. Ein Präparat schlechter Bioverfügbarkeit birgt die Gefahr in sich, daß der minimale Wirkspiegel nicht überschritten wird oder aber der notwendige Wirkspiegel erst sehr viel später erreicht wird und nicht lange genug aufrechterhalten bleibt. Die geringe Bioverfügbarkeit ist wegen eventuell zu erwartender Nebenwirkungen nicht durch die Erhöhung der Dosis auszugleichen. Sie kann durch Ändern der Formulierung verbessert werden.

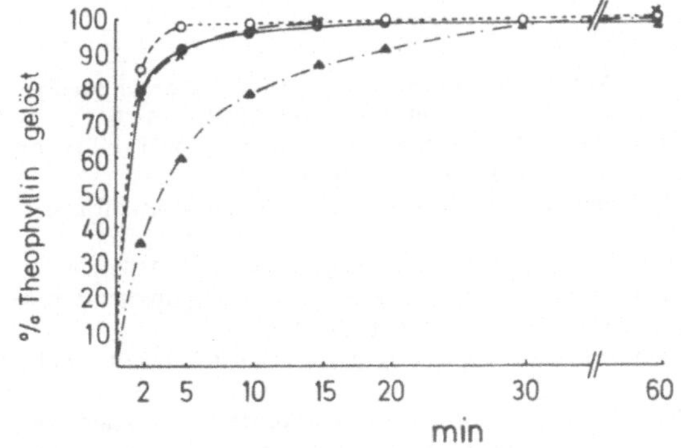

Abb. 4

Bestimmung des Auflösungsverhaltens unterschiedliche Füllstoffe enthaltender Theophyllin-
Tabletten (150 mg Theophyllin)

- ●————● Lactose/Kartoffelstärke (7 + 3)
- x – – – x Granulatum simplex
- Δ —·—·— Δ Dicalciumphosphat-2-hydrat
- O – – – O Mikrokristalline Cellulose

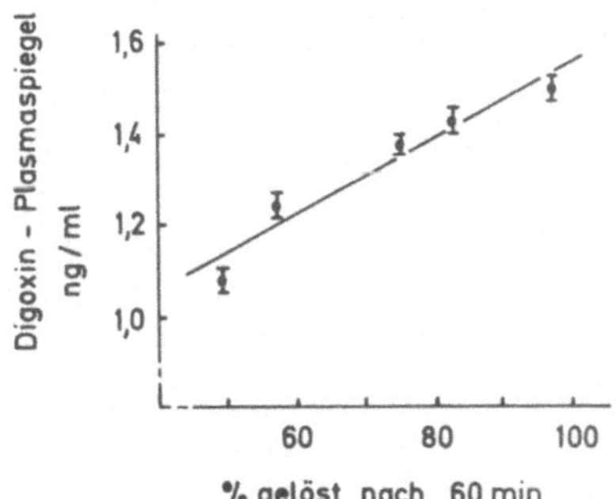

Abb. 5

Korrelation zwischen steady state
Digoxin-Plasmaspiegelwerten und der
In vitro-Lösungsgeschwindigkeit [9]

Hydrochlorothiazid-Tabletten mind. 60 % innerhalb 30 min	verd. HCl	150 U/min
Meprobamat-Tabletten mind. 60 % innerhalb 30 min	Wasser	100 U/min
Prednisolon- und Prednison-Tabletten mind. 60 % innerhalb 20 min	Wasser	100 U/min
Sulfisoxazol-Tabletten mind. 70 % innerhalb 30 min	verd. HCl	100 U/min
Tolbutamid-Tabletten mind. 70 % innerhalb 30 min (keine < 50 %/30 min)	Puffer pH 7,4	75 U/min

Abb. 6 Lösungsgeschwindigkeits-Anforderungen der USP XX [10]

13

Literatur

[1] Schwietzer, C.: Arzneimittelsicherheit — wo Anfang, wo Ende? In: Schriftenreihe der Medizinisch Pharmazeutischen Studienges. e. V., Umschau Verlag, Frankfurt/Main, 1974, S. 1—6.

[2] Lindenbaum, J., Mellow, M. H., Blackstone, M. O., et al.: Variation in biologic availability of digoxin from four preparations. *New Engl. J. Med.* **285**, 1344—1347 (1971).

[3] Frömming, K.-H.: Biopharmazeutische Probleme der Wirkstofffreisetzung aus Arzneiformen. *Dtsch. Apoth. Ztg.* **119**, 1621—1628 (1979).

[4] Neuvonen, P. J.: Interactions with the absorption of tetracyclines. *Drugs* **11**, 45—54 (1976).

[5] Department of Health, Education, and Welfare: Drug Products, Bioequivalence Requirements and In vivo Bioavailability Procedures. Federal Register v. 7.1.1977, S. 1624—1653.

[6] Dost, F. H.: Der Blutspiegel; Kinetik der Konzentrationsabläufe in der Kreislaufflüssigkeit. Georg Thieme Verlag, Stuttgart, 1953.

[7] Frömming, K.-H.: Modelle zur Prüfung der Lösungsgeschwindigkeit und Probleme der Standardisierung. In: Rietbrock, N., Schnieders, B.: Bioverfügbarkeit von Arzneimitteln, Gustav Fischer Verlag, Stuttgart, New York, 1979, S. 9—16.

[8] Frömming, K.-H., Schwabe, L., Staib, A. H., Rietbrock, N., Laßmann, A., Molz, K.-H., Schuppan, D., Siebert-Weigel, M., Voegele, D.: Untersuchungen zur Liberation, Absorption und Elimination von Theophyllin bei rasch und verzögert freisetzenden oralen Arzneiformen. Arzneim.-Forsch. im Druck

[9] Johnson, B. F., McCrerie, J., Greer, H., Bye, C.: Rate of dissolution of digoxin tablets as predictor of absorption. *Lancet*, S. 1473—1475 (1973).

[10] The United States Pharmacopeia, 20th revision; United States Pharmacopeial Convention, Inc., Rockville, Md., 1979.

Probleme der Bioverfügbarkeit von Methylxanthinen[*]

R. Gugler / A. Somogyi [1]

Medizinische Klinik der Universität Bonn, D-5300 Bonn-Venusberg, BRD

Summary

Bioavailability problems of methylxanthines

Information on the pharmacokinetics of theophylline is essential for the design of meaningful bioavailability studies. Theophylline disposition is affected interindividually by various factors (genetics, environment, disease states), but intraindividual variation in bioavailability is also substantial. Parameters for evaluation of bioavailability are the area under the plasma level time curve, maximum plasma concentration and time of its occurrence, and renal elimination. Absorption of theophylline is influenced by route and form of application, by gastrointestinal diseases and by drug interactions. Methodological problems in bioavailability studies with theophylline concern analysis of the drug, study design, and evaluation of results. Literature data usually show good bioavailability of theophylline.

Zusammenfassung

Eine Voraussetzung für die sinnvolle Planung von Bioverfügbarkeitsstudien mit Theophyllin ist die Kenntnis der pharmakokinetischen Eigenschaften. Die Disposition von Theophyllin wird interindividuell durch zahlreiche Faktoren beeinflußt (Genetik, Umwelt, Erkrankungen), doch ist auch die intraindividuelle Variation der Bioverfügbarkeit groß. Bioverfügbarkeitsparameter sind die Fläche unter der Plasmaspiegelkurve, Zeitpunkt und Höhe der maximalen Plasmakonzentration und renale Ausscheidung. Die Resorption wird durch Applikationsort, Applikationsform, gastrointestinale Erkrankungen und durch Interaktionen beeinflußt. Methodische Probleme der Bioverfügbarkeit von Theophyllin betreffen Analytik, Studienplanung und Auswertung der Ergebnisse. Die in der Literatur mitgeteilten Daten zeigen in der Regel eine gute Bioverfügbarkeit von Theophyllin.

---

[*] Mit Unterstützung durch die Gesellschaft für Strahlen- und Umweltforschung mbH, München

[1] Stipendiat der Alexander-von-Humboldt-Stiftung

Von allen in der Therapie eingesetzten Methylxanthinen liegen vergleichende Untersuchungen zur Bioverfügbarkeit nur für Theophyllin vor. Deshalb erfolgt auch die Besprechung der Probleme von Bioverfügbarkeitsuntersuchungen der Methylxanthine allein für das Theophyllin. Eine grundlegende Bedingung für die sinnvolle Planung und Bewertung von Bioverfügbarkeitsuntersuchungen ist die Kenntnis aller wesentlichen pharmakokinetischen Daten eines Medikamentes, denn nur dann können Dosis, Dosierungsintervall, Blutentnahmezeiten und Beobachtungszeitraum angemessen gewählt werden. Die wesentlichen pharmakokinetischen Daten von Theophyllin sind in Tabelle 1 dargestellt. Die mittlere Plasmahalbwertzeit von Theophyllin liegt bei sechs Stunden, wobei jedoch eine auffällige Streuung zwischen drei und zwölf Stunden auch bei gesunden Probanden zu beobachten ist. Eine ähnlich große Variation ergibt sich auch für die anderen Größen: Plasma-Clearance, Verteilungsvolumen und Plasmaeiweißbindung.

Untersuchungen zum Metabolismus von Theophyllin zeigen, daß lediglich 13 % der verabreichten Dosis in unveränderter Form im Urin wiedergefunden werden, während etwa 50 % der Dosis als Dimethylharnsäure, 20 % als Methylharnsäure, 13 % als 3-Methylxanthin und 1 % als 1-Methylxanthin renal ausgeschieden werden [3].
Die Elimination von Theophyllin wird durch verschiedene Faktoren beeinflußt, von denen die bedeutendsten in Tabelle 2 dargestellt sind. Neben der genetischen Disposition der Elimination spielen konstitutionelle Faktoren (Alter, Gewicht) und eine Reihe von umweltbedingten Einflüssen eine Rolle: Ernährung, Rauchen, Interaktion mit anderen

Tabelle 1: Relevante pharmakokinetische Daten von Theophyllin

Parameter	Mittelwert	Bereich
Eliminationshalbwertzeit	6 Stunden	3—12
Plasmaclearance	250 ml/min	125—500
Verteilungsvolumen	0,5 *l*/kg	0,3—1,0
Plasmaeiweißbindung	50 %	30—65

Tabelle 2: Faktoren, die die Elimination von Theopyllin beeinflussen

1. Genetische Disposition
2. Alter — Kinder: Elimination beschleunigt
   — alte Patienten: Elimination verzögert
3. Übergewicht — Halbwertzeit länger, Clearance identisch
4. Ernährung — Methylxanthine = Elimination verzögert
   — Holzkohlegrill = Elimination beschleunigt
5. Rauchen — Elimination beschleunigt
6. Interaktion mit anderen Medikamenten
   — Phenobarbital = fragliche Induktion
   — Antibiotika = Elimination verzögert
7. Krankheiten — Leberzirrhose
   — Herzinsuffizienz
   — chronische Lungenobstruktion

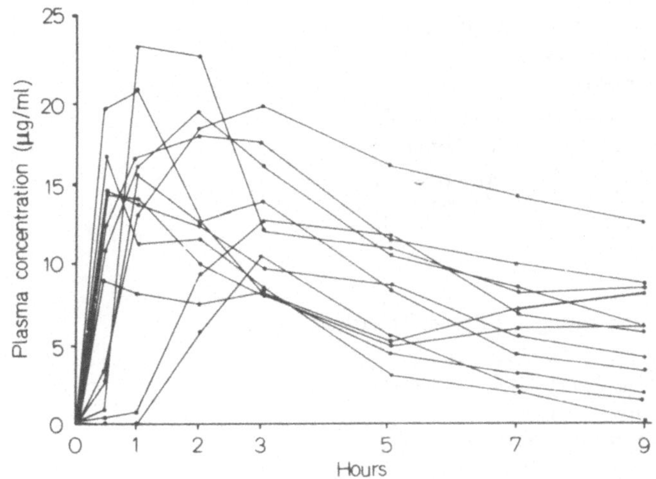

Abb. 1

Plasmakonzentrationen von Theophyllin bei 12 Patienten nach oraler Einzeldosis von 500 mg (Lamont et al., 1979).

Tabelle 3: Fläche unter der Plasmaspiegelkurve $(mg \cdot l^{-1} \cdot h^{-1})$ von Theophyllin beim identischen Probanden ($\bar{x} \pm$ SD, 4 Testserien)

Injektion	Tablette	Retard-Dragee	Suppositorium
69,9 ± 17,0 (24 %)	73,6 ± 5,2 (7 %)	39,9 ± 8,0 (20 %)	55,7 ± 7,2 (13 %)

Medikamenten. Bei einigen Krankheiten (chronische Lebererkrankung, Herzinsuffizienz), aber auch bei der chronischen Lungenobstruktion selbst, ist die Elimination von Theophyllin in unterschiedlichem Ausmaß verzögert.

Abb. 1 gibt ein Beispiel dafür, in welchem Maße die Plasmakonzentrationen nach Gabe einer Standarddosis von Theophyllin bei 12 Patienten streuen [5].

Die Streuung der pharmakokinetischen Parameter von Theophyllin ist jedoch nicht nur für Untersuchungen an Probanden- und Patientenkollektiven von Bedeutung; eine erhebliche Streuung ergibt sich auch intraindividuell bei mehrfacher Wiederholung der gleichen Untersuchung bei identischen Probanden. Tabelle 3 gibt Mittelwerte und Standardabweichungen für die Flächen unter den Plasmaspiegelkurven für je vier Untersuchungsserien bei identischen Probanden mit Theophyllin als Injektion, als Tablette, als Retard-Dragee, und als Suppositorium an. Von Interesse ist hier besonders der Variationskoeffizient für die untersuchten Präparationen, der selbst bei der intravenösen Theophyllinpräparation 24 % beträgt. Aber auch die mehrfache Untersuchung der absoluten Bioverfügbarkeit von Theophyllin (Tabelle 4) als Tablette, Retard-Dragee und Suppositorium bei identischen Probanden ergibt unerwartet große Streuungen von 21 % (Tablette), 26 % (Retard-Dragee) und 31 % (Suppositorium). Angesichts dieser intrainviduellen Variation wird verständlich, daß die Schwankungen bei interindividuellen Untersuchungen eine Größenordnung erreichen können, bei der Aussagen zur Bioverfügbarkeit problematisch sind.

17

Tabelle 4: Absolute Bioverfügbarkeit von Theophyllin
beim identischen Probanden
($\bar{x} \pm$ SD, 4 Testserien)

Tablette	Retard-Dragee	Suppositorium
1,01 ± 0,22 (21 %)	0,62 ± 0,16 (26 %)	0,84 ± 0,26 (31 %)

Tabelle 5: Parameter zur Bestimmung der Bioverfügbarkeit von Theophyllin

1. Fläche unter der Plasmaspiegelkurve (AUC) bis unendlich
2. Maximale Plasmakonzentration (C_{max})
3. Zeitpunkt der maximalen Plasmakonzentration (T_{max})
4. Renale Ausscheidung (Theophyllin + Metabolite)

Tabelle 6: Einflüsse auf die Bioverfügbarkeit von Theophyllin

1. Applikationsort (oral – rektal – intramuskulär)
2. Applikationsform (Lösung – Tablette – Retardform)
3. Kristallform der Zubereitung
4. Resorptionsstörungen bei gastrointestinalen Erkrankungen
5. Interaktionen mit anderen Medikamenten
   – Magen-Darm-Motorik
   – intraluminale Bindung
   – Mucosaschädigung

Tabelle 7: Methodische Probleme der Beurteilung der Bioverfügbarkeit
von Theophyllin

1. Analytik
   – Spektrophotometrie
   – Gaschromatographie
   – HPLC
   – Radioimmunoassay, Enzymimmunoassay

2. Studienplanung
   – xanthinfreie Diät
   – Zahl der Meßpunkte im Resorptionsteil der Kurve
   – Versuchsdauer (Retardform)
   – Einzeldosis oder chronische Dosierung

3. Auswertung
   – Abschätzung der AUC bis unendlich
   – Flip-Flop-Phänomen
   – Reproduzierbarkeit (Suppositorien)

Von den in Tabelle 5 dargestellten Kriterien zur Bestimmung der Bioverfügbarkeit von Theophyllin ist die Fläche unter der Plasmaspiegelkurve (AUC), berechnet bis unendlich, das aussagekräftigste. Der Zeitpunkt der maximalen Plasmakonzentration ist ein Maß für die Resorptionsgeschwindigkeit, die Höhe der maximalen Plasmakonzentration gibt nur bei vergleichbarer Resorptionsgeschwindigkeit einen Hinweis auf die Bioverfügbarkeit. Die renale Elimination von Theophyllin und den obengenannten Metaboliten ist wegen der Vielzahl der Substanzen zur Frage der Bioverfügbarkeit nicht einfach zu quantifizieren.

Einflüsse auf die Bioverfügbarkeit von Theophyllin ergeben sich einmal aus dem Applikationsort, wobei bei intramuskulärer Verabreichung in der Regel eine vollständige Resorption zu erwarten ist, während für die überwiegende Zahl der geprüften Medikamente die rektale Verabreichung mit der niedrigsten Resorptionsrate einhergeht (Tabelle 6). Applikationsform und Kristallform der Zubereitung sind pharmazeutische Variablen für die Bioverfügbarkeit. Die mikrokristalline Zubereitungsform ist in ihrer Bioverfügbarkeit zunächst unterschiedlich bewertet worden, ein Vorteil gegenüber den bisherigen Zubereitungsformen kommt ihr jedoch nicht zu [7].

Resorptionsstörungen sind bei verschiedenen gastrointestinalen Erkrankungen zu erwarten. Resorptionsstörungen durch Interaktionen mit anderen Medikamenten mit besonderer klinischer Relevanz sind für Theophyllinpräparate bisher nicht beobachtet worden. den.

Methodische Probleme der Beurteilung der Bioverfügbarkeit von Theophyllin finden sich auf dem Gebiet der Analytik, der Studienplanung und der Auswertung der Ergebnisse (Tabelle 7). Die spektrophotometrischen Nachweismethoden sind sowohl wegen mangelnder Empfindlichkeit als auch wegen ungenügender Spezifität insbesondere in Gegenwart anderer Medikamente nicht mehr zu empfehlen. Gaschromatographische Methoden erfordern in der Regel eine vorherige Derivatisierung und sind deshalb relativ aufwendig. Im Vordergrund stehen heute die Hochdrucksflüssigkeitschromatographie, mit der man auch die Metabolite zuverlässig erfassen kann, und der Enzym-Immunoassay. Der Enzym-Immunoassay hat den Vorteil, daß er in seiner Durchführung einfach und deshalb nicht hochspezialisierten Laboratorien vorbehalten ist. Eine gewisse Unsicherheit für wissenschaftliche Fragenstellungen ergibt sich bei Messungen in den Extrembereichen (sehr geringe, sehr hohe Konzentrationen) und durch mögliche Störanfälligkeit bei Anwesenheit bisher nicht getesteter Substanzen im Plasma. Für die Routineüberwachung der Patienten, aber auch für Bioverfügbarkeitsuntersuchungen an gesunden Probanden ist der Enzym-Immunoassay ohne Einschränkung zu empfehlen.

Bei der Studienplanung ist zu berücksichtigen, daß xanthinhaltige Diät eine Verlangsamung der Theophyllinelimination bewirkt. Eine scheinbare Verlängerung der Elimination ergibt sich daraus, daß Xanthinbestandteile der Nahrung in Theophyllin umgewandelt werden können. Zur zuverlässigen Beschreibung der Resorption einer Theopyllinpräparation ist eine ausreichende Zahl von Meßpunkten im Anfangsteil der Kurve wichtig. Die Versuchsdauer ist besonders bei Beurteilung der Bioverfügbarkeit von Retard-Präparationen von Bedeutung; sie muß in der Regel über 24 Stunden hinausgehen. Um der Situation der chronischen Therapie gerecht zu werden, ist eine Bioverfügbarkeitsuntersuchung unter Dauermedikation der Einzeldosisuntersuchung vorzuziehen.

Probleme der Auswertung der Bioverfügbarkeitsdaten von Theophyllin ergeben sich dann, wenn die Fläche unter der Plasmaspiegelkurve bis unendlich berechnet wird. Bei der für die Retardzubereitung gewünschten langsamen Resorption kann die Situation eintreten, daß die Invasionshalbwertszeit länger wird als die Eliminationshalbwertszeit. Im Plasmaspiegelverlauf drückt sich dies in einer scheinbar verlangsamten Elimination aus, weil während der Eliminationsphase ständig noch resorbierte Substanz nachgeliefert wird (Flip-Flop-Phänomen). Von Bedeutung ist schließlich die Reproduzierbarkeit der Bioverfügbarkeit, die insbesondere bei Suppositorien gelegentlich größeren Variationen unterworfen sein kann.

Die Tabelle 8 gibt eine Auswahl von Literaturdaten zur Bioverfügbarkeit von Theophyllin bei Verwendung verschiedenster Präparationen und bei Untersuchung an unterschiedlichen Kollektiven. In der Mehrzahl der Studien erreicht die Bioverfügbarkeit von Theophyllin Werte über 70 %. Daraus ist zu schließen, daß in der Regel Probleme der Bioverfügbarkeit nicht zu erwarten sind.

Tabelle 8: Literaturdaten zur Bioverfügbarkeit von Theophyllin (Auswahl)

Präparation	untersucht an	Bioverfügbarkeit (%)	Autoren
Aminophyllin — retard	12 Probanden	70	Trembath & Boobis 1979
Theophyllin — Supp.	6 Kindern	80 (8—100)	Bolme et al. 1979
Aminophyllin — Tablette	8 Probanden	100	Somogyi & Gugler 1980
— retard	8 Probanden	81	Somogyi & Gugler 1980
— Supp.	8 Probanden	74	Somogyi & Gugler 1980
Aminophyllin — Klisma	16 Probanden	86	Mason et al. 1980
Theophyllin — Tablette (3 Präparate)	5 Probanden	82—90	Charles et al. 1980
Theophyllin — Tablette (mikrokristallin)	7 Patienten	100	Jonkman et al. 1980

Literatur

[1] *Bolme, P., Edlund, P. O., Eriksson, M., Paalzow, L., Windbladh, B.:* Pharmacokinetics of theophylline in young children with asthma: Comparison of rectal enema and suppositories. *Europ. J. Clin. Pharmacol.* 16, 133—139 (1979).

[2] *Charles, B. B., Med. J. Austral.* 2, 264 (1980).

[3] *Grygiel, J. J., Wing, L. M. H., Farkas, J., Birkett, D. J.:* Effects of allopurinol on theophylline metabolism and clearance. *Clin. Pharmacol. Ther.* 26, 660—667 (1979).

[4] *Jonkman, J. H. G.:* Disposition and clinical pharmacokinetics of microcrystalline theophylline. *Europ. J. Clin. Pharmacol.* 17, 379—384 (1980).

[5] *Lamont, H., Moerman, E., Bogaert, M., van der Straeten, M., Pauwels, R.:* Plasma theophylline level and effect on lung function after oral and rectal administration of aminophylline. *Europ. J. Clin. Pharmacol.* 15, 401—406 (1979).

[6] *Mason, W. D., Langman, R. C., Amick, N. E., Arnold, J., March, L.:* Bioavailability of theophylline following rectally administered concentrated aminophylline solution. *J. Allergy Clin. Immunol.* 66, 119—122 (1980).

[7] *Ogilvie, R. J.:* Clinical pharmacokinetics of theophylline. *Clin. Pharmacokin.* 3, 267—293 (1978).

[8] *Somogyi, A., Gugler, R.:* Absolute Bioverfügbarkeit von Theophyllin. *Fortschr. Med.* 98, 1707—1710 (1980).

[9] *Trembath, P. W., and Boobis, S. W.:* Plasma theophylline levels after sustained release aminophylline. *Clin. Pharmacol. Ther.* 26, 654—659 (1979).

Lösungskinetik und Bioverfügbarkeit retardierter Theophyllinpräparate

H. Möller
Zentrallaboratorium Deutscher Apotheker, Ginnheimer Str. 20, D-6236 Eschborn, FRG

Summary

The aim of the present investigation was to devise suitable experimental conditions for testing Theophylline preparations using the Paddle and Flow-Through-Methods, taking into consideration not only the physico-chemical properties but also the behaviour of the retardation mechanism in the respective media at different intensities of agitation. Bioavailability studies enabled differences in plasma levels to be revealed which are attributable to the formulation concept of the depot preparations. Two techniques are currently used in aminophylline formulations (theophylline ethylene diamine) namely those used in the preparations Phyllotemp retard and Euphyllin retard. In Phyllotemp retard, the active ingredient is enclosed in a diffusion membrane; in Euphylline retard, aminophylline is embedded in a polyacrylate resin matrix. A relative bioavailability of 94 % was observed for Phyllotemp retard and 72 % for Euphyllin retard. The influence of pH was clearly shown with Euphyllin retard. The interindividual variation was seen in bioavailability data from 20–105 %. The effects of different dissolution kinetics of the 2 sustained release preparations were clearly shown in the nature of the plasma concentration/time curves and in the pharmacokinetic parameters, e.g. c_{max}, t_{max} and Mean Absorption Time (MAT). Correlations were calculated using simulation of plasma levels from in vitro results and simulation of dissolution kinetics from in vivo data. By calculation of in vivo dissolution by means of numerical deconvolution a satisfactory agreement with the in vitro dissolution kinetics was achieved using the Flow-Through Apparatus. Based on present results an in vitro dissolution of at least 75 % of the drug after 8 hours should be required.

Zusammenfassung

Ziel der vorliegenden Untersuchungen war, mit einigen Depotpräparaten geeignete Prüfbedingungen mit der Paddle- und Durchfluß-Methode zu erarbeiten, wobei nicht nur die physikalisch-chemischen Eigenschaften des Wirkstoffes, sondern auch die Verhaltensweise der Retardierungsmechanismen in den jeweiligen Prüfflüssigkeiten bei unterschiedlicher Bewegungsintensität berücksichtigt wurden. Untersuchungen zur biologischen Verfügbarkeit ließen Unterschiede in den Plasmaspiegeln erkennen, die im besonderen auf die galenische Konzeption der Depotpräparate zurückzuführen sind. Bei 2 handelsüblichen Retardformulierungen wird die verzögerte

Wirkstoffabgabe durch unterschiedliche Prinzipien erreicht, indem der Wirkstoff bei Euphyllin retard in einer Polyacrylatmatrix eingebettet vorliegt und bei Phyllotemp retard mit Diffusionsmembranen umhüllt wird. Bereits bei Prüfung der in vitro-Freisetzung ergaben sich Unterschiede in Bezug auf die verwendeten Prüfmedien, dadurch gekennzeichnet, daß der pH-Wert des Prüfmediums die Wirkstofffreisetzung von Euphyllin retard stark beeinflußt. Für Phyllotemp retard wurde eine relative Bioverfügbarkeit von 94 % und für Euphyllin retard von 72 % nachgewiesen. Der Einfluß physiologischer Dispositionen, insbesondere des pH-Wertes von Verdauungsflüssigkeiten, wurde bei Euphyllin retard besonders deutlich, so daß Bioverfübarkeitswerte von etwa 20–105 % berechnet wurden. Deutliche Unterschiede ergaben sich weiterhin in Parametern wie beispielsweise C_{max}, t_{max} und MAT (mean absorption time). In vitro/in vivo-Korrelationen wurden auf Basis von pharmakokinetischen Modellen durch Simulation von Plasmaspiegeln sowie modellunabhängig durch Berechnung der in vivo-Freisetzung mit Hilfe der numerischen Deconvolution durchgeführt. Durch die Berechnung der in vivo-Freisetzung mit Hilfe der Deconvolution war gute Übereinstimmung mit der in vitro-Freisetzung nach der Durchfluß-Methode festzustellen. Mit Hilfe solcher Ergebnisse konnte nachgewiesen werden, daß eine zufriedenstellende Bioverfügbarkeit dann garantiert werden kann, wenn nach 8 Stunden mindestens 75 % des Wirkstoffes verfügbar sind.

Einleitung

Nach mehrjährigen Entwicklungsarbeiten mit zahlreichen Verfahren zur Untersuchung der Wirkstoff-Freisetzungskinetik werden nunmehr einige wenige, standardisierbare Methoden für In-vitro-Untersuchungen bei der Präparate-Entwicklung und -Qualitätskontrolle verwendet. Durch weltweite Anwendung einer einheitlichen Methodik ist es möglich, aus verschiedenen Laboratorien exakt vergleichbare Ergebnisse zu erhalten, was bei der Korrelation von In-vitro- und In-vivo-Ergebnissen von besonderer Bedeutung ist. Eine Einheitlichkeit physikalischer Testparameter ist nicht nur für die Arzneimittelsicherheit, sondern auch für wissenschaftliche Forschungszwecke von Vorteil.
Zwei alternative Methoden — die Paddle- und die Durchflußmethode — werden gegenwärtig von der FIP-Arbeitsgruppe „Dissolution Tests" empfohlen (Abb. 1)[1]. Das in der USP/NF beschriebene Paddle-Gerät ist ein geschlossenes System in Form eines Behälters mit vorgeschriebenem Volumen des Testmediums, das mit einem Rührblatt bewegt wird, wohingegen es sich bei der Durchflußapparatur um ein offenes System handelt, durch das eine unbegrenzte Menge des frischen Mediums fließt.
Beide Systeme gelten als geeignet zur Untersuchung von Tabletten und Kapseln, und viele mit diesen Methoden erarbeitete Ergebnisse sind inzwischen allgemein bekannt. Die vorliegenden Untersuchungen dienen vorwiegend dem Zweck festzustellen, ob diese Systeme auch für Retardpräparate anwendbar sind, und zwar hinsichtlich ihrer Brauchbarkeit im Laboratorium und bezüglich der Bewertung geeigneter experimenteller Bedingungen unter dem Aspekt von In-vivo-Ergebnissen.
Die vorliegenden Untersuchungen bringen Ergebnisse, die mit Theophyllin-Ethylendiamin-Retardpräparaten erarbeitet wurden, bei denen verschiedene galenische Verfahren zur Verzögerung der Wirkstofffreisetzung angewandt wurden.
Bei Phyllotemp ist der Wirkstoff in einer Diffusionsmembran eingeschlossen; bei Euphyllin retard ist Theophyllin-Ethylendiamin in eine Polyacrylharz-Matrix eingebettet. Wegen der Zusammensetzung der retardierenden Komponente ist anzunehmen, daß der Wirk-

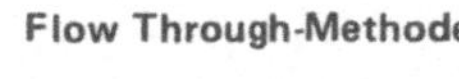

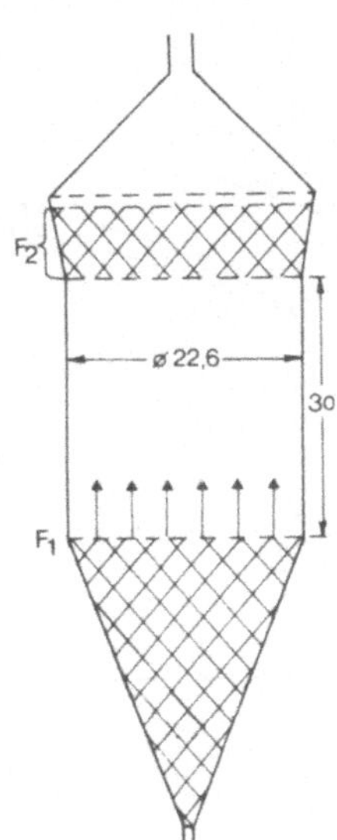

Abb. 1:
Freisetzungs-Verfahren

stoff bei Phyllotemp retard unabhängig vom pH-Wert der ihn umgebenden Flüssigkeit freigesetzt wird. Bei Euphyllin retard hingegen ist die Freisetzung des Theophyllin-Ethylendiamins aus der Matrix pH-abhängig, weil Polyacrylate bei pH 5 oder mehr einer starken Quellung unterliegen, so daß in diesem Stadium eine raschere Wirkstofffreisetzung zu erwarten ist.

Ergebnisse

Die Ergebnisse der Untersuchungen der Freisetzungskinetik unter verschiedenen Testbedingungen sind in den folgenden Abbildungen graphisch dargestellt.
Wie Abbildung 2 zeigt, werden bei der Versuchsanordnung 1 Std. in 0,1 N HCl und danach 7 Std. in Pufferlösung bei pH 4 etwa 80 % des Wirkstoffs aus Phyllotemp retard in

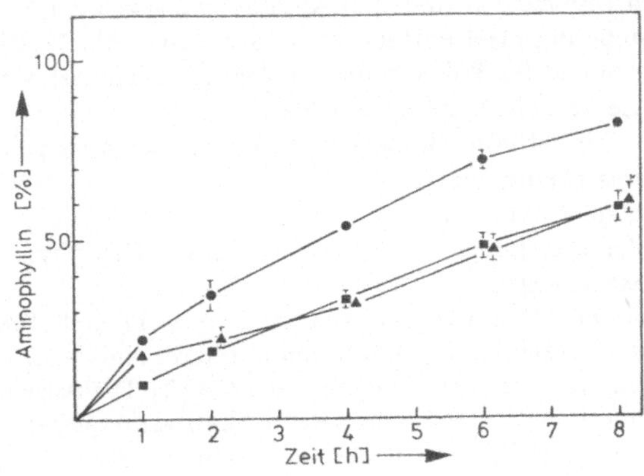

Abb. 2:
In vitro-Freisetzung von Theophyllin-Ethylendiamin-Retardtabletten
Durchfluß: 50 ml/min, ø 22,6 mm
(Dissotest, Sotax)
0,1 N HCl (1 Std.)
Puffer 4 (7 Std.)
—●— Phyllotemp retard
—■— Euphyllin retard
—▲— Euphyllin retard mite

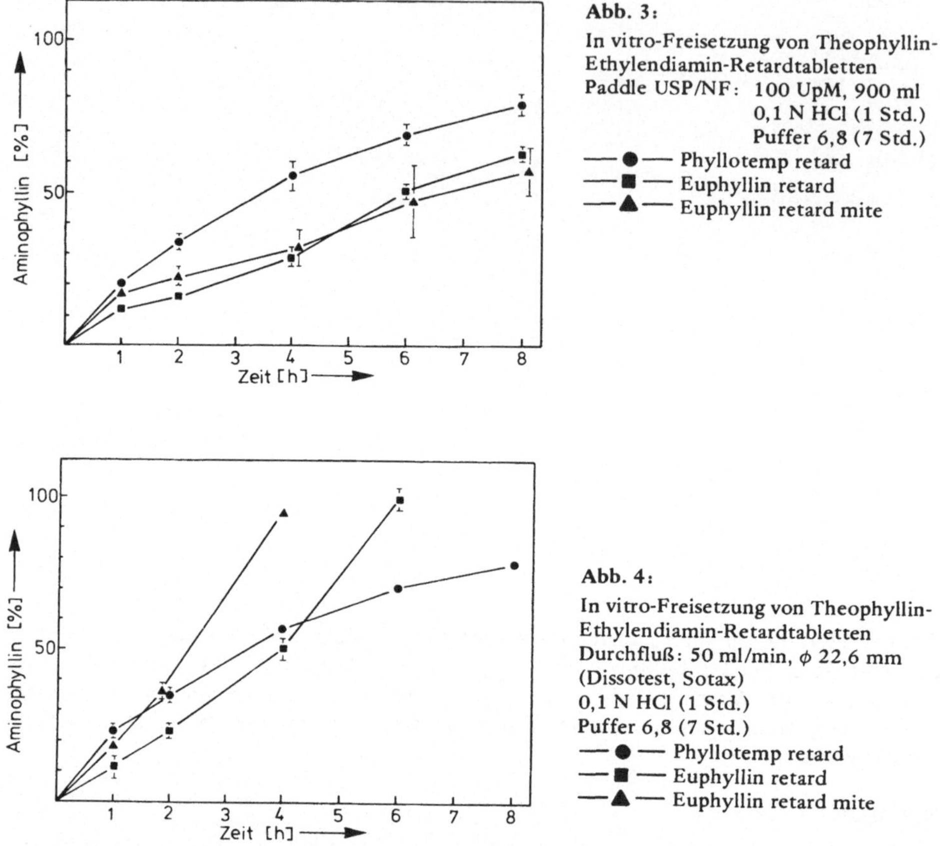

Abb. 3:

In vitro-Freisetzung von Theophyllin-Ethylendiamin-Retardtabletten
Paddle USP/NF: 100 UpM, 900 ml
0,1 N HCl (1 Std.)
Puffer 6,8 (7 Std.)
● — Phyllotemp retard
■ — Euphyllin retard
▲ — Euphyllin retard mite

Abb. 4:

In vitro-Freisetzung von Theophyllin-Ethylendiamin-Retardtabletten
Durchfluß: 50 ml/min, ϕ 22,6 mm
(Dissotest, Sotax)
0,1 N HCl (1 Std.)
Puffer 6,8 (7 Std.)
● — Phyllotemp retard
■ — Euphyllin retard
▲ — Euphyllin retard mite

8 Std. freigesetzt. Aus dem Euphyllin-Präparat hingegen werden innerhalb dieser Zeit nur etwa 60 % verfügbar. Dieses mit der Durchflußmethode erzielte Ergebnis wird auch mit der Paddle-Methode erreicht.

Mit der Paddlemethode ergibt sich kein Unterschied zu den in Abbildung 2 gezeigten Auflösungsprofilen, wenn ein pH-6,8- anstelle des pH-4-Puffers verwendet wird (Abb. 3). Die für Euphyllin retard aufgrund der Quellung des Polyacrylharzes angenommene erhöhte Wirkstoffffreisetzung kann mit diesem Gerät nicht bestätigt werden.

Ein solcher Effekt wird nur durch die Durchflußmethode aufgezeigt, bei der wegen der besseren hydrodynamischen Charakteristik eine Quellung des Depotkörpers und damit raschere Auflösung von Euphyllin stattfindet (Abb. 4).

Abbildung 5 zeigt die nach oraler Verabreichung von 6,1 mg/kg beider Theophyllin-Ethylendiamin-Präparate erreichten Plasmaspiegel.

Oellerich et al. von der Universitätsklinik Hannover verwendeten eine Theophyllin-Ethylendiamin-Lösung als Standard und erzielten für Phyllotemp retard eine relative Bioverfügbarkeit von 94 % und für Euphyllin retard eine solche von 72 % [2]. Die Auswirkungen der unterschiedlichen Auflösungskinetik der beiden Retardpräparate spiegelten sich deutlich in den Plasmakonzentration/Zeit-Kurven wider, in denen für Phyllotemp

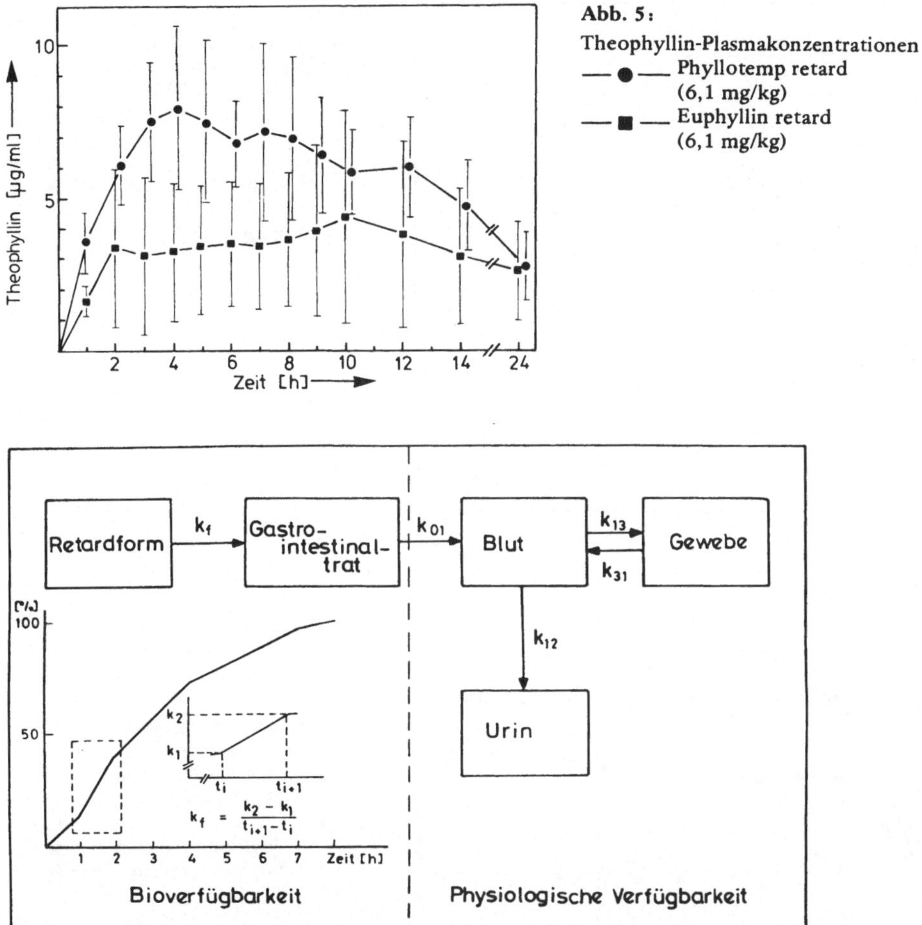

Abb. 6: Pharmakokinetisches Modell zur Simulierung von Plasmaspiegeln

retard nach 4 Stunden ein C_{max} von 7,93 µg/ml auftrat, während die mittlere maximale Plasmakonzentration von 4,33 µg/ml für Euphyllin retard erst nach 10 Std. erreicht war.

Die nächsten Abbildungen zeigen Vergleiche der In-vitro- und In-vivo-Ergebnisse für diese beiden Theophyllin-Ethylendiamin-Retardpräparate, die auf Simulierung der Plasmaspiegel aus In-vitro-Werten und Simulierung der In-vivo-Freisetzungskinetik (modellabhängig) sowie Berechnung der in vivo-Freisetzung durch numerische Dekonvalution (modellunabhängig) basieren.

Die Simulierung der Plasmaspiegel nach einem Zwei-Kompartiment-Modell wurde unter Verwendung der Geschwindigkeitskonstanten Werte von Absorption, Elimination und Verteilung und der In-vitro-Freisetzungskinetik durchgeführt. Die entsprechenden Freisetzungskonstanten K_f wurden für jedes Intervall berechnet [3].

Wie lauten nun die aus den mit der Durchflußmethode mit verschiedenen Puffersystemen erhaltenen Simulationsergebnisse?

25

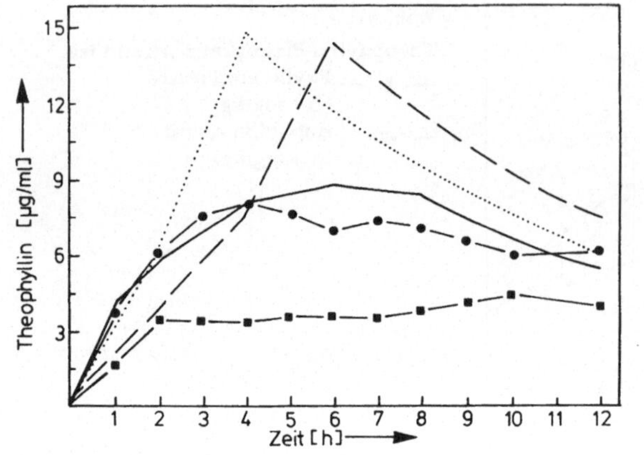

Abb. 7:

Simulierung der Plasmaspiegel
Durchfluß: 50 ml/min, ϕ 22,6
   0,1 N HCl (1 Std.)
   Puffer 6,8 (7 Std.)

in vitro   *in vivo*

—— Phyllotemp retard   ●

– – – Euphyllin retard   ■

········· Euphyllin retard
mite

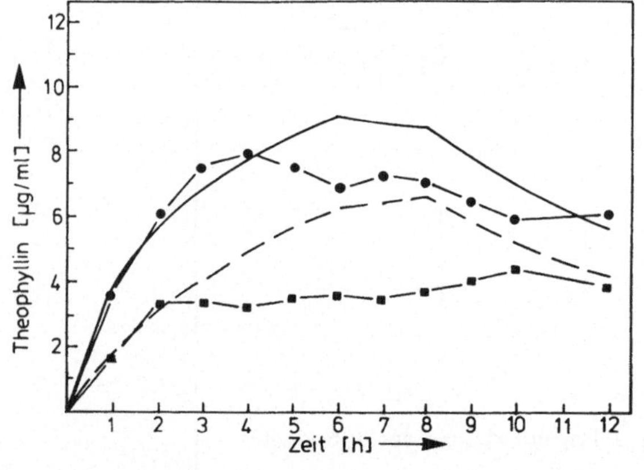

Abb. 8:

Simulierung der Plasmaspiegel
Durchfluß: 50 ml/min, ϕ 22,6
   0,1 N HCl (1 Std.)
   Puffer 4 (7 Std.)

in vitro   *in vivo*

—— Phyllotemp retard   ●

– – – Euphyllin retard   ■

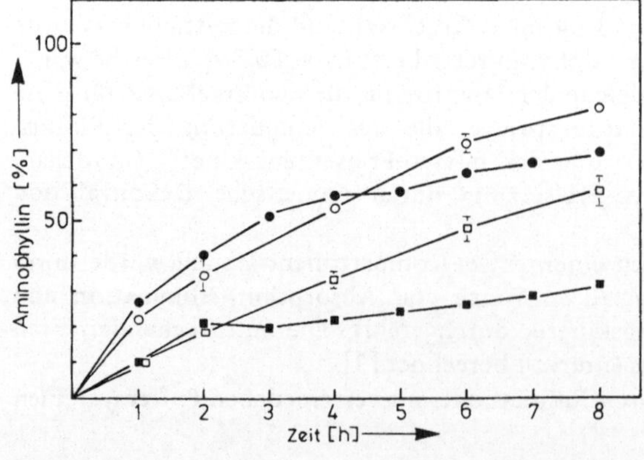

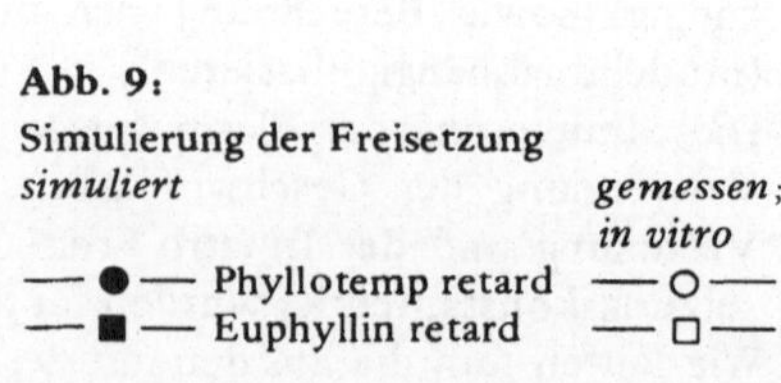

Abb. 9:

Simulierung der Freisetzung

simuliert   *gemessen;*
             in vitro

—●— Phyllotemp retard   —○—

—■— Euphyllin retard   —□—

26

Mit einer pH-6,8-Pufferlösung konnte nach 1 Stunde gezeigt werden, daß das in Euphyllin retard verwendete Polyacrylharz einer deutlichen Quellung unterliegt und daher den Wirkstoff schneller freisetzt als dies bei Phyllotemp der Fall ist (Abb. 7). Die Simulationsergebnisse zeigen jedoch, daß dieser Effekt sich in den In-vivo-Daten für Euphyllin retard nicht widerspiegelt.

Abb. 8 zeigt die Ergebnisse der Simulation aus In-vitro-Daten mit einem pH-4-Puffer. Die bereits in vitro aufgezeigte langsame Wirkstofffreisetzung spiegelt sich in den sehr ähnlichen Kurven der simulierten und gemessenen In-vivo-Konzentrationen wider.

Die Auflösungskinetik kann auf die gleiche Weise wie die Plasmaspiegel simuliert werden. Die In-vivo-Freisetzung wurde für beide Theophyllin-Ethylendiamin-Retardpräparate aus den Plasmakonzentrationen und den pharmakokinetischen Parametern der Reinsubstanz berechnet. Wie die Ergebnisse in Abbildung 9 zeigen, wurde unter Berücksichtigung eines zu erwartenden Variationskoeffizienten für Freisetzungstests von 5 % für Phyllotemp retard eine gute Übereinstimmung zwischen der In-vivo- und der In-vitro-Freisetzung erzielt (Durchflußmethode pH 4,0). Für Euphyllin retard hingegen liegen die simulierten In-vivoFreisetzungswerte aus den Mittelwerten erheblich unter den mit der Durchfluß- oder Paddlemethode gemessenen.

Eine In-vitro-/In-vivo-Korrelation kann mittels der numerischen Konvolution und Dekonvolution hergestellt werden; dies trifft insbesondere für die Berechnung der In-vivo-Freisetzungsprofile zu.

Die vorliegenden Ergebnisse zeigen den In-vivo-Freisetzungsbereich bei 6 Probanden im Vergleich zur In-vitro-Freisetzung.

Ein zufriedenstellendes Freisetzungsprofil für ein Theophyllin-Ethylendiamin-Retardpräparat setzt eine Freisetzung von über 75 % des Wirkstoffs innerhalb von 8 Stunden voraus.

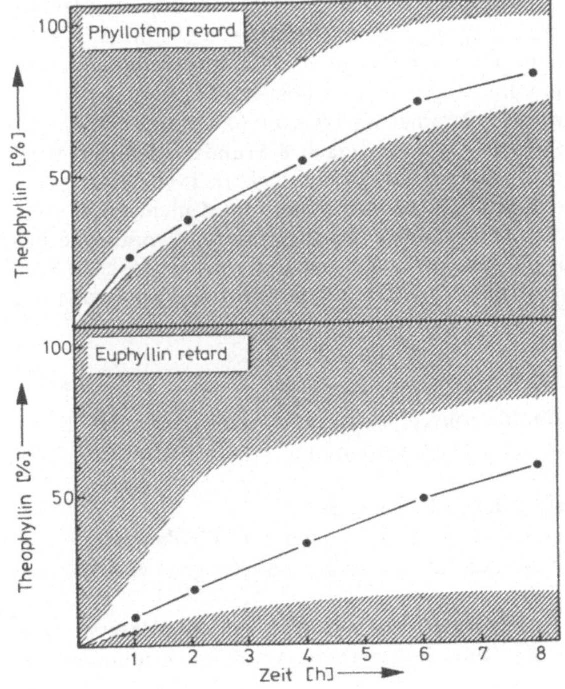

Abb. 10:
In-vivo-Freisetzung von Theophyllin-Ethylendiamin-Retardtabletten (berechnet mittels numerischer Dekonvolution; die weißen Flächen zeigen den Bereich von 6 Probanden)
In-vitro-Freisetzung
— ● — Durchfluß ϕ 22,6 mm, 50 ml/min
1 Std. 0,1 N HCl
7 Std. Puffer 4

Freisetzung	30% [h]	60% [h]	75% [h]	80% [h]	MDT	C_{max} [%]	t_{max} [h]
Phyllotemp retard	1,7	4,4	6,0	7,9	4,9	80	8
Euphyllin retard	3,4	8,5	12,5	14,7	9,1	58	8

Absorption					MAT	[µg/ml]	
Phyllotemp retard (f=1,07)	1,2	1,8	5,8	7,4	6,4	7,9	4
Euphyllin retard (f=0,77)	4,5	20	29	>30	10,8	4,3	10

Abb. 11: Parameter von Theophyllin-Ethylendiamin-Retardtabletten
Freisetzungstest: Durchfluß (Dissotest), ϕ 22,6, 50 ml/min;
0,1 N HCl (1 Std.)
Puffer 4 (7 Std.)

75 % der Probanden sollten diesen Anforderungen genügen. Phyllotemp retard entspricht diesen Anforderungen. Bei Euphyllin retard zeigte sich nur bei einem Probanden eine In-vivo-Auflösung mit einer Freisetzung von mehr als 75 % nach 8 Stunden.

Welche Schlüsse kann man nun hinsichtlich einer erwünschten Lösungskinetik, die eine zufriedenstellende Bioverfügbarkeit garantiert, für Theophyllin-Ethylendiamin-Retardpräparate ziehen?

Abbildung 11 zeigt die Freisetzungs- und Absorptionsparameter, die u.a. darüber Auskunft geben, in welchem Zeitraum nach der Durchflußmethode 30, 60, 75 oder 80 % des Wirkstoffs in vivo freigesetzt oder absorbiert werden. Die Freisetzungsraten wurden aus der In-vivo-Lösungskinetik unter Zugrundelegung des deklarierten Wirkstoffgehalts berechnet; die Absorptionskinetik wurde nach der Loo-Riegelman-Funktion erhalten, unter Bezug auf eine oral verabreichte Theophyllin-Ethylendiamin-Lösung [4].

Mit Phyllotemp retard wurde hinsichtlich der Parameter 75 % und 80 % insofern eine gute Übereinstimmung erzielt, als nach 6 Stunden 75 % und nach 8 Stunden 80 % des Wirkstoffs freigesetzt oder absorbiert wurden, wodurch eine Bioverfügbarkeit von etwa 100 % gewährleistet ist. Diese Freisetzungsraten wurden mit Euphyllin retard nicht erreicht, da erst nach 12,5 Stunden 75 % des Wirkstoffs in Lösung gegangen waren, woraus die hier beschriebene schlechte Absorptionskinetik resultiert, die auch in den statistischen Parametern Ausdruck findet (MDT/MAT; mittlere Verweilzeiten der In-vivo-Freisetzung und Absorption) [5].

Schlußfolgerungen

1. Bei Untersuchungen der Lösungskinetik sollten die physikalisch-chemischen Eigenschaften der Wirk- und Hilfsstoffe berücksichtigt werden, und zwar insbesondere
   - pK-Wert des Arzneimittels
   - Löslichkeit der Wirkstoffe in verschiedenen Prüfmedien
   - physikalisch-chemisches Verhalten der Hilfsstoffe (Quellung, Löslichkeit etc.)
   - pharmakokinetische Eigenschaften der in Retardformulierungen verarbeiteten Arzneimittel
2. Die (von FIP empfohlenen) Paddle- und Durchflußmethoden sind zur Untersuchung von Depotpräparaten geeignet [1]. Die Durchflußmethode kann als vorteilhafter be-

zeichnet werden, da sie sich durch die Möglichkeit des Wechsels von Lösungsmedien unterschiedlicher pH-Werte als praktikabler erwiesen hat und außerdem eine wesentlich feinere Differenzierung der Ergebnisse erlaubt.

3. Aufgrund der hier vorgelegten Ergebnisse können allgemeine Forderungen an die Lösungskinetik der untersuchten Depotformen aufgestellt werden. Bei Retardzubereitungen basischer Wirkstoffe mit pK-Werten um 8 (dies trifft für Theophyllin-Ethylendiamin zu) sollten nach 8 Stunden mindestens 75 % freigesetzt sein. Im Hinblick auf eine befriedigende pharmazeutische Technologie von Retardpräparaten sollte die Freisetzung unabhängig von pH-Wert und Agitation erfolgen. Unter diesen Voraussetzungen kann die Freisetzung als kontrolliert bezeichnet werden.

Danksagung

Für die Bioverfügbarkeitsdaten sei Herrn Dr. Oellerich, Universitätsklinik Hannover, und für die Berechnung der In-vivo-Freisetzung mittels numerischer Dekonvolution Herrn Dr. Langenbucher, Ciba Geigy, Basel, recht herzlich gedankt.

Literatur

[1] FIP Working Party No 5 (Dissulution Tests), "Guidelines for Dissolution Testing of Solid Oral Products", Pharmaz. Ind. 43, 334—343 (1981).
[2] Wemhöner, S., Oellerich, M. and Sybrecht, G., Optimierung der Therapie mit Theophyllin-Präparaten bei obstruktiven Ventilationsstörungen, Prax. Pneumol. 35, 41—46 (1981).
[3] Steinbach, D., Thoma, K., Möller, H. and Stenzhorn, G., Evaluation of Pharmaceutical Availability from the Calculation of Drug Levels and Release Profiles, Int. J. Pharmac. 4, 327—335 (1980).
[4] Loo, J. C. K. and Riegelman, S., New Method for calculating the Intrinsic Absorption Rate of Drugs, J. Pharm. Sci. 57, 918—928 (1968).
[5] Riegelman, S. and Collier, P., The Application of Statistical Moment Theory to the Evaluation of in vivo Dissolution Time and Absorption Time, J. Pharmacok. Biopharm. 8, 509—534 (1980).

Zur biologischen Verfügbarkeit verschiedener Theophyllin-Präparationen

G. Kaik

I. Medizinische Universitätsklinik, Abteilung für klinische Pharmakologie, Wien, Österreich

Summary

Theophylline serum levels following the administration of different theophylline preparations were measured by radioimmunoassay in healthy volunteers and in patients with chronic obstructive airways disease. In 12 healthy volunteers the pharmacokinetics of a single dose of theophylline ethylenediamine administered in 3 different preparations (0.36 g intravenously, 350 mg tablets, 350 mg retard coated tablet) were examined over a period of 12 hours in a cross-over study. Serum levels did not reach the range of 10 to 20 μg/ml in the majority of volunteers *even* following 0.36 g administered intravenously. Surprisingly, the results obtained with the "old tablets" were better than those following the "new sustained release coated tablets". In 17 patients with chronic obstructive airways disease 350 mg theophylline ethylene diamine retard were administered b. i. d. Serum concentrations were estimated 4 hours after the morning dose over a period of 26 days. Despite this maintenance therapy the mean values barely exceeded 5.0 μg/ml. In 20 patients with chronic obstructive airways disease 250 mg theophylline retard was administered b. i. d. over a period of 26 days. Pharmacokinetic studies on the first day revealed concentrations up to only 2.0 μg/ml, whereas repetition of the pharmacokinetic studies on day 12 and day 26 resulted in maximum concentrations of 7.74 μg/ml and 8.37 μg/ml respectively 3 hours after the morning dose. The repeated measurements of samples collected 3 hours after the morning dose on the days 1, 3, 5, 8, 10, 12, 15, 17, 19, 22, 24 and 26 showed mean values of theophylline serum concentrations of approximately 8.0 μg/ml from the third day onwards.

Zusammenfassung

Theophyllin-Serum-Konzentrationen nach Gabe verschiedener Theophyllin-Präparationen wurden bei gesunden freiwilligen Probanden und Patienten mit chronisch-obstruktiver Atemwegserkrankung mittels Radioimmunoassay untersucht. Bei 12 gesunden Probanden wurde cross-over das pharmakokinetische Verhalten einer Einzeldosis Theophyllin-Äthylendiamin, die in 3 verschiedenen Medikationsformen verabreicht wurde (0,36 g intravenös, 350 mg Tabletten, 350 mg retard Filmdragee) im Zeitraum von 15 Min. bis 12 Stunden nach der Applikation untersucht. Es gelang selbst mit 0,36 g intravenös bei der Mehrzahl der Probanden nicht, Theophyllin-

Serum-Konzentrationen im Bereich zwischen 10 und 20 μg/ml zu erreichen. Interessanterweise war das erzielte Ergebnis bei den „alten Tabletten" besser als bei dem „neuen retard Filmdragee". Bei 17 Patienten mit chronisch obstruktiver Atemwegserkrankung wurden nach Medikation mit 2 $\times$ 350 mg Theophyllin-Äthylendiamin retard jeweils 4 Stunden nach der oralen Medikation Serum-Konzentrationen über 26 Tage bestimmt. Anhand der Mittelwerte waren auch nach längerer Medikation kaum Spiegel über 5,0 μg/ml Serum festzustellen. Bei 20 Patienten mit chronisch obstruktiver Atemwegserkrankung wurden über 26 Tage 2 $\times$ 250 mg Theophyllin retard verabreicht. Akute pharmakokinetische Untersuchungen am ersten Tag ergaben nur Werte bis 2,0 μg/ml, während die Wiederholung der Kinetik an den Tagen 12 und 26 Serumkonzentrationen ergab, die als Maximum 3 Stunden nach der morgendlichen Medikation im Mittel 7,74 bis 8,37 μg/ml erreichten. Die repetierten Bestimmungen der jeweils 3 Stunden nach der morgendlichen Medikation gewonnenen Proben ergaben anhand der Mittelwerte Theophyllin-Serum-Konzentrationen, die ab dem 3. Tag um etwa 8,0 μg/ml lagen.

Einleitung

Die Entwicklung neuer galenischer Präparationen von Theophyllin und die Möglichkeit mittels Radioimmunoassays Theophyllin-Serum-Konzentrationen verhältnismäßig einfach zu bestimmen, haben zu einer Renaissance der Theophyllin-Therapie bei obstruktiver Atemwegserkrankung geführt [1–10].
Hier soll über 3 unserer Untersuchungen im Hinblick auf die erzielte Theophyllin-Serum-Konzentration berichtet werden. In einer akuten Untersuchung an gesunden Probanden sollten 3 verschiedene Medikationsformen von Theophyllin-Äthylendiamin verglichen werden. In 2 Studien an Patienten mit chronisch obstruktiver Atemwegserkrankung sollten Bestimmungen bei einer längerdauernden Behandlung mit Theophyllin-Äthylendiamin retard (2 $\times$ 350 mg) und mit einem neuen Theophyllin retard (2 $\times$ 250 mg reines Theophyllin) durchgeführt werden.

Methodik

Untersuchung 1. Sie wurde an 12 gesunden freiwilligen, voll informierten Probanden, 10 Männer und 2 Frauen, mit einem Durchschnittsalter von 28,6 Jahren (s $\pm$ 5,2; 23 bis 38), einer mittleren Körpergröße von 176 cm (s $\pm$ 7; 165 bis 186) und einem durchschnittlichen Körpergewicht von 75,6 kg (s $\pm$ 3,0; 54 bis 93) durchgeführt. In einem offenen Versuch wurden cross-over 3 verschiedene Medikationsformen von Theophyllin-Äthylendiamin (Euphyllin[R]) verabreicht (0,36 g intravenös, 350 mg als 3 1/2 Tabletten, ein 350 mg retard Filmdragee). Die Entnahme der Proben wurde an den Meßzeitpunkten 0, 15, 30, 45, 60, 90 min sowie nach 2, 3, 4, 6, 8 und 12 Stunden vorgenommen.
Untersuchung 2. Bei 17 Patienten mit chronisch obstruktiver Atemwegserkrankung wurden während einer länger dauernden kontinuierlichen Therapie mit 2 $\times$ 350 mg Theophyllin-Äthylendiamin retard Filmdragee (Euphyllin[R] retard), immer 4 Stunden nach der morgendlichen Medikation, Serumkonzentrationen bestimmt; die Proben wurden an den Tagen 1, 3, 5, 8, 12, 15, 19, 22 und 26 entnommen. Bei den 17 Patienten handelte es sich um 10 Männer und 7 Frauen mit einem Durchschnittsalter von 53 Jahren

(s ± 7; 32 bis 65), einem mittleren Körpergewicht von 74 kg (s ± 12; 52 bis 96) und einer durchschnittlichen Anamnesendauer der Atemwegserkrankung von 4,8 Jahren (s ± 4,5; 1 bis 14).

Untersuchung 3. Bei 20 Patienten mit chronisch obstruktiver Atemwegserkrankung wurde reines Theophyllin retard in der Dosierung von 2 × 250 mg (Afonilum[R] retard) verabreicht. Hier wurden einerseits Untersuchungen über die Pharmakokinetik an den Tagen 1, 12 und 26 durchgeführt, wobei die Serum-Konzentrationen nach 1, 2, 3, 4, 6, 8 und 12 Stunden bestimmt wurden. An den Tagen 3, 5, 8, 10, 15, 17, 19, 22 und 24 wurden andererseits 3 Stunden nach der morgendlichen Medikation Bestimmungen der Theophyllin-Serum-Konzentration vorgenommen. Bei den 20 Patienten handelte es sich um 8 Männer und 12 Frauen mit einem Durchschnittsalter von 45,4 Jahren (s ± 10,7; 29 bis 57), einem mittleren Körpergewicht von 69 kg (s ± 9; 54 bis 88) und einer durchschnittlichen Anamnesendauer der Atemwegserkrankung von 4,0 Jahren (s ± 1,1; 2 bis 8). Die Bestimmung der Theophyllin-Serum-Konzentrationen wurden mittels Radioimmuno-assays (Untersuchung 1 mit GAMMA-DAB[R] Clinical Assays; Untersuchungen 2 und 3 mit RIA-MAT[R]-Byk Mallinckrodt) vorgenommen.

Ergebnisse

Untersuchung 1. (Tabelle 1; Abb. 1) Die höchsten Serum-Konzentrationen fanden sich nach der intravenösen Injektion von 0,36 g Theophyllin-Äthylendiamin, wenngleich bei der Mehrzahl der Probanden auch hier ein Bereich zwischen 10 und 20 μg/ml nicht erreicht wurde. Vergleicht man die 2 oralen Medikationsformen, so waren nach den 3 1/2 Tabletten im Gegensatz zum retard Filmdragee relevante Serum-Konzentrationen nachzuweisen. Nach 8 und 12 Stunden unterschieden sich die Konzentrationen der beiden oralen Medikationsformen nicht voneinander.

Tabelle 1: Untersuchung 1; Theophyllin-Serum-Konzentrationen (μg/ml) als Mittelwert ($\bar{x}$) mit Standardabweichung (s) von 12 gesunden Probanden.

	$\bar{x}$	s	$\bar{x}$	s	$\bar{x}$	s
Ausgangswert	0,00	0,00	0,00	0,00	0,00	0,00
Medikation	0,36 g Theophyl-lin-Äthylendiamin 1 1/2 Ampullen intravenös		350 mg Theophyl-lin-Äthylendiamin 3 1/2 Tabletten per os		350 mg Theophyllin-Äthylendiamin 1 retard Film-dragee per os	
15 Minuten	7,35	2,08	4,54	0,85	0,75	0,21
30 Minuten	6,90	2,37	5,95	1,26	1,34	0,40
45 Minuten	6,45	2,13	6,84	1,58	1,53	0,77
1 Stunde	6,44	1,90	6,56	1,57	1,60	0,88
1 1/2 Stunden	5,72	1,72	6,73	1,94	2,10	0,60
2 Stunden	5,20	1,50	5,93	1,67	2,68	1,43
3 Stunden	4,41	1,46	5,77	1,36	2,80	0,85
4 Stunden	4,22	1,87	5,51	1,47	2,84	1,13
6 Stunden	3,75	1,94	4,40	1,38	3,29	1,55
8 Stunden	3,47	1,63	3,71	1,37	2,43	1,29
12 Stunden	2,43	1,02	2,75	1,30	2,06	1,05

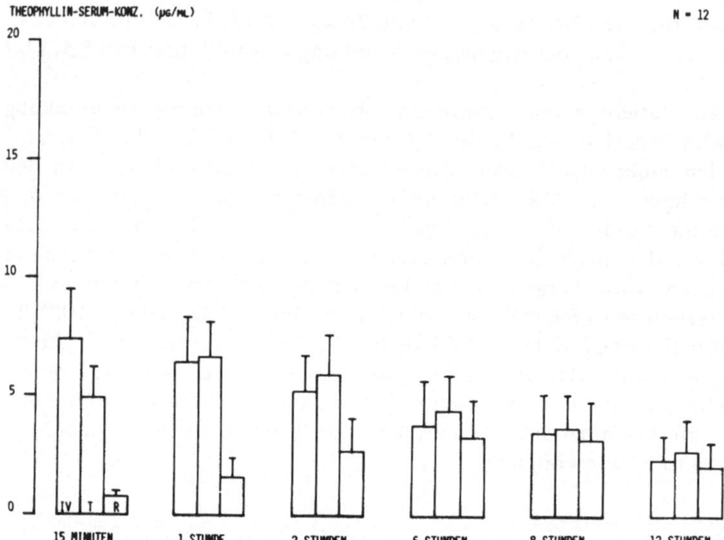

Abb. 1 Untersuchung 1. Theophyllin-Serum-Konzentrationen (µg/ml) als Mittelwert mit Standardabweichung von 12 gesunden Probanden nach 3 verschiedenen Medikationsformen von Theophyllin-Äthylendiamin (Euphyllin[R]).
Jeweils 1. Säule = IV = 0,36 g intravenös injiziert
Jeweils 2. Säule = T = 3 1/2 Tabletten zu je 100 mg per os
Jeweils 3. Säule = R = 1 retard Filmdragee zu 350 mg per os

Untersuchung 2. (Tabelle 2, Abb. 2) Hier waren auch nach der längerdauernden Medikation die Serum-Konzentrationen von Theophyllin im Mittel kaum über 5.0 µg/ml gelegen.

Tabelle 2: Untersuchungen 2 und 3; Theophyllin-Serum-Konzentrationen (µg/ml) als Mittelwert ($\bar{x}$) mit Standardabweichungen (s) von den 17 Patienten der Untersuchung 2 (jeweils 4 Stunden nach der morgendlichen Gabe) und von den 20 Patienten der Untersuchung 3 (jeweils 3 Stunden nach der morgendlichen Gabe).

	Untersuchung 2		Untersuchung 3	
	$\bar{x}$	s	$\bar{x}$	s
1. Tag	1,86	0,66	1,20	0,25
3. Tag	4,78	2,90	8,01	2,44
5. Tag	5,24	2,46	8,96	2,20
8. Tag	4,39	1,77	8,41	2,29
10. Tag	—	—	8,40	2,89
12. Tag	4,90	2,17	7,74	2,59
15. Tag	4,43	2,48	8,21	1,93
17. Tag	—	—	8,11	1,87
19. Tag	5,06	2,62	7,99	1,39
22. Tag	3,87	2,57	8,05	2,05
24. Tag	—	—	8,25	2,80
26. Tag	4,82	2,81	8,37	2,72

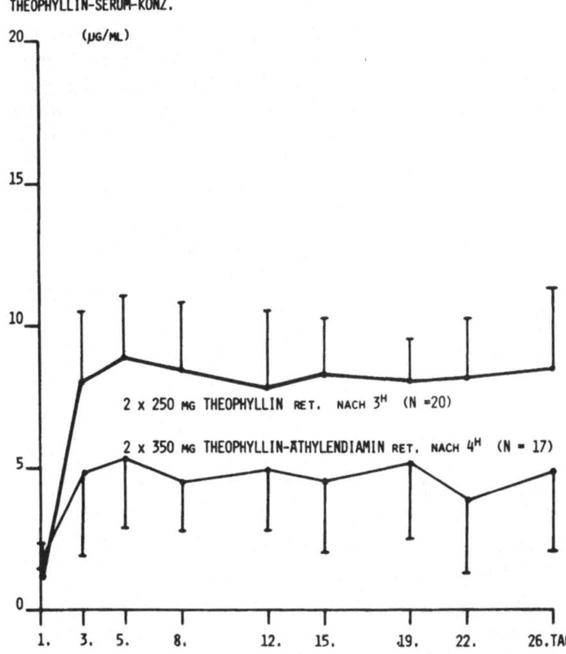

Abb. 2

Untersuchungen 2 und 3. Theophyllin-Serum Konzentrationen (µg/ml) als Mittelwert mit Standardabweichung von 17 bzw. 20 Patienten nach 2 × 350 mg Theophyllin-Äthylendiamin retard Filmdragee (Euphyllin[R]) bzw. 2 × 250 mg Theophyllin retard (Afonilum[R]) an den Tagen 1 bis 26, wobei die Abnahme der Proben 4 bzw. 3 Stunden nach der morgendlichen Medikation erfolgte.

Untersuchung 3. (Tabellen 2 und 3; Abb. 3) Vergleicht man die 3 pharmakokinetischen Untersuchungen an den Tagen 1, 12 und 26, so waren die Werte am 1. Prüftag sehr niedrig, während die Konzentrationen an den Tagen 12 und 26 keine Unterschiede zeigten. Das Maximum war jeweils 3 Stunden nach der morgendlichen Medikation erreicht und hier konnten im Mittel Theophyllin-Konzentrationen von 7,74 bis 8,37 µg/ml erreicht werden. Die Bestimmung der Proben, die jeweils 3 Stunden nach der morgendlichen Medikation entnommen wurde, ergab, daß ab dem 3. Tag die Theophyllin-Konzentration im Mittel um 8,0 µg/ml Serum lagen.

Tabelle 3: Untersuchung 3; Theophyllin-Serum-Konzentrationen (µg/ml) als Mittelwert ($\bar{x}$) mit Standardabweichung (s) von 20 Patienten. Ergebnisse der Kinetik an den Untersuchungstagen 1, 12 und 26 vor und nach der morgendlichen Medikation.

	Tag 1		Tag 12		Tag 26	
	$\bar{x}$	s	$\bar{x}$	s	$\bar{x}$	s
vor Medikation	0,00	0,00	5,25	1,71	5,34	1,72
1. Stunde	0,93	0,18	6,40	2,13	6,33	1,95
2. Stunde	1,09	0,24	7,25	2,40	7,43	2,06
3. Stunde	1,20	0,25	7,74	2,59	8,37	2,72
4. Stunde	1,43	0,38	7,71	2,09	7,64	2,76
6. Stunde	1,39	0,43	6,75	1,89	7,04	3,06
8. Stunde	1,41	0,39	5,76	1,47	6,14	2,40
12. Stunde	1,06	0,26	3,64	1,16	4,25	1,93

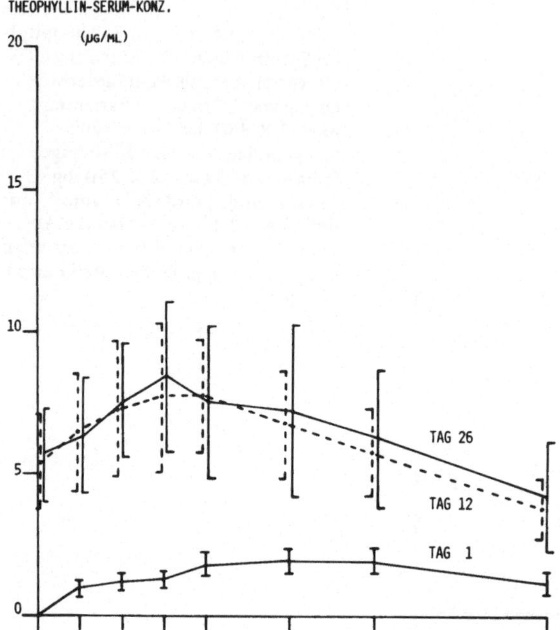

Abb. 3

Untersuchung 3. Theophyllin-Serum-Konzentrationen (µg/ml) als Mittelwert mit Standardabweichung von 20 Patienten. Ergebnisse der Kinetik-Untersuchungen an den Tagen 1, 12 und 26.

Diskussion

Als Schlußfolgerung der Ergebnisse von Untersuchung 1 mit 0,36 g Theophyllin-Äthylendiamin i. v. sollte man, falls als therapeutisch wirksame Theophyllin-Serum-Konzentration der Bereich zwischen 10 und 20 µg/ml angenommen wird, bei entsprechend schwerem Bronchospasmus als initiale Dosis 0,48 g Theophyllin-Äthylendiamin in Form einer langsamen Injektion oder einer Kurzinfusion verabreichen. Die Tatsache, daß die „älteren Tabletten" wesentlich höhere und ebenso lang nachweisbare Konzentrationen erbrachten wie das „neue retard Filmdragee" sollte Anlaß dazu sein, in Zukunft mehr als bisher neue galenische Formen vor der Zulassung zu untersuchen, um sicherzugehen, daß der Fortschritt auch dem Patienten und nicht nur dem kommerziellen Interesse des Herstellers dient.

Die andernorts im Detail beschriebenen Ergebnisse einer multizentrischen Vergleichsstudie von 108 Serum-Proben der Untersuchung 1 ließen eine gute Korrelation erkennen [4].

Bei der Untersuchung 2 zeigte auch die längerdauernde Anwendung, hier wurde nur über 26 Tage berichtet, daß mit 2 × 350 mg retard Filmdragee entsprechende therapeutische Serum-Konzentrationen nicht erreicht wurden, weshalb diese Therapieform nicht empfohlen werden kann. Die Dosierung 3 × 1 350 mg retard Filmdragee ist für eine Retard-Präparation unsinnig.

Bei anderen Patienten, die verläßlich täglich 2 × 1 350 mg retard Filmdragee über Wochen und Monate einnahmen, war wiederholt in den morgendlichen Proben (vor Medikation) auch nach einem „Wiener Frühstück" mit reichlich Kaffee überhaupt kein Theophyllin im Serum nachweisbar.

Im Gegensatz zu den Ergebnissen unserer Untersuchungen 1 und 2 und früheren eigenen Ganzkörper-plethysmographischen Messungen [3] gibt es jedoch Berichte über durchaus günstige Ergebnisse mit Euphyllin[R] retard (1, 2, 5, 6, 8–10).

Die Untersuchung 3 zeigt, daß es möglich ist, ein Theophyllin-Retardpräparat zu entwickeln, das verläßliche Serum-Konzentrationen liefert. Unseres Erachtens sollte das hier angeführte Afonilum[R] retard mit 250 mg reinem Theophyllin als eine "Mite-Version" angesehen werden und noch durch eine „Forte-Version", die 350 bis 400 mg Theophyllin enthalten könnte, ergänzt werden.

Vergleicht man die Konzentrationen des jeweils 1. Tages nach 1 $\times$ 350 mg Theophyllin-Äthylendiamin retard Filmdragee der Untersuchung 1 mit jenen nach 1 $\times$ 250 mg Theophyllin retard der Untersuchung 3, so war das Ergebnis bei Untersuchung 1 besser und würde eigentlich höhere Theophyllin-Konzentrationen bei der Untersuchung 2 erwarten lassen. Ein solcher Vergleich ist aber nur bedingt statthaft, denn es handelt sich einmal um gesunde Probanden und das andere Mal um Patienten.

Der Versuch, innerhalb jeder Untersuchung die bei den Probanden bzw. Patienten gemessenen Konzentrationen im Hinblick auf Rauchgewohnheiten (Nichtraucher, schwache oder starke Raucher) aufzuschlüsseln, erwies sich als nicht zielführend, da bei den Probanden die Raucher (9 von 12) und bei den Patienten die Nichtraucher (13 von 17 bzw. 16 von 20) bei weitem überwogen.

Literatur

[1] Ahrens, J.: Vergleichende Theophyllin-Blutspiegeluntersuchungen mit Euphyllin[R] retard. *Dtsch. med. Wschr.* 102, 482 (1977).

[2] Ahrens, J.: Klinische Pharmakologie des Theophyllins. In Kaik, G., Hitzenberger, G. (Eds.): Die medikamentöse Behandlung der obstruktiven Atemwegserkrankung, p. 107, Schnetztor-Verlag, Konstanz 1979.

[3] Kaik, G.: Bronchopasmolytika und ihre klinische Pharmakologie. Urban & Schwarzenberg München–Wien–Baltimore 1980.

[4] Rameis, H., Endler, A. T., Kaik, G., Nolte, D.: Multicentre comparative study of theophylline concentration estimations in serum: 4 RIAs and 1 EMIT-Assay. see this volume.

[5] Scherrer, M., Bachofen, H., Kyd, K., Ahrens, J., Röthlisberger, U.: Euphyllin retard und "exercise-induced" Asthma. *Schweiz. med. Wschr.* 110, 985 (1980).

[6] Schindl, R., Mayer, K., Aigner, K.: Orales Langzeit-Euphyllin bei Asthma bronchiale. *Münch. med. Wschr.* 117, 729 (1975).

[7] Ulmer, W. T.: Über die bronchodilatorische Wirkung von Theophyllin-Äthylendiamin-Oblongtabletten (Euphyllin[R] retard) im Vergleich zu Theophyllin und Orciprenalin. *Inn. Med.* 3, 19 (1976).

[8] Wießmann, K.-J.: Der Einfluß eines oralen Aminophyllin-Präparates mit Retardwirkung auf die Lungenfunktionsparameter bei obstruktiven Atemwegserkrankungen. *Dtsch. med. Wschr.* 100, 1781 (1975).

[9] Wießmann, K.-J.: Der Einfluß oraler broncholytischer Langzeittherapie mit Theophyllin-Äthylendiamin auf die Lungenfunktion. *Dtsch. med. Wschr.* 100, 2482 (1975).

[10] Wießmann, K.-J.: Langzeitbehandlung mit Theophyllin-Äthylendiamin. In: Kaik, G., Hitzenberger, G. (Eds.): Die medikamentöse Behandlung der obstruktiven Atemwegserkrankung. p. 149, Schnetztor-Verlag, Konstanz 1979.

Non-reproducible serum concentration-time profiles after intake of a new sustained-release theophylline tablet

J. H. G. Jonkman
Laboratory for Pharmaceutical and Analytical Chemistry, State University, Ant. Deusinglaan 2, NL-9713 AW Groningen, The Netherlands

W. Chr. Berg
Department of Pulmonary Diseases, "Beatrixoord" Hospital, NL-Haren, The Netherlands

R. Schoenmaker
Laboratory for Drug Analysis, NL-Assen, The Netherlands

Zusammenfassung

Die Absorption einer neuen, verzögert Theophyllin freisetzenden, Theophyllintablette wurde durch Messung der Serumkonzentration über 33 Stunden nach einer Dosis von 500 mg Theophyllin an Patienten unter klinischer Therapie wegen obstruktiver Atemwegserkrankungen untersucht. Verabreicht wurden Tabletten der Riker Laboratories, Loughborough England, die je 250 mg Theophyllin enthalten (batch 790109 US, Theolair^R = Theolair S. R.^{R} = Nuelin S. R.^{R}). Die Patienten erhielten nach einem randomisierten Schema auch eine Infusion von Aminophyllin über 5 Stunden (Gesamtdosis 375 mg entsprechend 304 mg Theophyllin). Die absolute Bioverfügbarkeit (AUC_{oral} : $AUC_{iv.}$ als Prozentwert nach Dosiskorrektur wurde berechnet und die ,,in vitro" Auflöserate nach einem neuen ,,in vitro" Test (Modifikation des dissolution test nach ,,Apparatus 3" USP XX/NF XV durch Einbeziehung einer pH-Änderung des Mediums von 1,0 bis 6,8) bestimmt. Obwohl die mittlere Serumkonzentration-Zeitkurve ein langanhaltendes Plateau zeigte, wiesen die Einzelkurven große Schwankungen auf. Es wurden zwei Grundtypen gefunden: Bei drei Patienten wurde eine schnelle (monophasische) Absorption mit einem t_{max} von 4 Stunden und einem T_{80} von nur 4 Stunden gesehen; bei einer zweiten Gruppe von fünf Patienten fand sich dagegen ein verzögerter (manchmal biphasischer) Kurvenverlauf mit einem späteren peak (6–13 Stunden). Eine Erklärung für diese Differenzen der Absorptionsraten wurde durch die nachgewiesene pH-Abhängigkeit der Theophyllinfreisetzung bei dieser Zubereitungsform gefunden. In dem neu angegebenen ,,in vitro" Auflösetest wurde Theophyllin in einem Medium von pH = 1 (Simulation der Absorption im Magen) deutlich langsamer freigesetzt (30,5 ± 0,5 % der Dosis in zwei Stunden; $\bar{x}$ ± SD) als nach Änderung des pH-Wertes des Mediums auf 6,8 : hier wurden nur noch 1,25 Stunden zur Freisetzung des verbleibenden Restes benötigt. Das Phänomen der raschen Absorption kann demnach durch einen kurzen Aufenthalt im Magen und unmittelbar folgender ausschließlich intestinaler Absorption aus der Tablette erklärt werden. Bei der anderen Patientengruppe befindet sich die Tablette offenbar für mehrere Stunden im Magen (mit langsamerem Anstieg der Serumkonzentration), die anschließende Absorption des verbleibenden Restes erfolgt dann im Dünndarm. Die absolute Bioverfügbarkeit wurde mit 110,9 ± 20,8 % bestimmt.

Summary

Absorption of a new theophylline sustained-release tablet (Theolair Retard[R] = Theolair S.R.[R] = Nuelin S.R.[R]) was studied in eight patients. Although the mean serum concentration-time curve showed a long lasting plateau, evaluation of the individual curves showed that we are dealing with large interindividual variations. Two main types of curves could be recognized: rapid (monophasic) absorption with a c_{max} after about 4 h or slow absorption (sometimes biphasic) with a rather late peak (6 to 13 h). An explanation for these large differences in rates of absorption could be found in the observed pH-dependent release of theophylline from this dosage form. In a new "in vitro" method the release at pH = 1 was found to be slow, but at pH = 6.8 the drug was very rapidly released. The rapid absorption phenomenon can then be explained by assuming that the tablet remains in the stomach for a short duration. Prolonged absorption was probably due to the tablet staying for several hours in the stomach (with slow absorption during this period). Thereafter the remaining part of the theophylline is absorbed in the small intestines. The absolute bioavailability was found to be 110.9 ± 20.8 % (mean ± S.D.)

Introduction

The use of properly designed sustained-release preparations of theophylline can offer several advantages. The serum level can easily be kept within the therapeutic window (10 to $20\,mg \cdot l^{-1}$) by giving the drug two times per 24 h instead of 5 to 6 times as necessary with conventional dosage forms because of the rather short half life of 4 to 9 h [1–4]. Such a simplified dosage regimen and the reduction of toxic side effects may contribute to an increase of the patient's compliance [5]. Although many asthmatic patients, due to a circadian rhythm, have their worst attacks in the early morning, a break through of the symptoms can probably be prevented by the higher serum level obtained with a sustained-release preparation. As drug intake now is reduced to one or two times per 24 h, the serum level profile is of high importance. Ideally, drug release and absorption should occur at the same rate in all parts of the gastrointestinal tract and should be independent of physiological factors.

Because it is known that for many other drugs, a slow absorption from a sustained-release preparation may result in a reduced extent of bioavailability, we decided to study the absolute bioavailability and the profile of the theophylline serum concentration-time curves as obtained after ingestion of a new sustained-release theophylline tablet: Theolair Retard[R] 250 mg (= Theolair S.R.[R] = Nuelin S.R.[R]).

Methods

Subjects and conditions. Subjects were female or male hospitalised patients suffering from quiescent generalised obstructive lung disease (Table 1). All patients had renal and hepatic functions within normal ranges, and none suffered from cardiac failure.

Table 1: Patients characteristics and pharmacokinetic parameters after oral administration of sustained-release theophylline tablets (two tablets of Theolair Retard[R] 250 mg).

patient	1	2	3	4	5	6	7	8	mean ± S.D.
sex	M	M	M	M	M	F	M	M	
age (y)	37	66	70	66	61	51	60	60	59 ± 11
weight (kg)	75	59	73	62	73	72	71	63	69 ± 6
height (m)	1.76	1.69	1.70	1.69	1.77	1.59	1.76	1.78	1.72 ± 0.06
dose ($mg \cdot kg^{-1}$)	6.67	8.48	6.85	8.07	6.85	6.94	7.04	7.94	7.36 ± 0.69
c_{max} ($mg \cdot l^{-1}$)	6.3	6.7	11.3	10.7	9.2	7.1	6.3	5.4	7.9 ± 2.2
t_{max} (h)	3.8	6.0	9.0	4.0	3.8	11.0	13.0	8.0	7.3 ± 3.5
T_{80} (h)	3.2	9.5	4.6	3.3	4.3	8.5	12.4	6.0	6.5 ± 3.3
F (%)	93.9	90.8	117.3	125.2	124.3	120.5	138.0	77.8	110.9 ± 20.8

c_{max} = maximum serum concentration of the drug during the experiment

t_{max} = time after which the maximum serum concentration is reached

T_{80} = time period during which the theophylline serum concentration exceeds a value of 80 % of c_{max}

F = absolute bioavailability (percentage of the dose), if necessary, after extrapolation of the serum concentration — time curve to infinity.

The investigations started at 8:30 am; breakfast was served about 15 min later. Blood samples were taken at the time points indicated in Fig. 1 up to 33 h after drug administration. All subjects received an oral dose of two tablets and also an intravenous infusion of aminophylline on a randomized schedule.

Dosage forms. For oral administration commercially available tablets of Theolair Retard[R] 250 mg were used (batch number 790109 US, Riker Laboratories, Loughborough England; also named Theolair SR[R] or Nuelin SR[R]).

For intravenous use the drug was administered over 5 h as a zero order infusion of a solution containing aminophylline 375 mg (corresponding to 304 mg of theophylline).

Determination of theophylline in serum. Analysis was performed using a rapid and selective high pressure liquid chromatography method [6].

Determination of the absolute bioavailability and the pharmacokinetic parameters. The areas under the serum concentration-time curves (AUC) were determined by application of the trapezoidal rule. The absolute bioavailability was calculated by dividing the AUC after oral administration by the AUC after intravenous administration (with correction for the dose). If necessary, the curve (on logarithmic scale) was extrapolated to zero. The amount absorbed was expressed as percentage of the peak, based on the cumulative AUC.

Determination of the "in vitro" dissolution rate. The dissolution rate of theophylline was determined in a new "in vitro" test [7]. This test is a modification of the Dissolution Test according to "Apparatus 3" in USP XX/NF XV. It is an oscillating tube method with apparatus similar to that used in the "Disintegration Test". In the modified version of the test, a pH-change of the medium from 1.0 to 6.8 is included.

Results

The mean serum concentration-time curve is given in Fig. 1. The curves of the individual patients are shown in Fig. 2. The pharmacokinetic data are given in Table 1. The mean peak concentration of $7.9 \pm 2.2\,\text{mg} \cdot \text{l}^{-1}$ (S.D.) was obtained after 7.3 ± 3.5 h (mean $\pm$ S.D.). The serum levels stayed within 80 % of the peak level during 6.5 ± 3.3 h (mean $\pm$ S.D.). Fig. 3 depicts the large variation in absorption rate and in t_{max} (the time point, where absorption was completed). The mean absolute bioavailability was 110.9 ± 20.8 % (S.D.). Fig. 4 shows the "in vitro" release of theophylline from the tablets. In the acid medium only 30.5 ± 0.5 % (mean $\pm$ S.D.) of the dose was released from the dosage form during the first two hours. When the hydrochloric acid was replaced by the buffer with a pH = 6.8, it took only an additional 1.25 h to release the remaining theophylline completely. When the pH-change was performed after 1 h, instead of after 2 h, a similar profile was found. When no pH-change was applied, 55.9 ± 0.3 % (mean $\pm$ S.D.) of the dose was dissolved in 8 h in the medium of pH = 1, whereas all drug was dissolved within 1.25 h in the buffer solution.

Discussion

Superficial examination of the results leads to the conclusion that the mean serum concentration-time curve is a plateau having a duration of several hours and a T_{80} of 10.0 h. This is very good for a drug that is given two times per 24 h. However, as a very large standard deviation was observed both in c_{max} and t_{max}, we decided to study individual curves. Two main types of curves were observed.

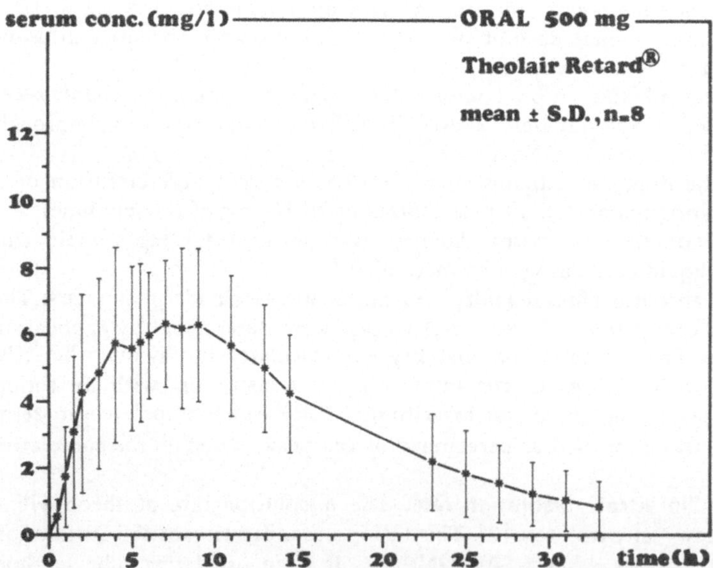

Fig. 1 Mean serum concentration-time curve (with standard deviation) as obtained after oral administration of two Theolair Retard[R] 250 mg tablets to eight patients

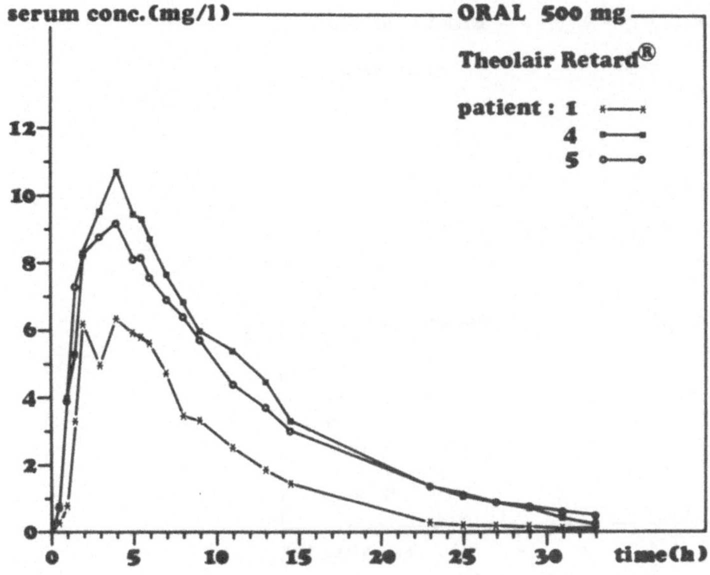

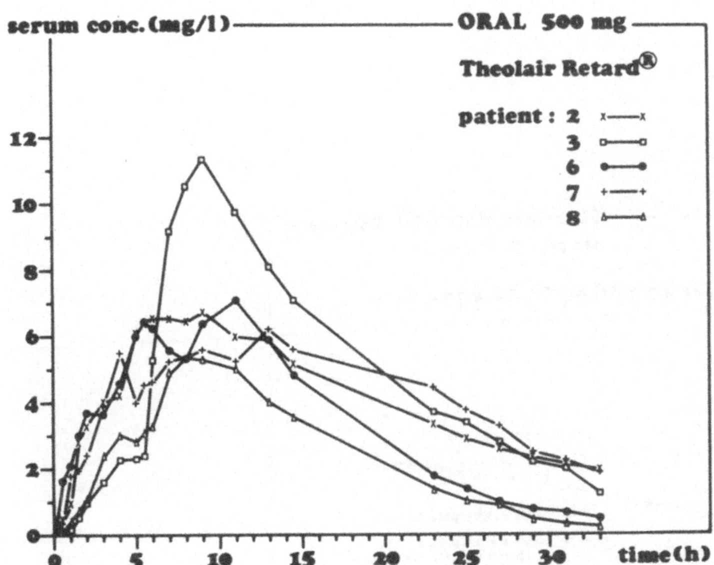

Fig. 2 Serum concentration-time curves after oral administration of two Theolair Retard^R 250 mg tablets
Above: patients with fast (monophasic) absorption; c_{max} after approximately 4 h.
Below: patients with delayed (in some cases biphasic) absorption; c_{max} after 6 to 13 h.

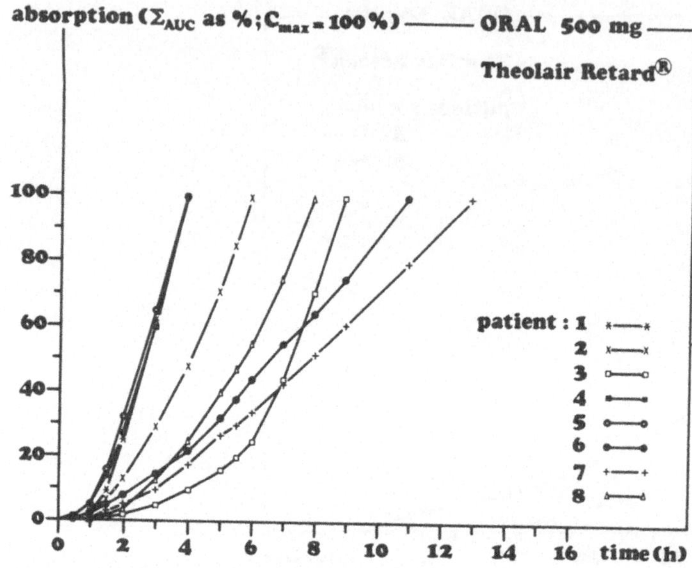

Fig. 3 Absorption rate after oral administration of two Theolair Retard[R] 250 mg tablets to eight patients.

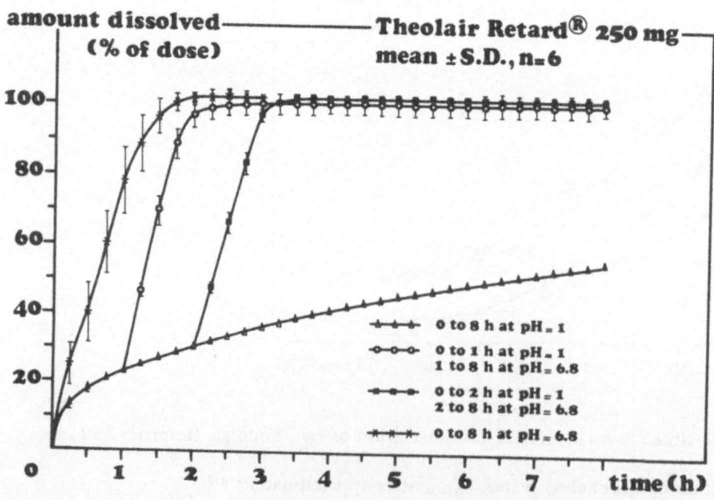

Fig. 4 The "in vitro" release of theophylline from Theolair Retard[R] 250 mg tablets in solutions of various pH-values.

44

In three patients (number 1, 4 and 5) fast, monophasic absorption was observed with relatively sharp peaks and c_{max} of 6.3 to 10.7 mg $\cdot$ l^{-1}. The values of t_{max} were only 3.8 to 4.0 h and T_{80} was 3.2 to 4.3 h. In these patients the pattern observed can hardly be considered as being the result of a sustained release process.

In the second group of patients (numbers 2, 3, 6, 7 and 8) absorption obviously occurred over a more extended period, although a low rate was seen during the first hours. Here c_{max} varied from 5.4 to 11.3 mg $\cdot$ l^{-1}, t_{max} was between 6.0 and 13.0 h and T_{80} lay between 4.6 and 12.4 h. In patients numbers 3, 6, 8 a rather pronounced biphasic curve was observed.

An explanation for this large variation in the rate of absorption can probably be found in the results of the "in vitro" dissolution test. The dissolution data show that the release of theophylline from this particular dosage form is highly pH-dependent: in an acid medium (simulating the stomach) a slow release was observed, whereas in the buffer of pH = 6.8 (simulating the small intestines) a very fast release was observed.

The rapid absorption in patient number 1, 4 and 5 then can be explained by assuming that the tablets only stayed for a short time in the stomach, followed by immediate intestinal absorption.

In patient number 2, 3, 6, 7 and 8 the tablets probably stayed for several hours in the stomach, where slow absorption occurred, followed by faster (intestinal) absorption. The inflection point in the biphasic curves then might coincide with gastric emptying.

It was concluded that studying averaged data obtained in pharmacokinetic studies can lead to erroneous conclusions, especially when dealing with two absorption phenomena proceeding at different rates. In such cases evaluation of individual results is required.

Due to the highly pH-dependent release pattern, this particular dosage form is very sensitive to physiological factors like gastric emptying time (which depends on food intake). As a consequence the profile of the serum concentration-time curve might be non-reproducible and unpredictable.

Literature

[1] Ogilvie, R. I.: "Clinical pharmacokinetics of theophylline", *Clin. Pharmacokin.* 3, 267–293 (1978).

[2] Weinberger, M., Hendeles, L., Bighley, L.: "The relation of product formulation to absorption of oral theophylline", *N. Eng. J. Med.* 299, 852–857 (1978).

[3] Jonkman, J. H. G., Berg, W. Chr., Schoenmaker, R., Zeeuw, R. A. de, Greving, J. E., Orie, N. G. M.: "Disposition and clinical pharmacokinetics of microcrystalline theophylline", *Eur. J. Clin. Pharmacol.* 17, 379–384 (1980).

[4] Mellstrand, T., Svedmyr, N., Fagerström, P.-O.: "Absorption of theophylline from conventional and sustained-release tablets". *Eur. J. Respir. Dis. Suppl.* 109, 61, 54–61 (1980).

[5] Bogentoft, C., Sjögren, J.: "Controlled release from dosage forms". In: *"Towards better safety of drugs and pharmaceutical products"*. Ed. by D. D. Breimer. Amsterdam, Elsevier/North-Holland Biomedical Press, 1980, pp 229–246.

[6] Jonkman, J. H. G., Schoenmaker, R., Greving, J. E., Zeeuw, R. A. de: "Rapid and selective theophylline serum and saliva assay by means of high pressure liquid chromatography", *Pharm. Weekblad Sc. Ed. 2*, 49–53 (1980).

[7] Jonkman, J. H. G., Schoenmaker, R., Grimberg, N., Zeeuw, R. A. de: "A new in vitro dissolution test for controlled-release theophylline tablets". *Int. J. Pharmaceutics* 8, 153–156 (1981).

Varianzen in der Pharmakokinetik von Theophyllin und 7-Hydroxyethyltheophyllin (Cordalin®)

P. W. Lücker / K. Wetzelsberger

Institut für klinische Pharmakologie, D-6719 Bobenheim am Berg, BRD

Summary

When small numbers of subjects are used in pharmacokinetic investigations it is normally difficult to establish the extent to which the results are representative. The marginal conditions of a study should therefore be controlled as far as possible in order to differentiate the data obtained from influences not problem-correlated. The presented study deals with the pharmacokinetics of theophylline and 7-hydroxy-ethyltheophylline. The study was performed on 6 healthy volunteers under tightly controlled conditions similar to those in a hospital ward. The volunteers were pre-selected according to the size of the central compartment for the distribution of theophylline. This was possible as all volunteers had been previously enrolled in another theophylline study. Variations in volumes of distribution and the area under the plasma concentration-time curve were similar to those given in the recent literature, and thus despite the tight experimental control the results were no better than those from most other investigators.

Zusammenfassung

Klinisch-pharmakologische Studien sind durch kleine Stichproben belastet. Da Repräsentativität ohnehin nicht gegeben ist, sollten Randbedingungen soweit wie möglich kontrolliert werden. Vorliegende Studie zur Kinetik von Theophyllin und 7-Hydroxyethyltheophyllin wurde unter strengst möglichen Bedingungen stationär ausgeführt. Der Vergleich der erhaltenen Werte mit Werten aus der Literatur zeigt, daß die Varianzen nicht wesentlich verbessert werden konnten. Die biologische Variation des Individuums ist, zumindest für die untersuchten Arzneistoffe, zu groß, um einheitliche pharmakokinetische Profile zu erarbeiten. Die Ergebnisse werden diskutiert.

Einleitung

Der klinischen Pharmakologie sind erhebliche Fesseln angelegt, denn aus medizinisch-ethischen Erwägungen heraus stehen nur kleinste Probandenkollektive zur Verfügung. Die Repräsentativität der Meßergebnissen ist fast nie gegeben, klinisch-pharmakologische Studien haben fast immer Modellcharakter.

Unter dieser Erkenntnis ist es zulässig, Probandenkollektive im Sinne einheitlicher Ergebnisse soweit als möglich gleichzuschalten.

In dieser Studie zur Pharmakokinetik der Xanthinderivate Theophyllin und 7-Hydroxy-ethyltheophyllin (Handelszubereitung Cordalin$^{(R)}$)* wurde durch extrem kontrollierte Versuchsbedingungen versucht, die Variation der pharmakokinetischen Parameter so klein als möglich zu halten.

Material und Methoden

Die Probanden erschienen 36 h vor der ersten Applikation im Institut.

Alle Probanden hatten sich bereits für eine Theophyllinstudie zur Verfügung gestellt, so daß die Selektion nach der Varianz in den zentralen Verteilungsvolumina getroffen werden konnte.

Die Probanden waren vorher aufgeklärt worden, sie hatten bei Erscheinen im Institut bereits 48 h keine xanthinhaltigen Getränke oder Speisen zu sich genommen.

Während des ersten Abends tranken die Probanden 1,5 l Leitungswasser.

Die Nachtruhe, von einer Nachtwache kontrolliert, wurde auf 23.00 h festgelegt.

Während der Studie aßen die Probanden immer zur selben Zeit die gleiche Diät ohne xanthinhaltige Getränke und Fruchtsäfte. Jeder Proband trank im Verlauf des Tages mindestens 2 l Leitungswasser.

Alle Probanden waren Nichtraucher.

An drei Versuchstagen erhielten die Probanden zufällig zugeordnet eine intravenöse sowie zwei orale Applikationen von drei verschiedenen Cordalin$^{(R)}$-Formulierungen, danach erfolgte die Blutabnahme zu problemrelevanter Zeit für das pharmakokinetische Profil.

Um Blockeffekte zu vermeiden, erhielt jede Versuchsperson jede Applikation einmal.

Das Plasma wurde mit einem HPLC-Verfahren auf Theophyllin und Hydroxyethyltheophyllin analysiert [7].

Ergebnisse

Plasmafluktuationsverläufe

Die Verläufe wurden für jeden Probanden einzeln angepaßt, die Kurve sodann analysiert. Primäre und sekundäre Parameter wurden gemittelt. Einzelwerte sind an anderer Stelle publiziert [7].

Die Abbildungen 1–6 enthalten die Profile für Theophyllin und 7-Hydroxyethyltheophyllin des Probanden mit der besten Anpassung.

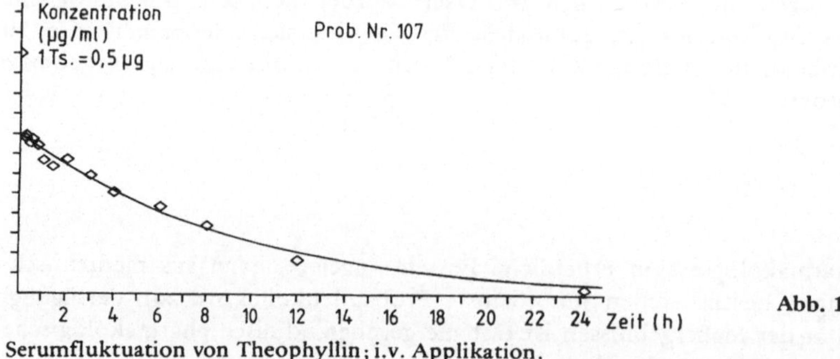

Serumfluktuation von Theophyllin; i.v. Applikation.

---

* Hersteller: Chemiewerk Homburg

48

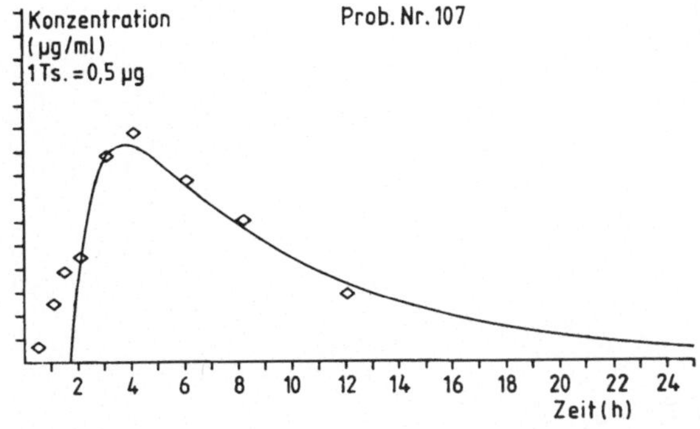

Serumfluktuation von Theophyllin; p.o. Applikation (Dragées).

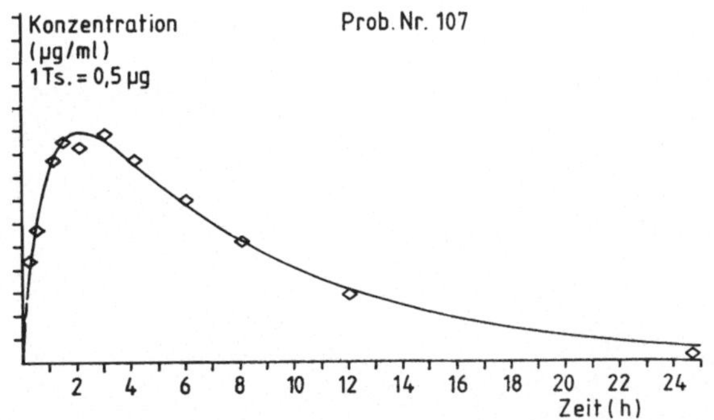

Serumfluktuation von Theophyllin; p.o. Applikation (Tropfen).

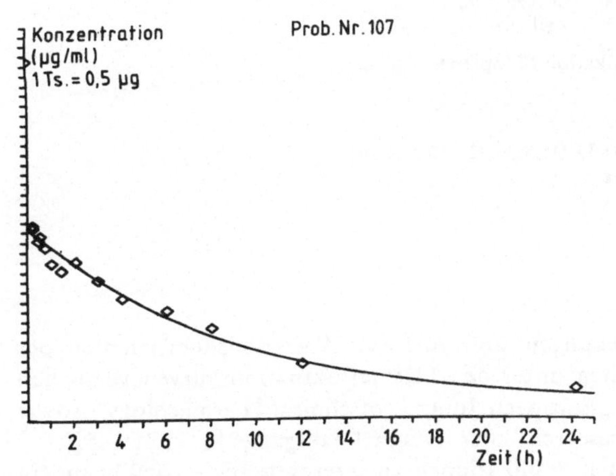

Serumfluktuation von Etofyllin; i.v. Applikation.

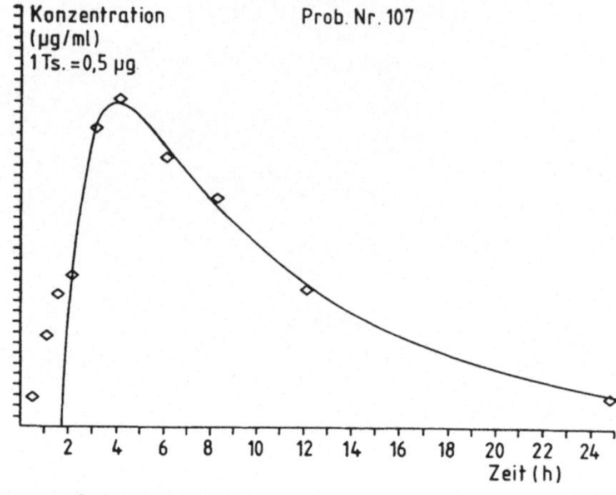

Serumfluktuation von Etofyllin; p.o. Applikation (Dragées).

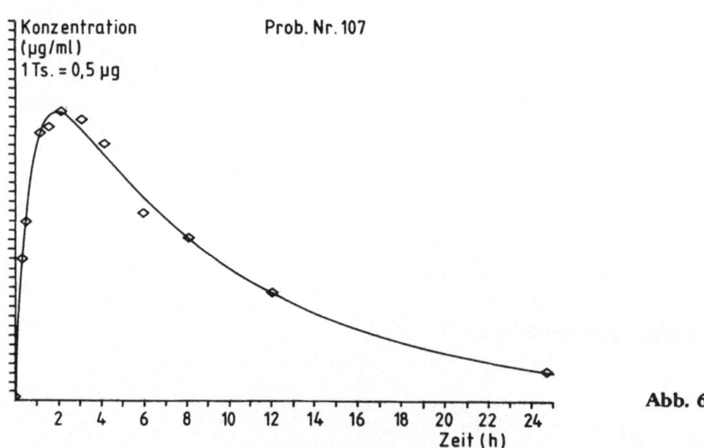

Serumfluktuation von Etofyllin; p.o. Applikation (Tropfen).

Abbildung 1—6
aus Arzneimittelforschung (Drug Research) 31 (I), 2, 371—379 (1981)
mit freundlicher Genehmigung des Verlages

Literaturvergleich

Unsere Mittelwerte, Standardabweichungen und relativen Variationskoeffizienten der Verteilungsvolumina sowie der Flächen unter den Plasmafluktuationskurven verglichen wir mit publizierten Daten aus dem „European Journal of clinical Pharmacology" sowie der „Arzneimittelforschung" ("drug research") der letzten 4 Jahrgänge [1, 2, 3, 4, 5].
Wenn man unterstellt — soweit aus den Publikationen zu interpretieren —, daß kaum ein Kliniker im Krankenhausroutinebetrieb Probanden oder Patienten soweit unter Kuratel

50

halten kann, wie wir unter Institutsbedingungen, dann war zu erwarten, daß unsere Variationen erheblich kleiner sind, als die der Literatur.

Die Tabellen 1 und 2 enthalten die Werte für die Verteilungsvolumina sowie Flächen unter den Plasmafluktuationskurven, soweit sie der zitierten Literatur zu entnehmen waren.

Tabelle 1

Verteilungsvolumina entnommen aus den Studien 1—5 (Eur. J. of Clin. Pharmacol.; Arzneimittelforschung)

Verteilungsvolumina

$V_d$area (1)	$\bar{x}$ = 40,1 s = 12,2 VK = 30 % n = 7	(l)
V_c (2)	$\bar{x}$ = 0,4 s = 0,2 VK = 50 % n = 7	$(l \cdot kg^{-1})$
V_c (3)	$\bar{x}$ = 28,91 s = 9,55 VK = 33 % n = 15	(l)
$V_d$area/kg (4)	$\bar{x}$ = 0,494 s = 0,042 VK = 9 % n = 6	$(l \cdot kg^{-1})$
$V_d$area/kg (5)	$\bar{x}$ = 0,450 s = 0,050 VK = 11 % n = 10	$(l \cdot kg^{-1})$

Tabelle 2

Fläche unter der Plasma-Fluktuationskurve entnommen aus den Studien 1—5 (Eur. J. of Clin. Pharmacol.; Arzneimittelforschung)

Flächen

$AUC_{0-\infty}$ (1)	$\bar{x}$ = 6110 s = 2556,4 VK = 42 % n = 7	$(mg \cdot min/l)$
AUC (2)	$\bar{x}$ = 89,8 s = 14,1 VK = 16 % n = 4	$(\mu g \cdot h/ml)$
AUC (3)	$\bar{x}$ = 78,9 s = 16,3 VK = 21 % n = 4	$(\mu g \cdot h/ml)$
AUC (4)	$\bar{x}$ = 16,98 s = 6,98 VK = 41 % n = 6	
$AUC_{0-\infty}$ (5)	$\bar{x}$ = 70,7 s = 22,1 VK = 31 % n = 10	$(\mu g \cdot h/ml)$

An den Zahlen der Tabellen 1 und 2 fällt auf, daß die im allgemeinen als robust erkannte Fläche unter der Plasmafluktuationskurve [6] in den vorgelegten Studien in 3 von 5 Fällen schlechtere Werte annimmt [1, 4, 5].
In Tabelle 3 sind die relativen Variationskoeffizienten der Literatur dargestellt und mit unseren Werten verglichen.

Tabelle 3: Synoptische Darstellung der Variationskoeffizienten
aus der Literatur

Literaturzitat	Variationskoeffizienten (%)	
	Verteilungsvolumen	Fläche unter der Kurve
(1)	30	42
(2)	50	16
(3)	33	21
(4)	9	41
(5)	11	31
$\bar{x}$	27	30
eigene Studie	20	28

Bildet man einen mittleren Koeffizienten für die Verteilungsvolumina, so ergeben sich 27 % relativer Variation.
Für die Fläche unter der Plasmafluktuationskurve lassen sich 30 % relativer Variation berechnen.
(Die Mittelwertbildung der Koeffizienten ist nicht zulässig, erleichtert jedoch die Interpretation dessen, was ausgedrückt werden soll.)
Unsere Werte mit 20 % relativer Variation für das Verteilungsvolumen und 28 % für die Fläche unter der Plasmafluktuationskurve belegen, daß alle Bemühungen um strengstkontrollierte Probandenführung nicht zu dem erhofften Erfolg geführt haben.
Die intraindividuelle biologische Streuung ist in sich selbst zu groß.

Intraindividueller versus interindividueller Vergleich

Der intraindividuelle Vergleich der absoluten Bioverfügbarkeit von Theophyllin sowie Etofyllin aus den Zubereitungen Cordalin[R] Tropfen und Cordalin[R] Dragees führt zu den in Tabelle 4, Reihe 1 dargestellten Ergebnissen.
Die interindividuelle absolute Bioverfügbarkeit ist aus Reihe 2 der Tabelle ersichtlich.

Tabelle 4: Vergleichende intraindividuelle und interindividuelle absolute Bioverfügbarkeit, berechnet aus Flächenintegralen (eigene Studie)

	Theophyllin			Etofyllin		
	i.v.	Tropfen	Dragees	i.v.	Tropfen	Dragees
intraindividuell	100	80	107	100	85	95 (%)
interindividuell	100	78	103	100	84	94 (%)

Die Zahlen belegen, daß der intraindividuelle Vergleich nicht wie im allgemeinen angenommen schlechtere Ergebnisse zur Bioverfügbarkeit erbringt.

Diskussion

Wer pharmakokinetische Kenndaten von Arzneistoffen an Menschen mißt, muß sich darüber im klaren sein, daß die eigentlichen Meßwerte von einer großen Zahl wägbarer und unwägbarer Einflußgrößen überlagert werden. Auch mit statistischer Methodik gelingt es nur bedingt, den Meßwert aus der Summe der Einflußgrößen herauszuschälen.
Auch strengste Kontrolle aller denkbaren Randeinflüsse hat kaum einen Einfluß auf die Datenqualität, auch unter verschärften Versuchsbedingungen gelingt es nicht, einheitliche pharmakokinetische Profile für Theophylline aufzunehmen.
Die biologische Varianz des Individuums ist so groß, daß es keine Rolle spielt, ob die Bioverfügbarkeit intraindividuell oder interindividuell bestimmt wird.
Die als besonders exakt geltende intravenöse Applikation von Arzneistoffen hat in der vorgelegten Studie für Theophyllin eine intraindividuelle relative Varianz von 35 %, für Etofyllin wurden 25 % ermittelt [7].
In einer anderen pharmakokinetischen Theophyllin-Studie, die ebenfalls unter verschärften Stationsbedingungen ausgeführt wurde, haben wir ähnlich hohe Varianzen ermittelt.
Diese Tatsache stellt zumindest für Methylxanthine das klassische cross-over Modell erneut in Frage.
Die Gründe für die hohe Varianz können mit Sicherheit nicht dem verwendeten Iterationsverfahren [8] angelastet werden, da sich die Restvarianzen aller 36 in dieser Studie durchgeführten Anpassungen zwischen 1,3 und 4,8 % bewegten.
Ebensowenig können die Varianzen dem chemischen Analysenverfahren angelastet werden, dessen Variationskoeffizient in der vorgelegten Studie in allen Bereichen der Standardkurve bei Dreifachmessung 6 % nicht überschritt.

Literatur

[1] Jonkman, J. H. G., Berg, Chr. W., Schoenmaker, R., de Zeeuw, R. A., Greving, J. E., Orie, N. G. M.: Disposition and Clinical Pharmacokinetics of Microcrystalline Theophylline. *Eur. J. Clin. Pharmacol.* **17**, 379–384 (1980).

[2] Latini, R., Assael, B. M., Bonati, M., Caccamo, M. L., Gerna, M., Mandelli, M., Marini, A., Sereni, F., Tognoni, G.: Kinetics and Efficacy of Theophylline in the Treatment of Apnea in the Premature Newborn. *Europ. J. Clin. Pharmacol.* **13**, 203–207 (1978).

[3] Pancorbo, S., Sawchuk, R. J., Dashe, Ch., Schallrock, M.: Use of a Pharmacokinetic Model for Individualizing Intravenous Doses of Aminophylline. *Europ. J. Clin. Pharmacol.* **16**, 251–254 (1979).

[4] Bolme, P., Edlund, P.-O., Eriksson, M., Paalzow, L., Windbladh, B.: Pharmacokinetics of Theophylline in Young Children with Asthma: Comparison of Rectal Enema and Suppositories. *Europ. J. Clin. Pharmacol.* **16**, 133–139 (1979).

[5] Wießmann, K. J.: Bioverfügbarkeit des Theophyllin unter oraler Applikation einer Retard-Zubereitung von Theophyllinethylendiamin und der Einfluß einer 15-tägigen Einnahme auf die Eliminationskinetik bei i.v.-Injektionen. *Arzneim.-Forsch.* **30** (I), 2, 329–332 (1980).

[6] v. Hattingberg, H. M.: „3. Bobenheimer Allerheiligengespräch", persönliche Mitteilung.

[7] Erking, W., Lücker, P. W., Niebch, G., Thiemer, K., Wetzelsberger, K.: Zur Humanpharmakokinetik von Theophyllin und Etofyllin aus verschiedenen Zubereitungen des Kardiotonikums. *Arznneim.-Forsch.* **31** (I), 2, 371–379 (1981).

[8] v. Hattingberg, H. M., Brockmeier, D., Kreuter, G.: *Europ. J. Clin. Pharmacol.* **11**, 381–388 (1977).

Analytic and pharmacokinetic data of natural methylxanthines and of the xanthine derivative pentoxifylline

H.-J. Hinze

Hoechst AG, Werk Albert, D-6200 Wiesbaden, FRG

Zusammenfassung

Es wird aufgezeigt, daß der Begriff Methylxanthine für Theophyllin und synthetische Xanthin-Derivate mißverständlich verwandt wird.

In der Theophyllin-Literatur wird häufig nicht ausreichend unterschieden zwischen Salzen und chemischen Derivaten desselben. Dadurch wird der Eindruck erweckt, daß aus allen sogenannten bronchospasmolytisch wirkenden Theophyllinen in jedem Fall metabolisch oder hydrolytisch Theophyllin entsteht. Dies gilt jedoch allein für Salze des Theophyllins, nicht aber für chemische Derivate, die sich vom Theophyllin ableiten.

Anhand des synthetischen Xanthin-Derivates Pentoxifyllin, einem Vasotherapeuticum, das sich chemisch vom Coffein ableiten läßt, wird aufgezeigt, daß durch chemische Derivatisierung nicht nur physikalisch-chemische Eigenschaften, wie die Wasser- und Lipoidlöslichkeit, sondern auch die pharmakokinetischen, wie Resorptionsgeschwindigkeit, Eiweißbindung, Verteilungsräume und die Höhe der therapeutischen Plasmaspiegel verändert werden. Offensichtlich durch die deutlich verschiedenen physikalisch-chemischen Eigenschaften des Pentoxifyllins im Vergleich zu den natürlich vorkommenden Methylxanthinen ändern sich auch die metabolischen Abbauwege. Während Pentoxifyllin im wesentlichen über die Oxohexylseitenkette metabolisiert wird, unterliegen z. B. Theophyllin und Coffein im Körper Demethylisierungsreaktionen, einer Oxydation zu entsprechenden Methyl-Harnsäuren sowie weiteren biologischen Abbaureaktionen. Für Theophyllin liegen die therapeutischen Plasmaspiegel in Form eines schmalen Fensters zwischen 10 und 20 μg/ml, die des Pentoxifyllins dagegen unter 0,5 μg/ml. Pentoxifyllin besitzt weiterhin im Vergleich zu Coffein, Theophyllin und Theobromin andere pharmakologische Eigenschaften und zeichnet sich durch eine günstigere Verträglichkeit aus.

Summary

It is demonstrated that the expression methylxanthines as used for theophylline and for synthetic xanthine derivatives is misleading. In publications concerning theophylline there is often no clear distinction between salts of theophylline and chemical derivatives of theophylline. The impression is thus given that all so-called bronchospasmolytic active theophylline salts and derivatives are converted to theophylline by metabolic or hydrolytic processes. This, however, is only true for salts of theophylline and not for its chemical derivatives. In the case of the synthetic xanthine derivative pentoxifylline, a vasotherapeutic agent of the caffeine type, it is shown that on chemical derivatization not only are physico-chemical parameters, for example water- und lipid-solubility changed, but also pharmacokinetic parameters, such as resorption rates, distribution volumes, and therapeutic plasma levels. The different physico-chemical properties of pentoxifylline in comparison to natural methylxanthines, result in a change in the metabolic pathway. While pentoxifylline is mainly metabolized via oxidation of the oxohexyl side chain, theophylline and caffeine are metabolized mainly by demethylation reactions. The therapeutic plasma levels for theophylline are between 10 and 20 μg/ml whereas those of pentoxifylline are below 0.5 μg/ml. Furthermore, pentoxifylline exhibits different pharmacological properties in comparison to caffeine, theophylline and theobromine and is better tolerated by the patient.

The natural methylxanthines are derived from xanthine.

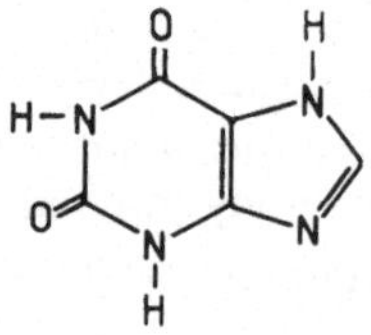

xanthine

By double methylation the following three substances are obtained:

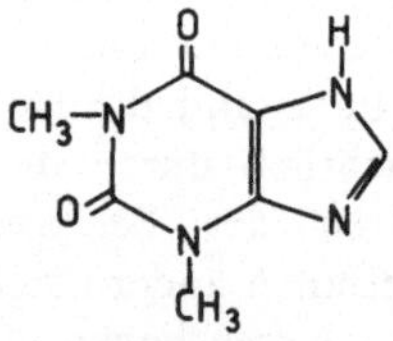

1,3-dimethyl-
xanthine
(theophylline)

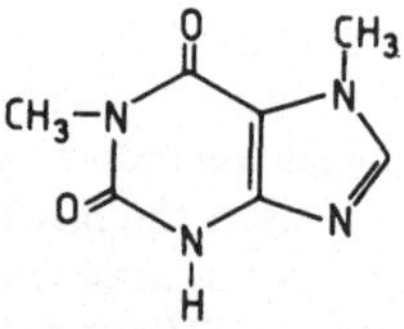

1,7-dimethyl-
xanthine
(paraxanthine)

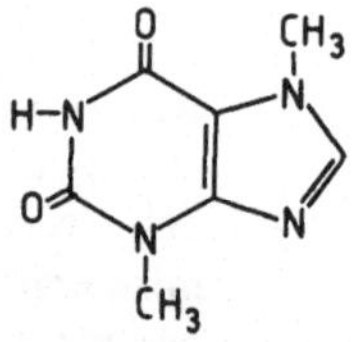

3,7-dimethyl-
xanthine
(theobromine)

On further methylation the same product results from all three compounds:

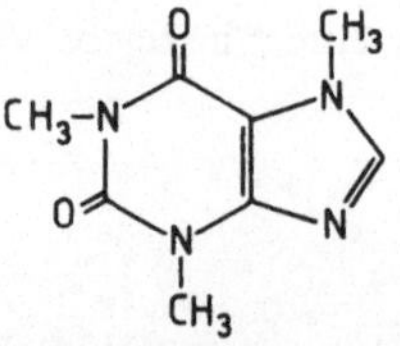

1,3,7-trimethylxanthine (caffeine)

In contrast to caffeine, the three dimethylxanthines have a free hydrogen atom in position 1, 3 or position 7. Theophylline contains a hydrogen atom in position 7. In the literature, there is some confusion over this topic. Besides the water soluble theophylline salts (for example with ethylene-diamine) there are readily water soluble chemical derivatives of the caffeine type synthesized from theophylline where the hydrogen atom of the theophylline in the 7-position is for example substituted by the following substituents:

$$R = -CH_2-COOH$$
$$-CH_2-CH_2-OH$$
$$-CH_2-CH-CH_3$$
$$OH$$
$$-CH_2-CH-CH_2-OH$$
$$OH$$

In the literature [1—5], you find the erroneous opinion that these compounds have the same pharmacological profile as theophylline and that they are absolutely identical with theophylline in regard to pharmacokinetics and/or toxicity [1]. It is assumed that theophylline [3] is formed from these synthetic theophylline derivatives on metabolism [4] as occurs in the case of hydrolysis of aminophylline salts. This simplified view has proved to be wrong [4, 5] as can be demonstrated by some examples.

Changes in structure and therefore changes of the physico-chemical properties sometimes can cause desirable changes in pharmacokinetics involving perhaps different sites of distribution, different half-lives, better access to the same or other receptors, changes in metabolism and resulting in less toxicity and changes in quality and intensity of pharmacological activity.

In 1972, the synthetic xanthine derivative pentoxifylline was introduced into therapy as a vasoactive therapeutic agent. According to the older nomenclature, it is classified as a theobromine derivative. Along with theobromine, it has in common the basic xanthine structure possessing methyl groups in positions 3 and 7. Because of a 5-oxohexyl side chain in position 1 however, its physico-chemical and pharmacological properties are fundamentally different from those of theobromine.

1-(5-oxohexyl)-3,7-dimethylxanthine

It is well known that before one compound of an active series meets the requirements of a modern drug a considerable number of compounds have to be synthesized and tested.

There are attempts to rationalize these time and money consuming efforts by correlation of physico-chemical parameters with biological activity.

Despite sophisticated mathematical models in modern computers, biological parameters, such as distribution in the body, metabolism and number and type of receptors cannot be included in this correlation exercise. Nevertheless, there is no doubt that solubility in water and the partition coefficient are very important parameters for resorption and distribution in the body. The partition coefficient of a compound is defined by the following equation:

$$V_K = \frac{C_{organic\ phase}}{C_{aqueous\ phase}}$$

Over the last few years, the partition system n-octanol-water [6, 7] has proved to be very satisfactory for comparing lipid solubility with biological distribution. Regarding the resorption of compounds with comparable pKa-value and sufficient water solubility, it is known that resorption rate increases with increasing partition coefficient of the non-ionized compound [8].

From Table 1 it can be seen that pentoxifylline, surprisingly, has the highest lipid-solubility as well as the highest water solubility. Moreover, pentoxifylline has the highest LD_{50} value and therefore the lowest acute toxicity when given orally. After oral administration, there is a nearly complete resorption of theophylline, caffeine, and pentoxifylline. After oral administration, the t_{max} of methylxanthines are between 1 and 2 h. The corresponding t_{max} for pentoxifylline lies between 0.25 and 0.75 h.

The faster resorption of pentoxifylline probably results from a higher water and lipid solubility. The half-life of pentoxifylline is considerably smaller than that for theophylline and caffeine. This fact is associated with differences in metabolism as will be demonstrated later.

The active plasma levels of the vasoactive pentoxifylline are lower than those of the broncho-spasmolytic theophylline by the factor 20—40.

Table 1: Physico-chemical and toxicological data of theophylline, theobromine, caffeine, and pentoxifylline

Compound	pKa-value	Solubility in H_2O (%, rt)	$V_k = \dfrac{C_{oct}}{C_{H_2O}}$ (20°C)	LD_{50} mg/kg p.o. rat	mice
Theophylline	0.76[9]	0.83[11]	1.00 ± 0.04	444	500
Theobromine	0.68[9]	0.05[11]	0.2	–	–
Caffeine	0.61[9]	2.17[11]	0.79 ± 0.05	200	–
Pentoxifylline	0.28[10]	6.0	1.96 [32]	1770	1320

Table 2: Pharmacokinetic parameters of theophylline, caffeine and pentoxifylline

Parameter	Theophylline	Caffeine	Pentoxifylline
Resorption %	~100	~100	~100
t_{max} (h)	1–2[12]	1–2[13]	0.25–0.75[14,15]
$t_{0.5}$ (h) (elimination phase)	3–16[16–19]	2–7[13,25]	1[15,21]
Protein binding (%)	30–70[22,23]	10[24]	0[15]
Therapeutic plasma level (μg/ml)	10–20[16]	>1[20,25]	<0.5[26]

A small therapeutic window as a sign for a small therapeutic range could not
be observed with pentoxifylline. After repeated doses, pentoxifylline [27] does
not induce drug-catabolizing enzymes as can be assumed in the case of theophylline
[16].
After oral administration of therapeutic doses of 100—400 mg, the pharmacokinetics of pentoxifylline are linear and follow an open 2-compartment model.
Saturation phenomena as seen after theophylline administration [16, 19] were
not observed with pentoxifylline.
The differences in pharmacokinetics of pentoxifylline in comparison with theophylline and caffeine parallel their physico-chemical properties. The metabolism
of pentoxifylline in comparison to the natural methyl xanthines is also different
because of differences in physico-chemical properties.
According to recent investigations, the natural methyl xanthines are subject to
complex metabolic degradation [28—30]. During these processes there are common
metabolites formed. It can be assumed that similar pharmacological profiles of
natural methyl xanthines are associated with the existance of the same metabolites,
although there is little knowledge available on the quantities of these common
metabolites and their pharmacological properties.
Fig. 1 shows the metabolism of caffeine [29] and its intermediate metabolites
theophylline, paraxanthine and theobromine.

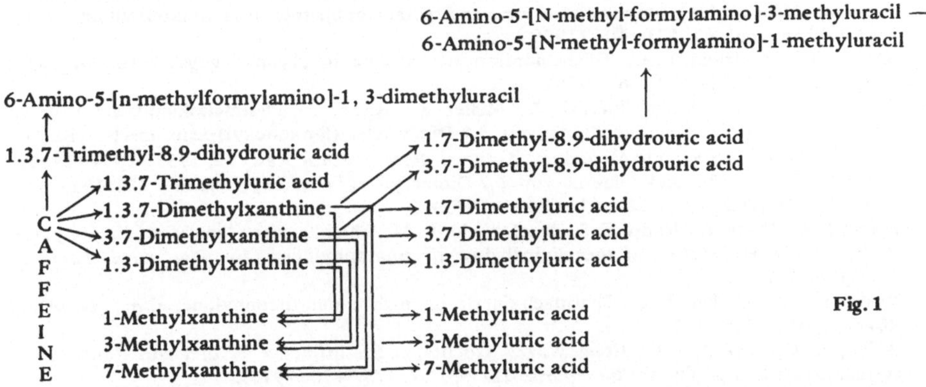

Fig. 1

It can be said that caffeine, theophylline, paraxanthine, and theobromine are
metabolized either directly or via demethylation products to demethyluric acid
which is slightly soluble in water. They are then subject to further metabolism
or are eliminated renally.
In comparison with these processes, the known metabolic pathways of pentoxifylline [31] in man are less complex.
The almost complete degradation of pentoxifylline is due to enzymatic oxidation
of the oxohexyl side chain and essentially leads to two different dihydroxyhexyl
derivatives and two acids as metabolites. These metabolites are readily soluble in
water ($>$10 %) and are renally excreted. 96 % [14] of pentoxifylline administered
is eliminated renally as metabolites. Demethylation at the 7-position could be
observed only to a small extent.

Literature

[1] Brenner, G.: Untersuchungen über Freisetzung und Resorption des Wirkstoffes 7-[2-Hydroxy-3-(N-2-hydroxy-äthyl-N-methylamino)-propyl]-1.3-dimethylxanthin, -pyridin-3-carboxylat aus Retard-Tabletten. *Arzneim.-Forsch. (Drug Res.)* 17, 1444–1445 (1967).

[2] Jauch, R., Zimmer, A.: Humanpharmakokinetik von Oxyäthyltheophyllin und Fominoben-HCl. *Arzneim.-Forsch. (Drug Res.)* 28, 693–697 (1978).

[3] Ritschel, W. A., Clotten, R.: Entwicklung einer peroralen Proxyphyllin-Retard-Form. *Arzneim.-Forsch. (Drug Res.)* 19, 221–225 (1969).

[4] Zuidema, J., Merkus, F. W. H. M.: Is Acephylline a Theophylline Bronchodilator? *Lancet:* 1318–1319, 1978 (I).

[5] Selvig, K., Bjerre, K. S.: Metabolism of Proxiphylline in Man. *Drug Metab. Disposit.* 8, 456–462 (1980).

[6] Hansch, C., Muir, R. M., Fujita, T., Malony, P. P., Geiger, C. F., Streich, M.: Correlation of biological activity of plant growth regulators and chloromycetin-derivatives with Hammett constants and partition coefficients. *J. Amer. Chem. Soc.* 85, 2817–2824 (1963).

[7] Hansch, C., Fujita, T.: Method for the correlation of biological activity and chemical structure. *J. Amer. Chem. Soc.* 86, 1616–1626 (1964).

[8] Schanker, L. S.: Mechanism of drug absorption and distribution. *Ann. Rev. Pharmacol.* 1, 29–34 (1961).

[9] Huber, W.: Titrationen in nichtwäßrigen Lösungsmitteln. Akadem. Verlagsanstalt Frankfurt/M., 1964, S. 265.

[10] Tsujiyama, T., Ohsaki, T., Suzuki, N.: Hoechst Japan Ltd., unveröffentlichter Bericht vom 25.04.1978.

[11] The Merck Index 1976, Nr. 1195, 1196, 1625.

[12] Lamont, H., Moerman, E., Bogaert, M., Van der Straeten, M., Pauwels, R.: Plasma theophylline level and effect on lung function after oral and rectal administration of aminophylline. *Europ. J. Clin. Pharmacol.* 15, 401–406 (1979).

[13] Grab, F. L., Reinstein, J. A.: Determination of caffeine in plasma by gas chromatography *J. Pharm. Sci.* 57, 1703–1706 (1968).

[14] Christ, O., Gleixner, K., Kellner, H.-M., Müller, R., Rupp, W.: Pharmakokinetische Untersuchungen nach oraler Verabreichung von 3,7-Dimethyl-1-(5-oxohexyl)-xanthin-[14]C (BL 191-^{14}C) an Ratten, Hunden und Menschen. *Arzneim.-Forsch. (Drug Res.)* 22, 1933–1937 (1972).

[15] Hinze, H.-J.: Zur Pharmakokinetik von 3,7-Dimethyl-1-(5-oxohexyl)-xanthin (BL 191). *Arzneim.-Forsch. (Drug Res.)* 22, 1492–1495 (1972).

[16] Jenne, J. W., Wyze, E., Rood, F. S., MacDonald, F. M.: The pharmaco-kinetics of theophylline: application to adjustment of the clinical dose of aminophylline. *Clin. Pharmacol. Ther.* 13, 349–360 (1972).

[17] Mitenko, P. A., Ogilvie, R. I.: Pharmacokinetic of intravenous theophylline. *Clin. Pharmacol. Ther.* 14, 509–513 (1973).

[18] Welling, P. G., Lyons, L. L., Craig, W. A., Trochta, G. S.: Influence of diet and fluid on bioavailability of theophylline. *Clin. Pharm. Therap.* 17, 475–480 (1975).

[19] Kielsen-Kudsk, F., Magnussen, I., Jensen, T. St., Naeser, K.: Bioavailability and pharmacokinetics in man of orally administered theophylline. *Acta Pharmacol. et Toxicol.* 46, 205–212 (1980).

[20] Hulshoff, A.: Determination of caffeine in small plasma samples by gas liquid chromatography with thin layer chromatographic sample clean up. *Anal. Lett.* 12, 1423–1433 (1979).

[21] Hoechst AG, Werk Albert, Wiesbaden, Unveröffentlichte Berichte zur Pharmakokinetik von Pentoxifylline.

[22] Briggs, C. J.: Novel method for determining protein binding of theophylline. *J. Pharm. Sci.* 68, 129–131 (1979).

[23] Simons, K. J., Simons, F. E. R., Briggs, C. J., Lo, L.: Theophylline protein binding in humans. *J. Pharm. Sci.* 68, 252–253 (1979).

[24] Heim, F., Ammon, H. P. T.: Coffein und andere Methylxanthine. Internat. Symposium Pharma, Erlangen. F. K. Schattauer Verlag, Stuttgart–New York, 1969.

[25] Cohen, J. L., Cheng, C., Henry, J. P., Chan, Y.-L.: GLC determination of caffeine in plasma using alkali flame detection. *J. Pharm. Sci.* 67, 1093–1095 (1978).

[26]   Hinze, H.-J., Grigoleit, H. G., Rethy, B.: Bioavailability and pharmacokinetics of pentoxifylline from "Trental 400" in man. *Pharmatherapeutica* **1**, 160—171 (1976).

[27]   McEwen, J., Bryce, T. A., Ings, R. M. J., Johnson, K. J.: Report on a study to investigate the effect of 2 weeks' treatment with Trental-400 tablets on drug-metabolizing enzyme activity in man. Hoechst Pharm. Res. Labs., UK, Report vom 3.5.1978.

[28]   Van Gennip, A. H., De Bree, P. K., van der Heiden, C., Wadman, S. K.: Urinary excretion of 3-methylxanthine and related compounds in children. *Clin. Chim. Act.* **45**, 119—127 (1973).

[29]   Arnaud, M. J., Thelin-Dorner, Ravussin, E., Acheson, K. J.: Study of the demethylation of [1,3,7-Me-^{13}C]-Caffeine in man using respiratory exchange measurements. *Biomed. Mass. Spectrom.* **7**, 521—524 (1980).

[30]   Monks, T. J., Smith, R. L., Caldvell, J.: A metabolic and pharmacokinetic comparison of theophylline and aminophylline (theophylline ethylendiamine). *J. Pharm. Pharmacol.* **33**, 93—97 (1981).

[31]   Hinze, H.-J., Bedeßem, G., Söder, A.: Struktur der Ausscheidungsprodukte des 3,7-Dimethyl-1-(5-oxo-hexyl)-xanthins (BL 191) beim Menschen. *Arzneim.-Forsch. (Drug Res.)* **22**, 1144—1151 (1972).

[32]   Mohler, W., Söder, A.: Zur Chemie und Synthese von 3,7-Dimethyl-1-(5-oxo-hexyl)-xanthin. *Arzneim.-Forsch. (Drug Res.)* **21**, 1159—1160 (1971).

Steady state kinetic studies with pentoxifylline

F. Nüdemberg
Hoechst AG, Werk Albert, Medical Dept., Postfach 12 91 01, 6200 Wiesbaden 12, FRG

R. M. J. Ings
Hoechst Pharmaceutical Research Laboratories, Walton Manor, Walton Milton Keynes,
Bucks MK7 7AJ, England

Zusammenfassung

Die Behandlung mit Pentoxifyllin (Trental$^{(R)}$) hat sich als wirksame Medikation bei Gefäßkrankheiten mit Beteiligung der Mikrozirkulation erwiesen. Um insbesondere bei schweren Fällen einen raschen therapeutischen Effekt zu erzielen, werden häufig Pentoxifyllin-Infusionen gegeben. Steady state Plasmaspiegel sollen möglichst rasch erreicht werden, wozu eine entsprechende Initialdosis erforderlich ist. Aufgrund der am Menschen gewonnenen kinetischen Daten wurde errechnet, daß mit einer Initialdosis von 44 ± 20 mg Pentoxifyllin und anschließender i.v. Infusionsgeschwindigkeit von 1.3 mg/min unmittelbare steady state Plasmaspiegel von 300 ng/ml zu erwarten sind.
Ziel dieser Studie war es, diese errechneten Daten zu bestätigen. In einer Crossover-Versuchsanlage erhielten 4 Probanden jeweils 25, 50 bzw. 100 mg Pentoxifyllin als intravenöse Initialdosis innerhalb von 5 min verabreicht. Danach wurde Pentoxifyllin bei konstanter Geschwindigkeit von 90 mg/h (in Kochsalzlösung, Gesamtvolumen 36 ml) über 3 h infundiert. Die intravenösen Pentoxifyllindosen wurden allgemein von den Probanden gut vertragen. 5—10 min nach Verabreichung der Initialdosis von 100 mg trat zum Teil Flush, gelegentlich begleitet oder gefolgt von Übelkeit und Schwindelgefühl, auf. Diese Symptome, welche bei den beiden niedrigeren Dosierungen nicht beobachtet wurden, korrelierten mit dem weit höheren Initialplasmaspiegel (5 min) von 1507 ± 897 ng/ml, der nach Verabreichung der höchsten Initialdosis gemessen wurde. Die Differenz zwischen dem 5 min Plasmaspiegel nach 100 mg Initialdosis und denjenigen, die nach Gabe von 25 bzw. 50 mg gemessen wurden, war statistisch signifikant (258 ± 97 bzw. 898 ± 428 ng/ml). Zum Zeitpunkt des Erreichens der steady state Pentoxifyllin-Plasmaspiegel waren diese signifikanten Unterschiede nicht mehr vorhanden. Der Vergleich der mit den unterschiedlichen Initialdosen erreichten Initialplasmaspiegel der Probenden ergab, daß diese nach Verabreichung von 25 mg unterhalb, nach 50 und 100 mg jedoch oberhalb der steady state-Werte lagen. Die nach 50 und 100 mg Initialdosis gemessenen Plasmaspiegel sanken jedoch 1.0 bis 1.5 h nach Verabreichung auf ein Minimum unterhalb des steady state-Spiegels ab. Nach Beendigung der Pentoxifyllin-Infusion fielen die Plasmaspiegel der Muttersubstanz zweiphasig ab bei einer Halbwertszeit von 0.19 ± 0.15 bzw. 1.02 ± 0.86 h für die erste bzw. zweite Phase. Es wurde eine hohe Pentoxifyllin-Clearance gemes-

sen: Die Mittelwerte lagen bei 5 585 ±1236, 4 327 ±1555 und 5 098 ±1708 ml x min^{-1} für die Initialdosen von 25, 50 bzw. 100 mg. Die Pentoxifyllin-Verteilungsvolumina, nach der Fläche unter der Kurve berechnet, waren ebenfalls vergleichsweise hoch (376 ± 135 l). Dabei wurden zwischen den einzelnen Initialdosen keine signifikanten Unterschiede festgestellt.

Aufgrund der Tatsache, daß die 50 mg-Initialdosis bei guter Verträglichkeit Initial-plasmaspiegel ergibt, welche nur wenig über dem anschließenden steady state liegen, wird empfohlen, diese Initialdosis bei einer Infusionsgeschwindigkeit von 90 mg/h dort einzusetzen, wo ein rascher Therapieeffekt erforderlich ist.

Introduction

Extensive use has established pentoxifylline (Trental$^{(R)}$) as an effective agent for the treatment of vascular disease involving the microcirculation.

In order to obtain a rapid onset of therapeutic effect, particularly in severe disease, constant infusions of pentoxifylline are frequently used. When administering the drug in this way, however, it is desirable to achieve steady state plasma levels as quickly as possible and thus a loading dose should be given. However, it has been shown [12] that an intravenous pentoxifylline loading dose of 2 mg/kg body weight given over a 5 min period, followed by an infusion of 2.5 mg/kg over 55 min gives steady state plasma levels of the drug, but that these are associated with side effects such as nausea and flushing [8].

Preliminary intravenous data from man were used to predict a mean loading dose of 44 ± 20 mg and a mean infusion rate of 1.3 ± 0.5 mg/min which would be expected to give an immediate steady state plasma level of pentoxifylline of 300 ng/ml (Ings, unpublished data). These predictions have been tested in this present study, and the opportunity was taken to gain additional information on the pharmacokinetics of the drug. Moreover, as pentoxifylline is extensively metabolised [12], the pharmacokinetics of a major plasma metabolite (1-(5′-hydroxyhexyl)-3,7-dimethylxanthine), formed by reduction of the 5-oxohexyl group of pentoxifylline, were also examined.

Materials and methods

The study was performed in 4 healthy volunteers. A predose blood sample was taken from each fasted subject, who then received either a 25, 50 of 100 mg intravenous loading dose followed by an intravenous infusion of pentoxifylline (saline solution in total volume of 36 ml) at a constant rate of 1.5 mg/min. The loading dose was administered within a 1 min period; the duration of the infusion was 3 h. The different loading doses were given to each subject according to an open randomised design as shown in Table 1.

Blood samples (10 ml) were taken at 5, 10, 20, 30, 45, 60, 90 min, 2 and 3 h during the infusion period and at 15, 30, 45 min, 1, 2, and 3 h after the infusion had stopped.

The gas chromatographic method used to measure both pentoxifylline and its reduced metabolite in blood and plasma has been described earlier [3].

For pharmacokinetic analysis the post infusion phase of the plasma profiles of pentoxifylline and its reduced metabolite were fitted to a sum of exponentials. This was performed using an iterative least square curve-fitting programme written for a Hewlett Packard MX (E) minicomputer.

Table 1: Experimental design to determine the intravenous loading dose needed to give immediate steady state plasma levels of pentoxifylline

Week \ Subject	1	2	3	4
1	C	B	A	C
2	B	A	C	B
3	A	C	B	A

where A — 25 mg loading dose
      B — 50 mg loading dose
      C — 100 mg loading dose

The area under the plasma level — time curve extrapolated to infinite time (AUC_∞) was determined by the trapezoidal rule (22) and the area under the curve measurements of pentoxifylline were, in turn, used to calculate the clearance of the drug as well as its volume of distribution based on area.

The steady state levels of pentoxifylline were determined from the mean of the plasma levels taken from the plateau region before the infusion was stopped. The maximum plasma levels of the reduced metabolite were taken directly from the analytical data.

Shapiro & Wilk's test was applied to determine if the data were normally distributed [17].

A Duncan's multiple comparison was used to examine for differences between each combination of loading dose [20].

Results

Intravenous doses of pentoxifylline were generally well tolerated by all the subjects, although instances of flushing, sometimes accompanied or followed by nausea or vertigo, occurred within a 5 to 10 min period following the 100 mg loading dose. These symptoms were not seen for either the 25 or 50 mg loading dose and appeared to correlate with the much higher initial (5 min) plasma level of pentoxifylline (1507 ± 897 ng/ml) observed for the highest loading dose. This difference between the 5 min plasma levels after the 100 mg loading dose and the 25 or 50 mg loading dose reached the level of statistical significance (258 ± 97 and 898 ± 428 ng/ml respectively), although, by the time steady state plasma levels of pentoxifylline had been reached, these significant differences had disappeared.

A comparison of the mean plasma profiles of pentoxifylline in subjects given the 25, 50 and 100 mg loading doses of the drug (Fig. 1), shows that the initial plasma levels from the lowest loading dose were below the final steady state plasma levels, whereas those for the 50 mg and 100 mg were above. Moreover, despite the plasma levels from 50 and 100 mg loading doses starting above the final steady state levels, they consistently reached a minimum below the steady state levels at about 1.0 to 1.5 h after dosing (Fig. 1). When infusion of pentoxifylline was stopped, the plasma levels of the intact drug declined in a biphasic manner with relatively short half-lives (0.19 ± 0.15 and 1.02 ± 0.86 h for the initial and terminal phase respectively). There were no differences in either of the half-lives between the different loading doses. The plasma clearance of

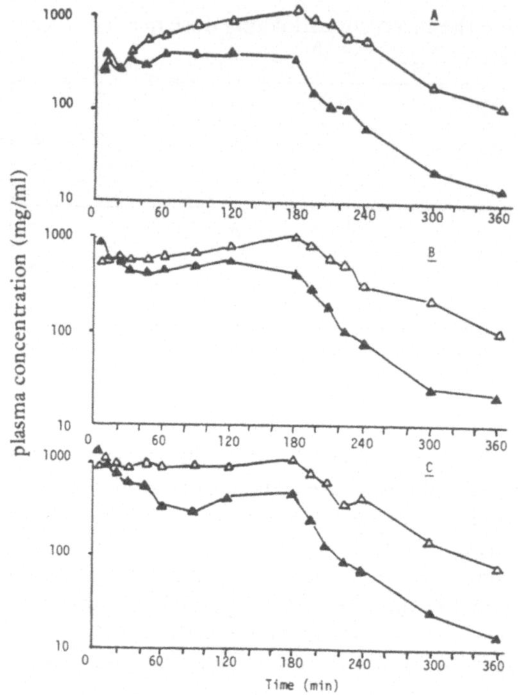

Fig. 1

The mean plasma levels of pentoxifylline (▲) and its reduced metabolite (△) in subjects given a constant intravenous infusion of the drug at a rate of 1.5 mg/min (infusion time: 3 h) after either (A) a 25 mg, (B) a 50 mg or (C) a 100 mg loading dose

pentoxifylline was extremely high with mean values of 5585 ± 1236, 4327 ± 1555, and 5098 ± 1708 ml min^{-1} for the 25, 50, and 100 mg loading dose respectively. The volume of distribution of pentoxifylline based on area was also comparatively large (376 ± 135 l) and no significant differences were found between the individual loading doses.

The reduced metabolite of pentoxifylline rapidly appeared in the plasma reaching levels above those seen for the intact drug. The maximum plasma levels were generally achieved at about the time infusion was stopped, and then declined monoexponentially with a half-life of 0.83 ± 0.18 h, which was not statistically different from that of the terminal half-life of the intact drug (1.02 ± 0.86 h). The area under the curve for the metabolite was greater than that for pentoxifylline.

Discussion

The main objective of this study was to test if the predicted intravenous loading dose of pentoxifylline would give immediate steady state plasma levels of the drug so that an appropriate dosage regimen, which would be well tolerated, could be recommended for clinical use. Of the three loading doses examined, the 100 mg was unsuitable since the high initial plasma concentrations of the drug were associated with transient side effects of flushing, nausea and vertigo. Similar side effects were also observed in an earlier study [8].

The 25 mg loading dose, on the other hand, resulted in initial plasma levels generally slightly lower than the final steady state levels, although these levels were not so low as to preclude the use of this dose if it was suspected that a higher dose would be poorly tolerated. The 50 mg loading dose was closest to that predicted (44 mg) and gave initial plasma levels which were only a little higher than the desired steady state levels and therefore appeared to be the most suitable for routine clinical use.

As a summary it is recommended that a 50 mg loading dose followed by a 1.5 mg/min constant intravenous infusion should be adopted for clinical use when a rapid therapeutic response is needed.

Literature

[1] Angelkort, B.: Thrombozytenfunktion, plasmatische Blutgerinnung und Fibrinolyse bei chronisch arterieller Verschlußkrankheit. *Med. Welt* **30**, 1239 (1979).

[2] Baumann, J. C., Muth, H. W.: Vasoactive therapy with 1-(5-oxohexyl)-3,7-dimethyl xanthine in arterial circulatory disorders. *Med. Welt* **22**, 1288 (1971).

[3] Bryce, T. A. and Burrows, J. L.: Determination of oxpentifylline and a metabolite, 1-(5'-hydroxyhexyl)-3,7-dimethylxanthine, by gas-liquid chromatography using a nitrogen-selective detector. *J. Chromatogr.* **181**, 355−361 (1980).

[4] Cohen, G. M., Flockhart, I. R.: The partial purification and properties of a human erythrocyte 4-nitroacetophenone reductase. *Xenobiotica* **5**, 213−222 (1975).

[5] Dixon, W. J., Massey, F. J.: In "Introduction to statistical analysis", McGraw-Hill, New York, pp 150−187 (1969).

[6] Ehrly, A. M.: Beeinflussung der Verformbarkeit der Erythrozyten durch Pentoxifyllin. *Med. Welt* **26**, 2300 (1975).

[7] Gibaldi, M., Perrier, D.: In "Pharmacokinetics", Ed. Swarbrick, J. Marcel Dekker, Inc., New York, pp 69−80 (1975).

[8] Grebe, B.: Klinisch-experimentelle Untersuchungen zur Beeinflussung der Hormonsekretion beim Menschen. Doctoral thesis, University of Ulm, Germany (1977).

[9] Hayashi, S., Ozawa, H.: Studies on 3,7-dimethyl-1-(5-oxohexyl) xanthine (BL 191). 1 Cyclic 3'5' nucleotide phosphodiesterase (PDE) and the inhibitory effect of BL 191 on PDE in rat brain and heart. *Chem. Pharm. Bull.* **23**, 587 (1974).

[10] Heidrich, H., Ott, M.: Vasodilatantien und Blutviskosität. *Herz-Kreislauf* **6**, 542 (1974).

[11] Hess, H., Franke, I., Jauch, M.: Medikamentöse Verbesserung der Fließeigenschaften des Blutes. *Fortschr. Med.* **91**, 743 (1973).

[12] Hinze, H. J., Bedessem, G., Söder, A.: Structure of excretion products of Bl 191 in man. *Arzneim.-Forsch.* **22**, 1144 (1972).

[13] Itoh, T., Satoh, T.: Influence of pentoxifylline (Trental) on platelet aggregation and serum lipids in patients with obstructive cerebrovascular disorders. *Pharmatherapeutica* **2**, 159 (1979).

[14] Müller, R.: Pentoxifylline − A Biomedical Profile. *J. Med.* **10**, 307 (1979).

[15] Pang, K. S., Gillette, J. R.: Metabolite pharmacokinetics: methods for simultaneous estimates of elimination rate constants of a drug and its metabolite. *Drug Metab. and Disp.* **8**, 39−43 (1980).

[16] Rudofsky, G., Brock, F.-E., Ulrich, M., Nobbe, F.: Behandlung von Patienten mit arterieller Verschlußkrankheit (Stadium II) mit Pentoxifyllin. *Med. Klin.* **74**, 1093 (1979).

[17] Shapiro, S. S. and Wilk, M. B.: The joint assessment of normality of several independent samples. *Biometrics* **52**, 591−611 (1965).

[18] Stefanovich, V.: Effect of 3,7-dimethyl-1-(5-oxohexyl) xanthine and 1-hexyl-3,7-dimethylxanthine on cyclic AMP phosphodiesterase of human umbilical cord vessels. *Res. Comm. Chem. Path. Pharmacol.* **5**, 655 (1973).

[19] Störmer, B., Kleinschmidt, F., Loose, D., Kremer, K.: Rheological changes in the blood of patients with chronical arterial occlusive disease following administration of vasoactive drugs. *Curr. Med. Opin.* **4**, 588 (1977).

[20] Walpole, R. E.: In "Introduction to Statistics", Collier-Macmillan International, London, pp 301−303 (1972).

[21] Werner, U.: Measurement of the flexibility of erythrocytes incubated with oxpentifylline and low-molecular weight dextrans. *Med. Welt* **26**, 2098 (1975).

[22] Yeh, K. C., Kwan, K. C.: A comparison of numerical integrating algorithms by Trapezoidal, Lagrange and Spline approximation. *J. Pharmacokin. and Biopharm.* **6**, 79−98 (1975).

Die Elimination von Koffein bei Lebererkrankungen

W. Zilly/U. Caesar
Hardwaldklinik, D–8788 Bad Brückenau, BRD

A. H. Staib
Klinikum der Johann Wolfgang Goethe-Universität, Abteilung für Klinische Pharmakologie,
D–6000 Frankfurt 70, Theodor-Stern-Kai 7, BRD

H. Heusler/E. Richter
Medizinische Universitätsklinik, D–8700 Würzburg, BRD

Summary

Caffeine, a 1,3,7-trimethylxanthine, is eliminated predominantly by metabolism (demethylation and oxidation) in the liver. In patients with liver diseases the caffeine elimination can be impaired leading to unexpected side effects. We therefore investigated the plasma concentrations of caffeine in patients with chronic liver disease 19—24 hrs after the last caffeine ingestion. Furthermore a group of patients with liver cirrhosis received 200 mg caffeine iv. The plasma concentrations determined by gas chromatography (HP 5711) with nitrogen selective detection were followed up to 48 hrs later. Half life, total clearance and volume of distribution were calculated (HP 41 C). In 34 patients without liver disease caffeine plasma concentrations were $0.13 \pm 0.24\,\mu g/ml$ and in patients with chronic liver disease (n = 8) $0.13 \pm 0.14\,\mu g/ml$. In patients with fatty liver (n = 13) and especially with cirrhosis of the liver (n = 21) spontaneous caffeine plasma concentrations were significantly (p < 0.005) higher than in the control subjects (fatty liver $0.59 \pm 0.52\,\mu g/ml$; inactive cirrhosis (n = 9) $0.74 \pm 1.27\,\mu g/ml$, active cirrhosis (n = 12) $2.84 \pm 2.49\,\mu g/ml$). Half life in healthy volunteers (n = 9) ranged from 1.7 to 5.3 hrs, clearance from 51 to 513 ml/min. In the whole group of patients with cirrhosis of the liver (n = 10) half life was prolonged 6 fold and clearance was reduced to a fifth of the normal value. Caffeine clearance was impaired especially in patients with an advanced state of liver disease: in active cirrhosis (n = 5) clearance of caffeine was diminished on average to 8 % of normal. The volume of distribution was unchanged (healthy volunteers: $39 \pm 16\,l$, liver cirrhosis $41 \pm 22\,l$). Our results show a reduced elimination of caffeine in patients with chronic liver disease. An accumulation of caffeine in these patients is therefore to be expected. In advanced liver diseases such as active cirrhosis of the liver caffeine should be avoided if possible, in order to prevent clinically relevant side effects. Since caffeine clearance is related to the degree of liver impairment this substance can be used to demonstrate disturbances of liver drug metabolism.

Zusammenfassung

Die Elimination von Koffein ist bei chronischen Lebererkrankungen deutlich verzögert. Um eine Kumulation und ein damit verbundenes Auftreten von Unverträglichkeiten bzw. Nebenwirkungen zu vermeiden, sollte der Genuß von Koffein besonders bei fortgeschrittenen Lebererkrankungen nicht erlaubt werden.
Auf Grund der guten Korrelation zwischen der Koffein-Clearance und dem Schweregrad der Lebererkrankung scheint Koffein eine geeignete Substanz für die Beurteilung der Aktivität des mikrosomalen Enzymsystems der Leber zu sein.

Einleitung

Die Elimination von Methylxanthinen erfolgt überwiegend durch Metabolisierung in der Leber. Koffein, ein 1,3,7-Trimethylxanthin wird — ebenso wie Theophyllin — bei Frühgeborenen mit noch unreifem mikrosomalem Enzymsystem der Leber verzögert mit einer Halbwertszeit von 36 bis 144 Stunden ausgeschieden [1]. Statland und Mitarb. [2] beobachteten bei einem Patienten mit schwerer alkoholischer Leberschädigung eine Kumulation von Koffein im Serum und brachten den Verwirrtheitszustand dieses Patienten hiermit in Zusammenhang. Von Desmond u. Mitarb. [3] wurde eine gering verlängerte Halbwertszeit bei 8 Patienten mit Leberzirrhose beschrieben.
Kliniker beurteilen den Genuß von Kaffee bei ihren leberkranken Patienten unterschiedlich: Teils erlauben sie ihn, teils bezeichnen sie ihn als „der Leber nicht zuträglich" [4].
Ziel unserer Untersuchungen war es, bei einem unausgewählten Kollektiv kaffeetrinkender leberkranker Patienten durch die Bestimmung spontaner Koffeinplasmakonzentrationen weitere Informationen über eine eventuelle Kumulation von Koffein zu erhalten. Ferner schien die Frage von Interesse, ob eine Abhängigkeit der Koffein-Elimination vom Schweregrad der zugrunde liegenden Lebererkrankung zu erwarten ist.

Methodik

1. Bei 34 Lebergesunden, bei 13 Patienten mit nutritiver oder nutritiv-toxischer Fettleber (Gamma-GT 92 ± 106 U/l), bei 8 Patienten mit chronischer Hepatitis geringer bis mäßiger Aktivität (SGOT 38 ± 26 U/l, SGPT 75 ± 70 U/l) und bei 21 Patienten mit Leberzirrhose (inaktiv (n = 9): SGOT 16 ± 5 U/l, SGPT 20 ± 11 U/l, Bilirubin 1,2 ± 0,4 mg %; aktiv (n = 12): SGOT 43 ± 11 U/l, SGPT 44 ± 17 U/l, Bilirubin 2,1 ± 1,1 mg %) wurde 19 bis 24 Stunden nach der letzten Koffeinaufnahme Blut zur Bestimmung der Plasmakonzentrationen entnommen.

2. Bei weiteren 9 Lebergesunden und 10 Patienten mit Leberzirrhose (inaktiv (n = 5): SGOT 15 ± 5 U/l, SGPT 17 ± 10 U/l, Bilirubin 1,1 ± 0,5 mg %; aktiv (n = 5): SGOT 42 ± 14 U/l, SGPT 44 ± 15 U/l, Bilirubin 2,1 ± 1,0 mg %) wurde nach einer Kaffeepause von mindestens 24 Stunden 200 mg Koffein als Koffein-Natrium-Benzoat iv. appliziert. Blut wurde über 24—48 Stunden entnommen.

Die Plasmakonzentrationen wurden mit Hilfe der Gaschromatographie und N-selektiver Detektion (HP 5711) bestimmt (s. Heusler, H.: Quantitative Bestimmung von Koffeinplasmakonzentrationen mit Hilfe der Gaschromatographie und N-selektiver Detektion, in diesem Band). Die Errechnung der Mittelwerte, der Signifikanz und der pharmakokinetischen Parameter (Halbwertszeit, totale Clearance, Verteilungsvolumen) erfolgte mit einem Tischcomputer (HP 41C).

Ergebnisse

Die spontanen Koffeinplasmakonzentrationen (Abb. 1) — 19 bis 24 Stunden nach der letzten Koffeinaufnahme — lagen bei Patienten mit Fettleber und Leberzirrhose (sowohl bei der aktiven wie auch der inaktiven Zirrhose) deutlich und signifikant höher als bei den lebergesunden Patienten (p < 0,005). Auffallend waren die zum Teil stark erhöhten spontanen Koffeinkonzentrationen bei Patienten mit aktiver Leberzirrhose. Während die bisher untersuchten Patienten mit chronischer Hepatitis (n = 8) im Normbereich liegende Konzentrationen zeigten, scheint die Koffeinelimination bei Patienten mit Fettleber doch bereits mäßig eingeschränkt.

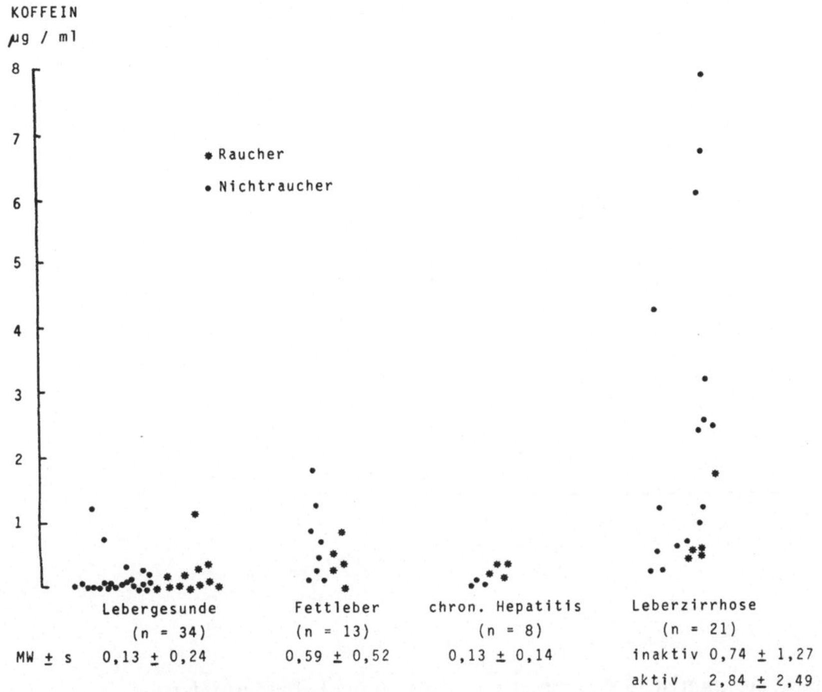

Abb. 1 Spontane Koffeinplasmakonzentrationen bei Lebergesunden, Patienten mit Fettleber, chronischer Hepatitis und Leberzirrhose.

Dies steht im Gegensatz zu unseren Ergebnissen mit Hexobarbital [5], dessen Ausscheidung bei Patienten mit Fettleber nicht gestört war. Die Unterteilung der einzelnen Gruppen in Raucher und Nichtraucher erbrachte keine signifikanten Unterschiede. Eine durch Nikotinabusus verstärkte Koffeinmetabolisierung, die von Parsons und Neims [6] beschrieben wurde, konnten wir somit nicht nachweisen.

Nach iv.-Gabe von 200 mg Koffein fielen die Plasmakonzentrationen bei Gesunden rasch und bei semilogarithmischer Auftragung linear ab (Abb. 2). Die Halbwertszeit betrug 1,7 bis 5,3 Stunden, die Clearance schwankte in einem weiten Bereich zwischen 50,9 und 512,8 ml/min. Das Verteilungsvolumen lag bei 39 Litern (Tabelle 1).

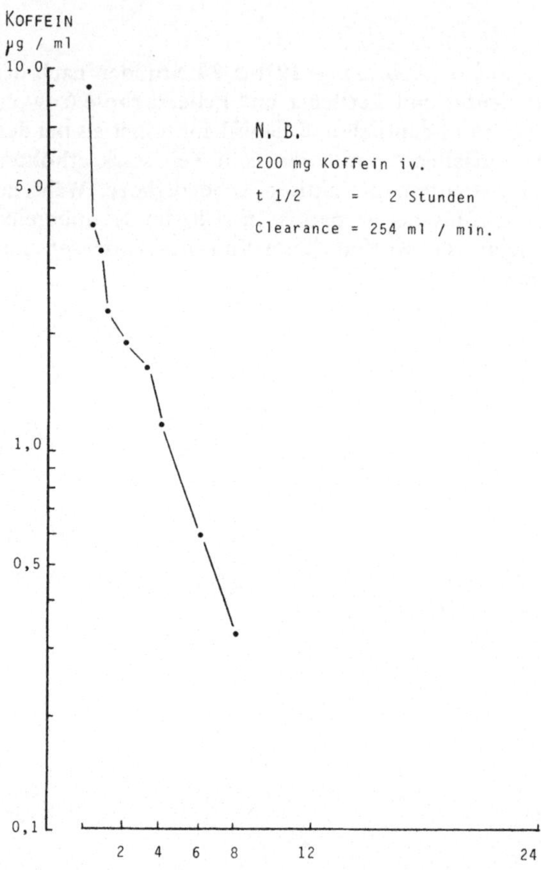

Abb. 2

Plasmakonzentrationsverlauf nach i. v.
Applikation von 200 mg Koffein bei
einer lebergesunden Versuchsperson.

Tabelle 1: Pharmakokinetische Parameter von Koffein bei Lebergesunden

	T 1/2 (Stunden)	Clearance $(m\,1 \times min^{-1})$	Verteilungsvolumen (1)
S. J.	2,6	214,4	47,5
K. B.	1,7	512,8	73,3
G. C.	5,3	50,9	23,6
D. R.	4,6	67,8	27,3
N. B.	2,0	253,9	44,8
L. N.	3,3	97,1	27,7
S. W.	3,9	112,9	37,7
Z. W.	3,2	160,4	43,8
C. U.	5,3	57,6	26,6
MW ± s	3,5	170	39
	± 1,4	± 147	± 16

Bei Patienten mit Leberzirrhose (Tabelle 2) fand sich eine um das Dreifache (inaktive Zirrhose) bzw. das Zehnfache (aktive Zirrhose) verlängert Halbwertszeit. Dementsprechende Clearancereduzierungen wurden gefunden, da das Verteilungsvolumen im Vergleich zu Gesunden keine Unterschiede aufwies.

Tabelle 2: Pharmakokinetische Parameter von Koffein bei Leberzirrhosen

	T 1/2 (Stunden)	Clearance (m 1 $\times$ min^{-1})	Verteilungsvolumen (1)
inaktive			
S. R.	11,6	97,6	98,0
P. R.	9,9	50,8	43,6
R. W.	8,7	38,9	29,2
L. G.	11,6	49,0	49,0
R. G.	13,9	41,2	49,4
aktive			
U. V.	17,3	19,9	29,9
E. B.	34,6	6,2	18,7
G. X.	34,7	11,9	35,7
B. S.	69,3	3,8	22,8
K. J.	17,3	24,5	36,8

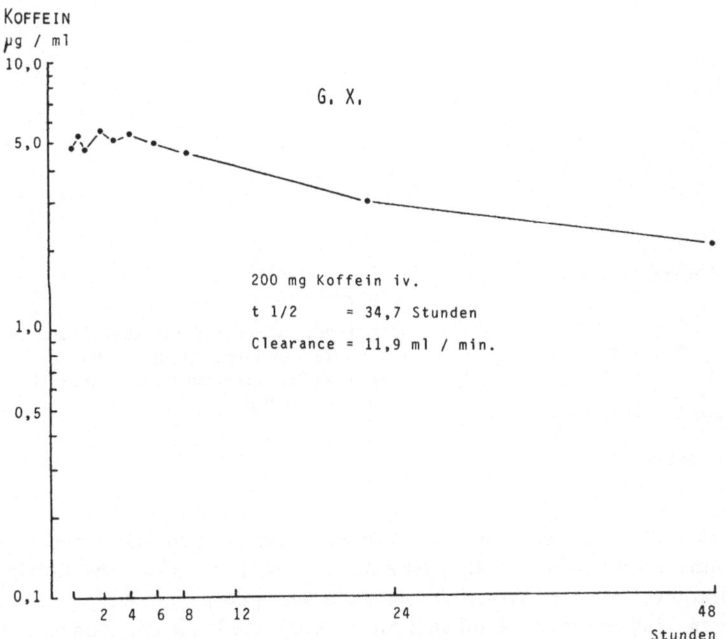

Abb. 3 Plasmakonzentrationsverlauf nach 200 mg Koffein i. v. bei einem Patienten mit aktiver Leberzirrhose.

In Abb. 3 ist der Plasmakonzentrationsverlauf am Beispiel eines Patienten mit aktiver Leberzirrhose dargestellt. Erst nach einem anfänglichen Plateau über 6 bis 8 Stunden, das Ausdruck einer Sättigung des für den Koffeinabbau verantwortlichen Enzymsystems sein könnte, fielen die Konzentrationen langsam ab. Dieses Plateau fand sich bei 4 der 5 Patienten mit aktiver Leberzirrhose. Unterteilt man die bisher untersuchen Patienten mit Leberzirrhose, so zeigt sich eine deutliche Abhängigkeit der Koffeinelimination vom Schweregrad der Erkrankung (Tab. 3). Während bei den inaktiven Leberzirrhosen bereits eine signifikante Reduktion der totalen Clearance festgestellt werden konnte, waren die Unterschiede zwischen aktiven Zirrhosen und dem lebergesunden Kontrollkollektiv besonders ausgeprägt: Die Clearance war bei diesen Patienten im Mittel auf 8 % der Norm reduziert.

Tabelle 3: Mittelwerte der pharmakokinetischen Parameter bei Lebergesunden sowie aktiven und inaktiven Leberzirrhosen.

	T 1/2 (Stunden)	Clearance (m 1 × min^{-1})	Verteilungsvolumen (1)
Lebergesunde	3,5 ± 1,4	170 ± 147	39 ± 16
Leberzirrhosen, inaktiv	11,1 ± 2,0*	56 ± 24*	54 ± 26
Leberzirrhosen, aktiv	34,6 ± 21,2*	13 ± 9*	29 ± 8

* $p \ll 0,05$

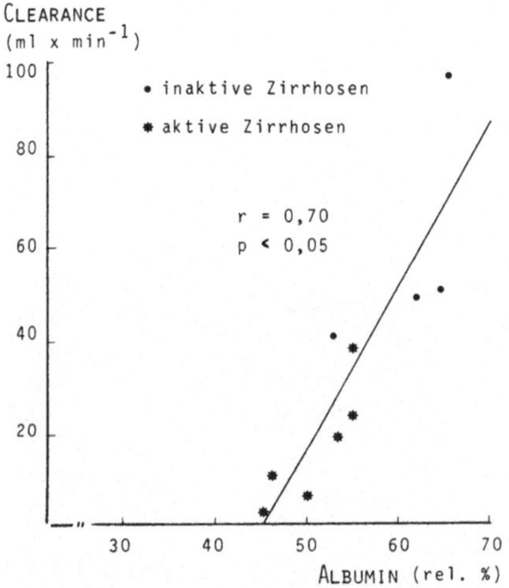

Abb. 4

Korrelation zwischen der totalen Clearance von Koffein und dem Albumingehalt im Serum bei Patienten mit aktiver und inaktiver Leberzirrhose.

Eine signifikante positive Korrelation ergab sich zwischen der totalen Clearance von Koffein und dem Serumalbumin (Abb. 4). Dies ist ebenfalls als Hinweis auf eine Abhängigkeit der Koffeinclearance von der Aktivität der Lebererkrankung zu werten. Eine Korrelation mit anderen „Leberwerten" fand sich nicht. Auffallend war der Konzentrationsabfall bei einer Patientin mit primär biliärer Leberzirrhose (Abb. 5). Wie bei Hexobarbital [7] und Theophyllin [8] scheint durch eine zugrunde liegende Cholestase auch die Elimination von Koffein normal bzw. eher beschleunigt zu sein.

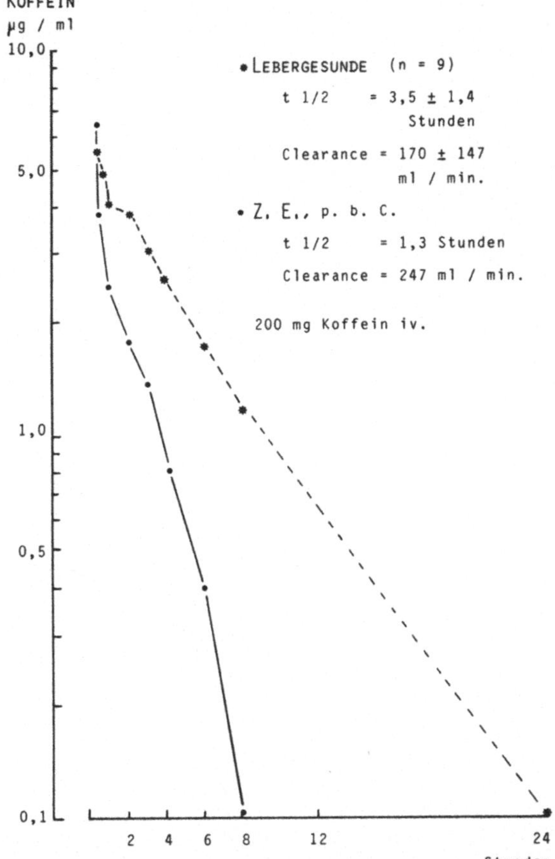

Abb. 5
Plasmakonzentrationsverlauf nach 200 mg Koffein i. v. bei einer Patientin mit primär biliärer Leberzirrhose (Bilirubin 2,5 mg %, alk. Phosphatase 937 U/l; Ösophagusvarizen). Die unterbrochene Linie verbindet die Mittelwerte der Koffeinplasmakonzentrationen bei Lebergesunden.

Literatur

[1] Aranda, J.V., Sitar, D.S., Parsons, W.D., Loughman, P.M., Neims, A.H.: Pharmacokinetic aspects of theophylline in premature newborns. *N. Engl. J. Med.* **295**, 413–416 (1976).

[2] Statland, B. E., Demas, T., Danis, M.: Caffeine accumulation associated with alcoholic liver disease. *N. Engl. J. Med.* **295**, 110–111 (1976).

[3] Desmond, P. V., Pathwardan, R. V., Johnson R. F., Schenker, S.: Impaired elimination of caffeine in cirrhosis. *Digestive Diseases and Sciences* **25**, 193–197 (1980).

[4] Schmid, E.: In „Kaffee und Coffein", Hrsg. O. Eichler, Springer Verlag 1976, 297–321.

[5] Grimmel, E., Richter, E., Zilly, W.: Klinische und tierexperimentelle Untersuchungen zum Arzneimittelmetabolismus bei Adipositas. *Zeitschr. Gastroenterol.* **17**, 154–161 (1979).

[6] Parsons, W.D., Neims, A.H.: Effect of smoking on caffeine clearance. *Clin. Pharmacol. Ther.* **26**, 40–45 (1978).

[7] Richter, E., Breimer, D.D., Zilly, W.: Disposition of hexobarbital in intra- and extrahepatic cholestasis in man and the influence of drug metabolism-inducing agents. *Eur. J. Clin. Pharmacol.* **17**, 197–202 (1980).

[8] Zilly, W., Bomhard, G.v., Richter, E., Staib, A.H., Lissner, R., Schuppan, D.: Pharmokokinetik von Theophyllin und Hexobarbital bei Lebererkrankungen. *Verh. dtsch. Ges. inn. Med.* **85**, 1256–1259 (1980).

Zeitlicher Verlauf der Verteilung von Theophyllin zwischen Erythrozyten und Plasma bei gesunden Erwachsenen

D. Schuppan/A. H. Staib
Klinikum der Johann Wolfgang Goethe-Universität, Abteilung für Klinische Pharmakologie,
Theodor-Stern-Kai 7, D-6000 Frankfurt/Main 70, BRD

G. Neugebauer/S. Kaumeier/J. A. Schwarz
Department Humanpharmakologie, Knoll AG/BASF, D-6700 Ludwigshafen/Rhein, BRD

Summary

There are contradictory reports in the literatre on the distribution of theophylline between plasma and red blood cells. In this study, 7 healthy volunteers received single intravenous or oral doses of theophylline. According to theophylline concentration measurements obtained by HPLC there was a good correlation between the concentration in plasma and erythrocytes and between plasma and whole blood.

Mean (n = 7) Erythrocyte/Plasma-Quotients of Theophylline
(A = 185 mg; B = 225 mg; C = 208 mg theophylline per dose)

application		Time (h)							overall
		0.17	0.5	1.0	1.5	3.0	5.0	8.0	$\overline{X}$
A (oral)	$\overline{X}$	—	0.75	0.66	0.78	0.60	0.66	0.60	0.68
	± SD	—	0.17	0.19	0.25	0.23	0.19	0.26	
	CV (%)	—	23	29	32	38	29	43	
B (oral)	$\overline{X}$	0.58	0.63	0.72	0.57	0.58	0.51	0.41	0.57
	± SD	0.25	0.17	0.16	0.08	0.15	0.15	0.15	
	CV (%)	43	27	22	14	26	29	37	
		0.1	0.25	0.5	1.0	1.5	4.0	8.0	
C (iv)	$\overline{X}$	0.66	0.58	0.66	0.67	0.59	0.48	0.50	0.59
	± SD	0.22	0.14	0.20	0.20	0.17	0.14	0.32	
	CV (%)	33	24	30	30	29	29	64	

The theophylline content in erythrocytes amounted to approximately 60 % of that in plasma. The distribution equilibrium was reached within 5 minutes and was observed to be constant for 8 hours. There was no difference here between intravenous and oral doses. Because of marked variations in the hematocrit the distribution characteristics of theophylline in blood should be considered when monitoring theophylline. This is especially necessary in the case of heavily hemolysed samples.

Zusammenfassung

Über die Verteilung von Theophyllin zwischen Plasma und roten Blutzellen liegen in der Literatur widersprüchliche Befunde vor. In der vorliegenden Untersuchung erhielten 7 gesunde Probanden intravenöse und orale Einzeldosen von Theophyllin. Über 8 Stunden mittels HPLC bestimmte Theophyllinkonzentrationen im Plasma und in den Erythrozyten zeigten eine gute Korrelation zwischen Plasma und Erythrozyten und zwischen Gesamtblut und Plasma. Der Theophyllingehalt in den Erythrozyten betrug rund 60 % des Plasmawertes. Das Verteilungsgleichgewicht stellte sich bereits nach 5 Minuten ein und blieb über 8 Stunden konstant; dabei gab es keine Unterschiede zwischen intravenöser und oraler Gabe. Wegen der beobachteten starken Schwankungen des Hämatokrit sind Theophyllinbestimmungen im Gesamtblut für das drug monitoring, ebenso wie Meßergebnisse aus stark hämolytischen Proben, nur bedingt verwertbar.

Einleitung

Bei nahezu allen bisher klinisch angewandten Theophyllin-Bestimmungsmethoden wird das Theophyllin im Plasma bzw. Serum gemessen [1–5]. In einigen wenigen Publikationen, in denen zum Teil auch über die Verteilung des Theophyllins zwischen Erythrozyten und Plasma berichtet wird, werden Bestimmungen im Gesamtblut beschrieben. Hierbei existieren allerdings recht widersprüchliche Angaben über die Verteilung des Theophyllins zwischen Plasma und Erythrozyten [6–8]. Aufgrund dieser widersprüchlichen Angaben haben wir bei sieben Probanden die Verteilung untersucht. Hierbei sollte auch geklärt werden, inwieweit sich die Theophyllinbestimmung aus Vollblut für ein routinemäßiges drug monitoring eignet.

Methoden

Einer Gruppe von 7 gesunden männlichen Probanden, die alle Nichtraucher waren, wurde Theophyllin oral in Form von Tabletten (A: 185 mg, B: 225 mg Theophyllinbase) und intravenös (C: 208 mg Theophyllinbase) verabreicht. Blutproben wurden anschließend über 8 Stunden in heparinisierte Röhrchen abgenommen. Neben dem Hämatokrit wurde im Plasma die Theophyllinkonzentration nach Enteiweißung und Extraktion mit Azetonitril (Hydroxy-ethyltheophyllin, HET, als innerer Standard) und in dem Erythrozytensediment nach Hämolyse hochdruck-flüssigkeitschromatographisch (LC 1082 A Hewlett-Packard) bestimmt.
Um eine möglichst vollständige Extraktion des Theophyllins aus den Erythrozyten zu gewährleisten, wurden diese nach Abtrennung vom Plasma nacheinander einer Kälte-hämolyse (Ausfrieren), Osmolyse (Verdünnung 1:1 mit Wasser, das den inneren Standard HET enthielt) und einer Ultraschallhämolyse (1 Minute Ultraschallbad) unterworfen. Theophyllin wurde anschließend im sauren Milieu (pH = 2–3) mit einem Chloroform-Isopropanol-Gemisch extrahiert und analog den Plasmaextrakten chromatographiert.
Die Quantifizierung des Theophyllins im Plasma bzw. in den Erythrozyten erfolgte mittels einer Regressionsgerade aus einer Plasma- bzw. wässrigen Theophyllin (Erythrozyten-

reihe)- Standardserie. Die Nachweisgrenze betrug 0,5 mg Theophyllin/1 Plasma oder Erythrozyten, bzw. wässrige Theophyllinlösung.
Der Hämatokritwert wurde mittels Coulter Counter (Model S, Coulter Electronics, Krefeld) bestimmt. Mit Hilfe des Hämatokrit wird die Theophyllinkonzentration im Gesamtblut berechnet und der Quotient Gesamtblut/Plasma ermittelt.

Ergebnisse und Diskussion

Sowohl nach intravenöser (C) als auch nach den beiden oralen Applikationen (A und B) von Theophyllin zeigte sich eine enge Beziehung zwischen der Theophyllinkonzentration im Plasma und in den Erythrozyten über den gemessenen Konzentrationsbereich von ca. 1—12 mg/l. Die Regressionsanalyse zeigte für alle drei Applikationen eine hochsignifikante Korrelation:

A: $r = 0,819$; $p < 0,001$; $n = 46$
B: $r = 0,903$; $p < 0,001$; $n = 41$
C: $r = 0,744$; $p < 0,001$; $n = 39$

Dagegen bestand eine solche Korrelation nicht zwischen dem Erythrozyten/Plasma-Konzentrationsquotienten und dem Hämatokrit:

A: $r = 0,00903$; n.s.; $n = 46$
B: $r = 0,13397$; n.s.; $n = 41$
C: $r = 0,22115$; n.s.; $n = 39$

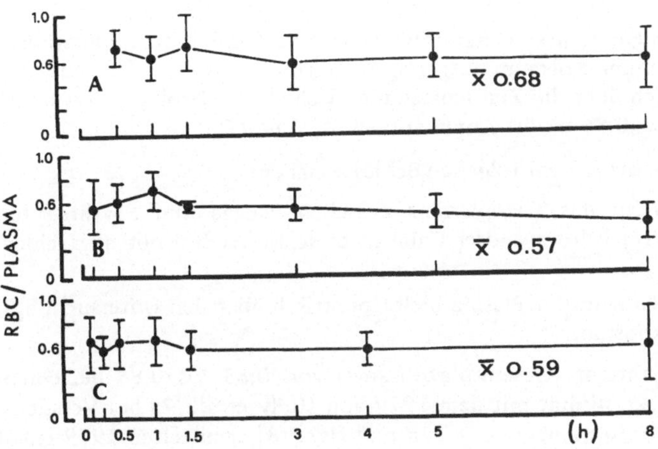

Abb. 1 Quotient der Theophyllinkonzentrationen in Erythrozyten (RBC) und Plasma des Menschen nach oraler (A und B) und intravenöser (C) Applikation einer Einzeldosis Theophyllin ($\bar{x}$ ± SD; eingetragener X-Zahlenwert = Mittelwert aus allen Zeitwerten).

In Abb. 1 sind die jeweiligen Mittelwerte der Erythrozyten/Plasma-Quotienten mit ihrer zugehörigen Standardabweichung gegen die untersuchte Zeit von 8 Stunden aufgetragen. Der Variationskoeffizient lag hierbei intraindividuell über den Versuchszeitraum zwischen 20 % und 30 %. Der mittlere Verteilungsquotient zwischen Erythrozyten und Plasma betrug 0,6, d.h., die Verteilung in den Erythrozyten folgt in etwa der Verteilung des Wassergehaltes..

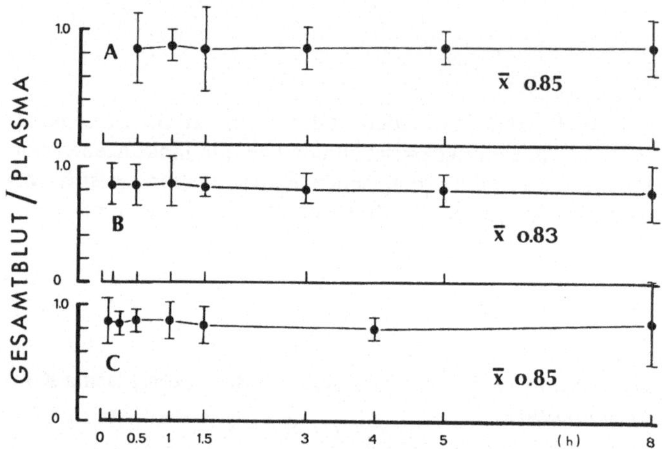

Abb. 2 Gesamtblut/Plasmakonzentrations-Quotient von Theophyllin im Menschen nach oraler (A und B) und intravenöser Applikation einer Einzeldosis Theophyllin (Einzelheiten s. Abb. 1).

In Abb. 2 sind die mittleren Quotienten Gesamtblut/Plasma nach den drei Applikationen (A, B, C) über den Untersuchungszeitraum aufgetragen. Gegenüber Abb. 1 fällt auf, daß sowohl untereinander als auch über die Zeit nahezu identische Werte beobachtet werden, d.h. im Mittel 0,85, 0,83 bzw. 0,85 für die Applikationen A, B und C.

Aufgrund dieser Ergebnisse möchten wir folgende Schlüsse ziehen:

1. Das Verteilungsgleichgewicht des Theophyllins zwischen Plasma und Erythrozyten stellt sich sehr rasch ein. Nach intravenöser Gabe ist es schon nach 5 min abgeschlossen.

2. Der Verteilungsquotient Gesamtblut/Plasma bleibt praktisch über den Untersuchungszeitraum von 8 Stunden konstant.

Der ermittelte Verteilungsquotient (Gesamtblut/Plasma) von 0,83 bis 0,85 bei einem mittleren Hämatokrit von 0,41 stimmt mit dem 1979 von Holly et al. [7] bei Versuchspersonen ermittelten Wert von 0,81 überein. Koup und Hart [8] ermittelten 1979 einen Wert von 0,76 bei einer Gruppe älterer Asthmatiker mit einem Hämatokrit von 0,43. Bei Frühgeborenen mit einem Hämatokrit von 0,33 wurde ein Wert von 1,02 bestimmt, d.h., eine Gleichverteilung zwischen Plasma und Erythrozyten. Eine Erklärung hierfür geben die Autoren nicht.

Da der Hämatokrit *inter*individuellen Schwankungen unterworfen ist und sogar *intra*individuell um 10–40 % variiert, ergibt sich, daß bei Theophyllinbestimmungen aus Gesamtblut für das drug monitoring im Vergleich zu Bestimmungen im Plasma ein zusätzlicher Ungenauigkeitsfaktor, z.B. für Dosisberechnungen, auftritt. Zu berücksichtigen ist

ferner, wie die Ergebnisse von Koup und Hart [8] bei Frühgeborenen zeigen, daß das Alter bei der Verteilung des Theophyllins eine Rolle spielt.
Folgerungen für das drug monitoring von Theophyllin bestehen demnach darin, daß

1. bei Bestimmungen im Gesamtblut durch Hämatokritschwankungen zusätzliche Variable für klinische Dosisberechnungen auftreten und

2. die Ergebnisse von Konzentrations-Bestimmungen im Plasma bei extrem hämolytischen Proben nur bedingt verwertbar sind.

Literatur

[1] Sitar, S., Piafsky, K.M., Rangno, R.E., Ogilvie, R.I.: Plasma theophylline concentrations measured by high-pressure liquid chromatography. Clinical Chemistry 21, 1774-1776 (1975).
[2] Jusko, W.J., Polszczuk, A.: High-pressure liquid chromatographic and spectropholometric assays for theophylline in biological fluids. American Journal of Hospital Pharmacy 33, 1193-1196 (1976).
[3] Shechan, M., Haythron, P.: Rapid gas chromatographic determination of underivatized theophylline in whole blood. Journal of Chromatography 117, 393-398 (1976).
[4] Hendeles, L., Weinberger, M., Johnson, G.: Monitoring serum theophylline levels. Clinical Pharmacokinetics 3, 294-312 (1978).
[5] Soldin, S.J., Hill, J.G.: A rapid micromethod for measuring theophylline in serum by reverse-phase high-performance liquid chromatography. Clinical Biochemistry 10, 74-77 (1977).
[6] Schack, J.A., Waxler, S.H.: An ultraviolet spectrophotometric method for the determination of theophylline and theobromine in blood and tissues. J. Pharmacol. Exp. Ther. 97, 283 (1949).
[7] Holley, R.A., Mildon, C.A., French, I.W.: Single and multi-dose bioavailability study of a new rapidly dissolving theophylline tablet. Curr. Ther. Res. 34, 330, 1978.
[8] Koup, J.R., Hart, A.H.: Relationship between plasma and whole blood theophylline concentration in neonates. The Journal of Pediatrics, Vol. 94, Nr. 2, 320-321 (1978).

Die mittlere Verweildauer – ein Maß zur Bewertung der Bioverfügbarkeit eines retardierten Theophyllin-Präparates

H.J. Dengler/I. Beuckelmann/A. Türk
Medizinische Klinik der Universität Bonn, D-5300 Bonn, BRD

D. Voegele
CASSELLA AG, D-6000 Frankfurt/Main, BRD

Summary

Dost [1] 1958 defined the mean time („mittlere Verweildauer") as the statistical mean of all times during which any individual molecule of an amount of drug is held up within a pharmacokinetic system prior to being eliminated from it [2]. Dost's approach led to his *rule of the areas* — a usefull tool in the assessment of the *extent of bioavailability* — and to the *concept of mean times* (von Hattingberg and Brockmeier 1978) (2) which provides the basis for the assessment of the *rate of bioavailability*.

Using the additivity of mean times in pharmacokinetic models the mean time of a drug in the total system (T_{sys}) is the sum of partial mean times, i.e. the sum of mean time of in vivo dissolution ($T_{diss-vivo}$), absorption (T_{abs}) and mean transit time (T_{vss}) which characterizes the body model (2, 6, 7, 8).

$$T_{sys} = T_{diss-vivo} + T_{abs} + T_{vss} \qquad \text{(time)} \qquad\qquad I$$

Analyzing the entrance (3) of drug into the total body model as represented by its steady state volume of distribution (V_{ss}) the mean time of invasion (T_{inv}) summarizes mean dissolution time ($T_{diss-vivo}$) and mean absorption time (T_{abs}).

$$T_{inv} = T_{diss-vivo} + T_{abs} \qquad \text{(time)} \qquad\qquad II$$

Following a suitably designed experiment mean invasion times (T_{inv}) can be separated in the form of differences of mean system times (T_{sys}) and mean transit times (T_{vss}).

$$T_{inv} = T_{sys} - T_{vss} \qquad \text{(time)} \qquad\qquad III$$

The mean time of invasion (T_{inv}) includes all time consuming processes during a drug's entrance into the body and therefore is a measure for the rate of bioavailability.

This is demonstrated experimentally using a retarded theophylline preparation.

The mean times (T_{sys} and T_{vss}) were generated from theophylline plasma data via the development of transit (9) curves by pragmatic numerical integration and exponential extrapolation (6).

The mean system times (T_{sys}) after linear infusion were corrected to get mean transit times (T_{vss}) (2, 7).

$$T_{vss} = T_{sys} - \tau/2 \quad \text{(time)} \qquad\qquad\qquad\qquad\qquad\qquad\qquad\text{IV}$$

The experimental data of the retarded theophylline formulation (Solosin® retard film-coated tablets) result in an extent of bioavailability (absolute) of 95 percent and 5.3 hours as the mean time of invasion ($T_{invasion}$) for the rate of bioavailability.

Conclusions: It has been demonstrated using a theophylline retard preparation that the *mean time of invasion* − generated without any assumptions as to the nature of the underlying pharmacokinetic model − is an exact measure for the *rate of bioavailability.*

Zusammenfassung

Die Untersuchung an gesunden jungen Probanden zeigt, daß Theophyllin aus Solosin retard Filmtabletten praktisch vollständig verfügbar ist, und daß das Ausmaß der Retardierung mit Hilfe des Konzeptes der mittleren Verweildauer [2] exakt quantifizierbar ist.

Theoretischer Zusammenhang

Die Definition der biologischen Verfügbarkeit einer Substanz umfaßt die *Menge* derselben, die den Ort der Wirkung zu erreichen vermag und die *Geschwindigkeit*, mit der dies geschieht.
Da der Ort der Wirkung in den seltensten Fällen bekannt, bzw. zugänglich ist, werden üblicherweise stellvertretend dafür Konzentrationen im zentralen Verteilungsraum des Organismus bestimmt.
Dann läßt sich das *Ausmaß* der Bioverfügbarkeit einer Substanz -dosisproportionales Verhalten vorausgesetzt − ermitteln durch den Vergleich von Flächen unter z.B. Blutspiegelkurven [1].
Für die Ermittlung der *Geschwindigkeit* der Bioverfügbarkeit bestand bisher jedoch keine entsprechend allgemein gültige Regel.
Da die Aufnahme einer Substanz in das zentrale Kompartiment nur in Ausnahmefällen durch einen einzigen Vorgang, z.B. mit einer Geschwindigkeitskonstante 1. Ordnung, charakterisiert werden kann, haben von Hattingberg und Brockmeier [2] 1978 vorgeschlagen, die Entrance [3] in den gesamten Organismus − repräsentiert durch das Verteilungsvolumen der Substanz im Körper unter Gleichgewichtsbedingungen − zu betrachten und für die *Geschwindigkeit* der Bioverfügbarkeit den Parameter einer mittleren Verweildauer heranzuziehen, z.B. die Summe der mittleren Verweildauer der in vivo-Liberation ($T_{diss-vivo}$) und Absorption (T_{abs}).
Im Jahre 1958 formulierte Dost [1] das Flächengesetz auf Basis der „mittleren Verweildauer". Er definierte die mittlere Verweildauer (mean time) als das statistische Mittel all der Zeiten, welche die einzelnen Moleküle einer Substanz in einem System verbleiben [2].
Die mittlere Verweildauer „$T_{diss-vivo} + T_{abs}$" umfaßt dementsprechend alle zeitlichen Vorgänge bei der Aufnahme einer extravasal applizierten Substanz in den Organismus und entspricht der mittleren Invasionszeit ($T_{invasion}$) [2].

Unter dem Begriff der Invasion einer Substanz [4, 2] werden alle Prozesse zusammengefaßt, die den Weg des Pharmakons aus dem Applikationskompartiment, und damit auch
aus der Darreichungsform, in den Organismus ausmachen [2]. Der umfassende Charakter
dieser Betrachtungsweise, die ohne eine genaue Kenntnis des zugrundeliegenden substanz-
spezifischen pharmakokinetischen Körpermodells erfolgt, soll mit Hilfe eines Gedanken-
experiments aufgezeigt werden.

Das betrachtete System, das substanzspezifische Verteilungsvolumen unter Gleichgewichtsbedingungen (VSS), wird als eine „black box" angesehen. Zum Zeitpunkt Null wird
momentan durch Bolus-Injektion eine Anzahl (N) von Molekülen, die Dosis appliziert.
Am Ausgang der black box besteht nun die Möglichkeit, jedes ankommende Molekül zu
registrieren und seine Transitzeit zu messen, wobei der Weg, den jedes einzelne Molekül
im Organismus zurücklegt, nicht einsehbar ist. Jedes Molekül besitzt also eine Strecke
parallel zur Zeitachse mit seiner eigenen Verweildauer, die angibt, wie lange es sich im
betrachteten System (black box = VSS) aufgehalten hat (Abb. 1). Der Mittelwert dieser
einzelnen Verweildauern von Molekülen ist dann T_{VSS}, die mittlere Verweildauer im Organismus, die man erhält, wenn man die Gesamtflächen zwischen der Eliminationskurve
und ihrer Asymptote durch die Anzahl der Moleküle teilt [2]. Wird wie in Abb. 2 die
Substanz in gelöster Form oral gegeben, so resultiert eine Eliminationskurve mit einer
etwas größeren mittleren Verweildauer, da sich die Moleküle vor und während der Aufnahme in den Organismus zusätzlich eine Zeit lang außerhalb des Körpermodells (VSS),
nämlich im Absorptionskompartiment (Magen-Darm) aufgehalten haben. Kurve 3 in
Abb. 2 zeigt das Ergebnis nach Vorschalten eines Auflösevorganges infolge Applikation
einer festen oralen Darreichungsform.

Das Gesamtgeschehen läßt sich nun wie folgt angeben:

$$T_{sys} = T_{diss\text{-}vivo} + T_{abs} + T_{vss} \qquad \text{(Zeit)} \quad \text{(I) oder}$$

$$T_{sys} = T_{invasion} + T_{vss} \qquad \text{(Zeit)} \quad \text{(II)}$$

Den Gleichungen I und II liegt das Additivitätsprinzip der mittleren Verweildauer zugrunde (2, 6, 8), das sich aus der statistischen Natur der mittleren Verweildauer ergibt.

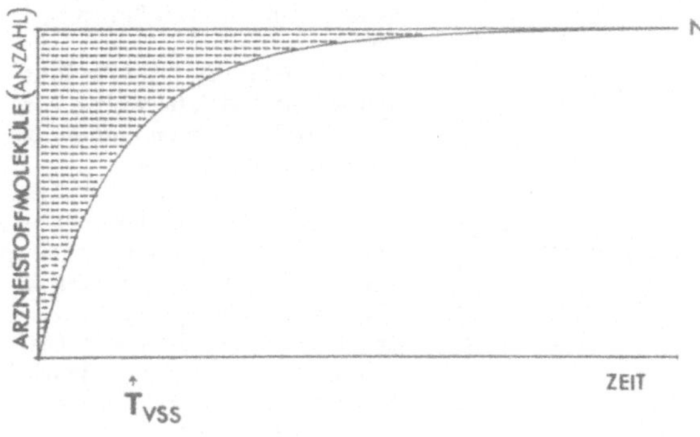

Abb. 1

Verlauf der Arzneimittelelemi-
nation aus dem Körper nach
Bolus-Injektion; T_{VSS}, die mittlere Verweildauer kennzeichnet
das pharmakokinetische Verhalten der Substanz.

Die mittlere Invasionszeit ($T_{invasion}$) läßt sich ermitteln in Form der Differenz der mittleren Verweildauer im Gesamtsystem (T_{sys}) – z. B. nach oraler Gabe – und der mittleren Verweildauer der Substanz im Körpermodell (T_{vss}), d. h. nach intravasaler Applikation:

$$T_{invasion} = T_{sys} - T_{vss} \qquad \text{(Zeit)} \quad \text{(III)}$$

Die Bestimmung der mittleren Verweildauer im System (T_{sys}) aus Blutspiegeldaten erfolgt mit Hilfe der Entwicklung des Transits [9]. In Abb. 3 (oben), die eine übliche Blutspiegelzeitkurve wiedergibt, wächst die *Fläche* unter der Blutspiegelkurve AUC (t) vom Zeitpunkt t = 0 an und nimmt bei t = ∞ den Wert AUC an. Die Entwicklung des Transits (AUC (t)) – unterer Bildteil – entspricht der Elimination der Substanz aus dem Organismus.

Die Fläche ABC (the *A*rea *B*etween the *C*urve), zwischen der Transitkurve und ihrem Grenzwert AUC (the *A*rea *U*nder the *C*urve), geteilt durch den Grenzwert AUC ergibt die mittlere Verweildauer der Substanz im betrachteten System (T_{sys}) entsprechend der Gleichung [7]:

$$T_{sys} = ABC/AUC \qquad \text{(Zeit)} \quad \text{(IV)}$$

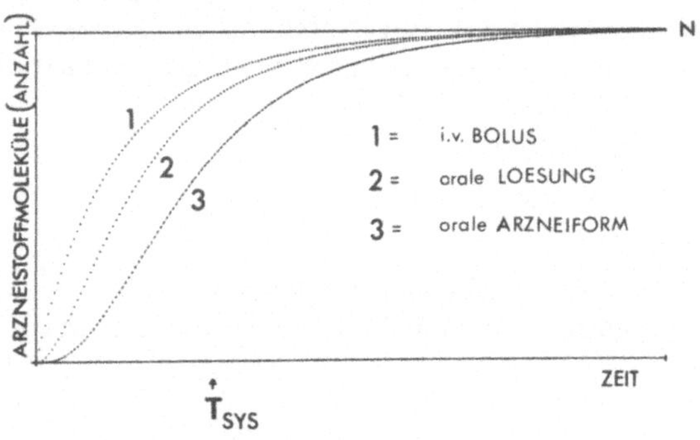

Abb. 2
Verlauf der Arzneimittelelimination aus dem Körper nach Applikation einer festen oralen Darreichungsform (3) im Vergleich mit einer oral verabreichten Lösung (2) und einer Bolus-Injektion (1); T_{sys} schließt auch die Prozesse der *Auflösung* der Substanz ein und ist ein Maß für das Verweilen der Substanz im gesamten System (sys).

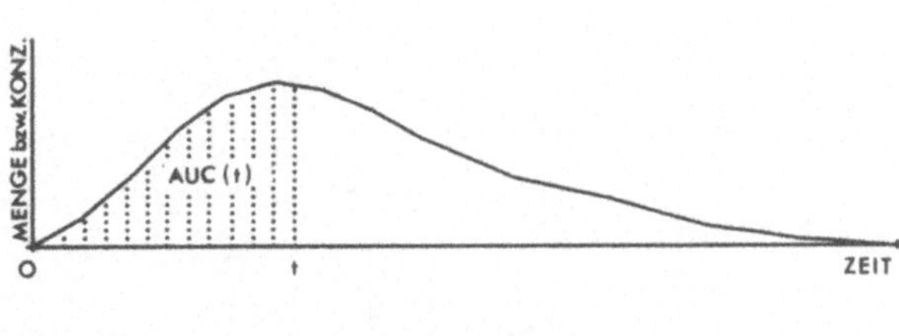

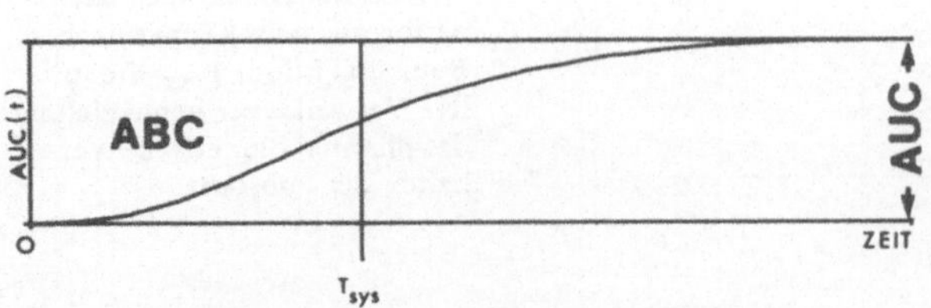

Abb. 3
Bestimmung der mittleren Verweildauer T_{sys} einer Substanz im Gesamtsystem (sys) aus Blutspiegeldaten.
Oben: Die Fläche unter der Blutspiegelkurve AUC (t) wächst vom Zeitpunkt t = 0 an und nimmt bei t = ∞ den Wert AUC an.
Unten: Die Entwicklung des Transits (AUC (t)) beschreibt die Elimination der Substanz aus dem Körper. Die Fläche ABC zwischen der Transitkurve und dem Grenzwert AUC, geteilt durch den Grenzwert (AUC), ergibt die mittlere Verweildauer der Substanz im Gesamtsystem (sys) ($T_{sys} = ABC/AUC$).

Nach intravasaler Applikation einer Substanz in Form einer linearen Infusion ist die mittlere Verweildauer im Gesamtsystem (T_{sys}) die Summe der mittleren Verweilsdauer im Körpermodell (T_{vss}) und der mittleren Verweildauer im Infusionsgerät; diese entspricht der halben Infusionsdauer (τ), so daß gilt [2, 7]:

$$T_{xys} = T_{vss} + \tau/2 \qquad \text{(Zeit)} \qquad \text{(V)}$$

Methodik

Alle Probanden wurden vor der Studie internistisch untersucht, um Beeinträchtigungen der Nieren, Leber und der cardiovaskulären Funktion auszuschließen.

Während des Versuchs und 2 Tage vorher durften sie weder Kaffee noch Tee, Coca Cola, Schokolade oder Kakao zu sich nehmen.

Die Probanden erhielten an 2 Tagen, zwischen denen jeweils ein Intervall von 1 Woche lag, in randomisierter Reihenfolge jeweils nüchtern folgende Substanzen:

a) 200 mg Theophyllin Ph. Eur., gelöst in 250 ml isotonischer Kochsalzlösung, intravasal in Vorm einer linearen Kurzinfusion,

b) eine Filmtablette Solosin® retard*, Charge SR-B 39, die 270 mg Theophyllin Ph. Eur. enthielt, oral verabreicht.

Unmittelbar nach der Gabe der Theophyllinzubereitungen erhielten die Probanden ein Einheitsfrühstück.

Die Bestimmung der Theophyllinkonzentrationen im Plasma erfolgte mit Hilfe einer HPLC-Methode [5]. Die experimentell ermittelten Daten sind für a) in Tabelle 1 und für b) in Tabelle 2 angegeben.

Die Berechnung der Flächen (AUC und ABC) erfolgte pragmatisch ohne Transformation der experimentellen Daten mit Hilfe der Trapezregel. Die Restflächen wurden exponentiell extrapoliert, wobei die aus dem abfallenden Teil der Infusionskurven durch Abschälen [10] erhaltene jeweils kleinste Hybridengeschwindigkeitskonstante ($\gamma 1$) eingesetzt wurde.

In den Abb. 4 und 5 sind beispielsweise für einen Probanden die Blutspiegelverläufe und die Berechnungen der mittleren Verweildauer im Gesamtsystem (T_{sys}) nach Infusion und oraler Gabe dargestellt.

Ergebnisse

Ausmaß der Bioverfügbarkeit

Das Ausmaß der Bioverfügbarkeit (f) ergibt sich durch den Vergleich der dosiskorrigierten Flächen unter den Blutspiegelkurven (AUC) entsprechend der Gleichung

$$f = \frac{A\,U\,C\,(p.o.) \cdot D\,(i.v.)}{A\,U\,C\,(i.v.) \cdot D\,(p.o.)} \cdot 100 \ (\%)$$

und ist in der Tabelle 3 angegeben.

---

*Hersteller: Cassella-Riedel Pharma GmbH, Frankfurt/Main

Tabelle 1: Theophyllin-Plasmakonzentrationen (μg/ml) nach Kurzinfusion von 200 mg Theophyllin

Proband		1	2	3	4	5	6	7	8
Infusionsdauer (Min.)		5	5	5	5	5	5	15	5
Zeit nach Infusionsende		μg Theophyllin/ml Plasma							
0	Min.	10,00	9,24	7,03	14,63	9,31	6,85	7,93	6,69
5	Min.	7,94	—	—	—	—	—	—	—
10	Min.		7,53	5,70	—	—	—	—	—
15	Min.				8,53	6,80	5,00	7,51	5,35
20	Min.	6,79	6,17	—	—	—	—	—	—
30	Min.			5,09	7,47	6,71	4,65	7,45	5,06
35	Min.	6,54	—	—	—	—	—	—	—
45	Min.	—	—	4,68	7,14	6,27	4,20	6,82	4,40
50	Min.	—	5,49	—	—	—	—	—	—
60	Min.	6,65	—	4,46	6,98	6,34	4,06	7,05	4,31
80	Min.	5,68	—	—	—	—	—	—	—
90	Min.	—	4,93	4,21	6,47	6,05	3,85	7,08	4,07
2	Std.	5,39	4,37	3,80	6,26	5,62	3,98	6,33	4,12
4	Std.	5,16	3,64	3,03	4,98	4,70	2,90	4,90	3,38
6	Std.	3,76	2,72	2,44	3,62	4,09	2,18	3,49	2,84
9	Std.	2,63	2,28	1,66	2,78	2,90	1,72	2,54	2,40
12	Std.	1,79	1,67	1,23	1,70	2,30	1,28	1,47	1,67
15	Std.	1,50	1,28	0,87	—	1,69	0,75	0,96	1,45
23	Std.	0,63	0,65	0,43	0,50	0,71	0,35	0,39	0,81
24	Std.	0,58	0,63	0,41	0,45	0,68	0,30	0,29	0,73

Tabelle 2: Theophyllin-Plasmakonzentrationen (μg/ml) nach oraler Gabe einer Solosin® retard Filmtablette á 270 mg Theophyllin

Proband	1	2	3	4	5	6	7	8
Zeit nach Einnahme	μg Theophyllin/ml Plasma							
15 Min.	0,77	0,39	0,22	1,08	0,48	0,31	1,56	0,12
30 Min.	0,93	0,52	0,41	1,64	0,69	0,54	2,48	0,36
45 Min.	1,36	0,64	0,65	1,94	1,39	0,78	2,85	0,69
60 Min.	1,60	0,79	0,70	2,34	1,70	0,83	3,00	0,90
90 Min.	2,24	1,20	1,03	2,36	2,23	1,17	3 68	1,38
2 Std.	2,75	1,49	1,18	2,43	3,03	1,35	4,41	1,73
4 Std.	3,32	3,22	2,14	5,05	5,17	3,36	6,65	2,45
6 Std.	3,43	3,63	2,79	5,45	5,05	3,23	6,24	2,89
9 Std.	3,02	3,11	2,91	4,42	3,74	3,06	4,63	2,50
12 Std.	2,72	2,86	2,62	3,55	2,87	2,15	3,53	2,29
15 Std.	2,51	2,50	2,37	2,76	2,54	1,57	2,59	2,12
23 Std.	1,72	1,60	1,63	1,64	1,08	1,01	1,44	1,67
24 Std.	1,48	1,41	1,56	1,59	1,09	1,03	1,21	1,59

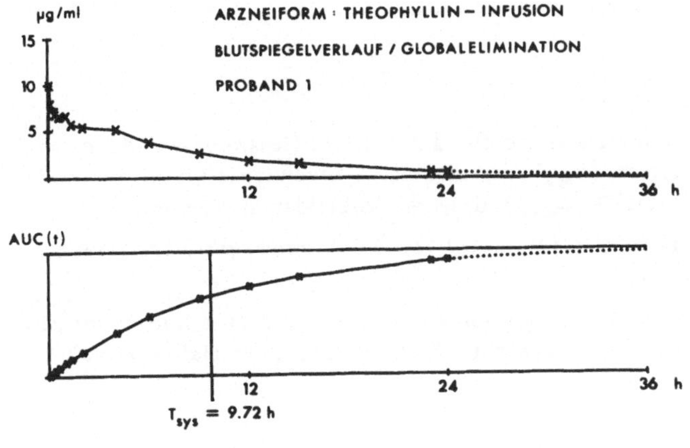

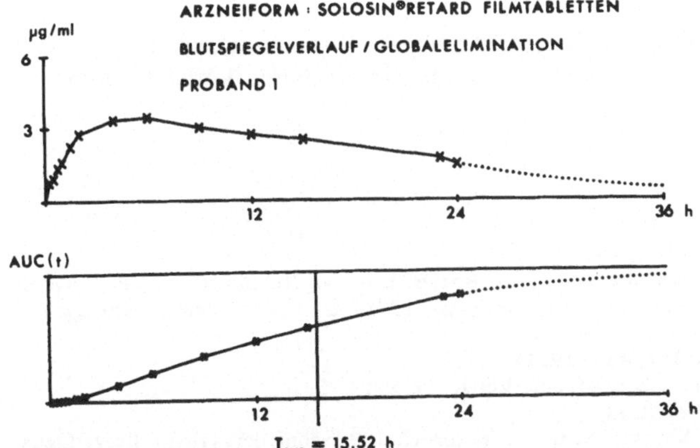

Abb. 4 und 5

Bestimmung der mittleren Verweildauer von Theophyllin im betrachteten System (T_{sys}) aus Blutspiegelwerten nach Kurzinfusion (Abb. 4) und Gabe einer SOLOSIN[R] retard Filmtablette (Abb. 5) am Beispiel des Probanden 1 (praktisches Vorgehen entsprechend Abb. 3).

Tabelle 3: Bioverfügbarkeit von Theophyllin aus Solosin® retard Filmtabletten

Proband	Gewicht kg	Geschl.	AUC_0^∞ p.o. $\mu g \cdot h/ml$	AUC_0^∞ i.v. $\mu g \cdot h/ml$	$\gamma(1)$ h^{-1}	Ausmaß f(%)	T_{sys}(h)	T_{vss}(h)	Geschwindigkeit $T_{invasion}$(h)
1	62	♀	74,87	68,47	0,104	81,0	15,52	9,68	5,84
2	68	♂	72,19	58,43	0,101	91,5	15,92	10,61	5,31
3	74	♂	64,68	44,86	0,119	107,2	16,31	9,24	7,07
4	54	♀	90,39	68,09	0,121	98,3	13,72	8,50	5,22
5	60	♀	79,95	74,21	0,094	79,8	13,69	10,52	3,17
6	78	♂	56,07	41,73	0,115	99,5	14,09	8,74	5,35
7	53	♀	94,15	61,47	0,131	113,5	11,78	7,45	4,33
8	86	♂	70,33	61,03	0,078	85,4	19,11	12,87	6,24
$\bar{x}$						94,5			5,32
s						± 12,3			± 1,18
$s_{\bar{x}}$						± 4,3			± 0,42

*Die absolute Bioverfügbarkeit von Theophyllin bei der untersuchten retard-Arzneiform
beträgt im Mittel 95 %.*

Geschwindigkeit der Bioverfügbarkeit

In der Tabelle 3 sind die berechneten Werte für die mittlere Gesamtverweildauer nach
peroraler Gabe der retard-Tabletten (T_{sys}), die mittlere Verweildauer im Körpermodell
(T_{vss}) und die mittlere Invasionszeit ($T_{invasion}$) für jeden Probanden angegeben.

*Es resultiert eine mittlere Invasionszeit ($T_{invasion}$) von 5,3 Stunden für Theophyllin bei
der untersuchten retard-Arzneiform.*

Einer mittleren Invasionszeit von 5,3 Stunden entspricht z. B. auch eine lineare Infusion
über 10,6 Stunden oder ein Invasionsvorgang 1. Ordnung mit einer Halbwertszeit von
3,7 Stunden.

Dank

Herrn Professor H.M. von Hattingberg sei gedankt für die Diskussion und Interpretation
der experimentellen Ergebnisse auf Basis des Konzeptes der mittleren Verweildauern.

Literatur

[1]   Dost, F.H.: *Klin. Wschr.* **36**, 655 (1958).
[2]   von Hattingberg, H.M., Brockmeier, D.: In: G. Bozler, J.M. van Rossum (Hrsg.) Pharmacokinetics during drug development (Titisee Konferenz 1978) G. Fischer-Verlag, Stuttgart (in Druck).
[3]   Dost, F.H.: *Arch. Exp. Path.* **231**, 435 (1951).
[4]   Dost, F.H.: „Der Blutspiegel", Georg Thieme-Verlag, Leipzig 1953.
[5]   Eichelbaum, M. et al. in Vorbereitung.
[6]   von Hattingberg, H. M., Brockmeier, D.: In: N. Rietbrock u. B. Schnieders (Hrsg.) Bioverfügbarkeit von Arzneimitteln. G. Fischer-Verlag, Stuttgart, 1979.
[7]   von Hattingberg, H.M., Brockmeier, D., Voegele, D.: In: N. Rietbrock, B.G. Woodcock u. G. Neuhaus (Hrsg.) Methods in Clinical Pharmacology, F. Vieweg-Verlag, Braunschweig 1980.
[8]   Voegele, D., von Hattingberg, H.M., Brockmeier, D.: *Acta Pharm. technol.* **27** (2), 1981.
[9]   Dost, F.H.: *Arzneim.-Forsch.* **21**, 712 (1971).
[10]   von Hattingberg, H. M., Brockmeier, D., Kreutzer, G.: *Europ. J. Clin. Pharmacol.* **11**, 381 (1977).

Proteinbindung nach einmaliger Applikation von Theophyllin bei Lebererkrankungen

S. Schmidbauer / A. H. Staib
Klinikum der Johann Wolfgang Goethe-Universität, Abteilung für Klinische Pharmakologie,
Theodor-Stern-Kai 7, D-6000 Frankfurt/Main 70, BRD

W. Zilly
Hardwaldklinik, D-8788 Bad Brückenau, BRD

Summary

Protein binding rates (% bound of total theophylline (T) in plasma) were determined by ultrafiltration (Millipore) and T was measured by HPLC in plasma samples previously obtained for kinetic studies. Binding constants (K) and number of binding sites (N) were calculated using Langmuir-isotherms. Patients were grouped according to clinical diagnosis: acute hepatitis, cholestasis, compensated and decompensated liver cirrhosis and according to different bilirubin concentrations. The protein binding rate is significantly reduced in patients with decompensated cirrhosis ($p < 0.005$), acute hepatitits ($p < 0.05$) and cholestasis ($p < 0.05$) compared to controls. A decrease of binding sites and binding constant is demonstrable in all diagnostic groups. These changes are correlated with rising bilirubin values and are explainable by a displacement of T from binding sites on protein by a rising bilirubin concentration.

Einleitung

Die Proteinbindung des Theophyllins in menschlichem Serum oder Plasma variiert bei Gesunden zwischen 52,6 % und 71,8 % [1–6]. Bei Neugeborenen und Patienten mit Leberzirrhose scheint die Bindung vermindert [1, 3, 4].
Eine vergleichende Untersuchung über die Bindung des Theophyllins bei unterschiedlichen Lebererkrankungen lag bisher nicht vor.

Untersuchungsmaterial

Patienten beiderlei Geschlechts im Alter zwischen 19 und 75 Jahren mit unterschiedlich stark ausgeprägtem Leberschaden infolge von Infektion, Bindegewebsumbau, Intoxikation oder Cholestase wurden auf Grund von klinischen, klinisch-chemischen und histologischen Kriterien in folgende Diagnosegruppen eingeteilt (n = Anzahl der Patienten):

a) akute Hepatitis	(aH)	n = 4
b) akute Hepatitis bei Heroinabusus	(aH; Heroinabusus)	n = 2
c) kompensierte Leberzirrhose	(cC)	n = 5
d) dekompensierte Leberzirrhose	(dC)	n = 7
e) Cholestase	(Ch)	n = 7
f) Cholestase mit Arzneimittelinduktion	(Ch; Induktion)	n = 3

Nach 12stündigem Fasten wurden innerhalb von fünf Minuten 240 mg Euphyllin[R] (entsprechend) 193 mg Theophyllinmonohydrat) intravenös appliziert. Aus dem Verlauf der Konzentrationswerte bestimmten wir in einer vorangegangenen Untersuchung die Parameter der Plasma-Theophyllinkinetik bei Lebererkrankungen [7]. Die 5-Minuten und die 6-Stundenproben wurden für diese Arbeit aufgearbeitet und analysiert.
Als Kontrollgruppe erhielten fünf gesunde Probanden im Alter zwischen 19 und 45 Jahren nach nächtlichem Fasten 300 mg Theophyllin oral verabreicht. Die Gewinnung von theophyllinhaltigem Serum erfolgte nach ca. einer Stunde.

Methoden

Die Bestimmung der Eiweißbindung des Theophyllins erfolgte mit Hilfe der Ultrafiltration in Verbindung mit einem hochdruckflüssigkeitschromatographischen Verfahren zur Bestimmung von Theophyllinkonzentrationen.

Ablaufschema der Bestimmung

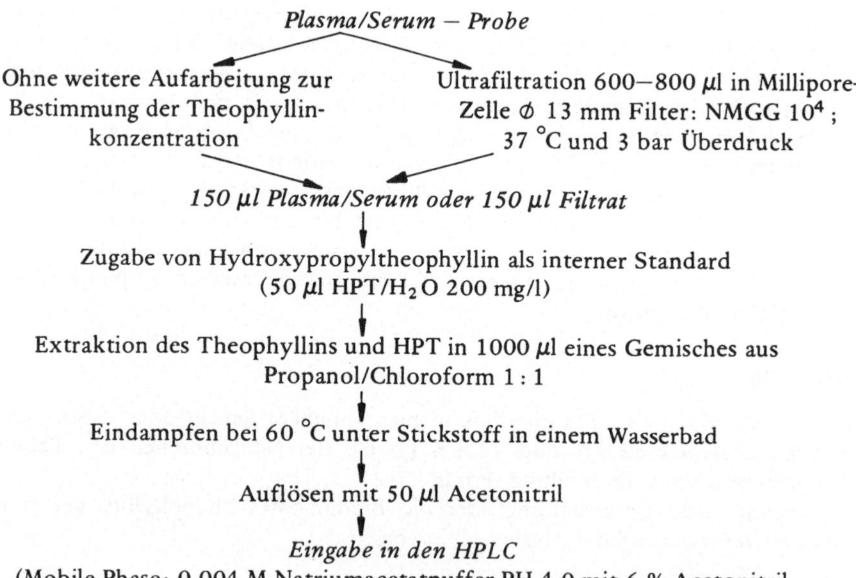

Die prozentuale Proteinbindung von Theophyllin wurde aus der Konzentration im Plasma/Serum ($c_{Theo\,ges}$) und der Konzentration im Filtrat ($c_{Theo\,f}$) nach folgender Gleichung berechnet:

$$E.b.\ (\%) = 100 - \frac{c_{Theo\,f} \cdot 100}{c_{Theo\,ges}}$$

Die Bindungskonstante K und die Zahl der Bindungsstellen am Albuminmolekül N ergibt sich aus einer von Langmuir [8] vorgenommenen Ableitung aus dem Massenwirkungs-

gesetz. Hierbei erhält man eine lineare Funktionsgleichung, aus der sich K und N graphisch
als Schnittpunkt mit der Ordinate bzw. als Steigung der Geraden ermitteln lassen:

$$\frac{c_{Theo\,f}}{r} = \frac{K}{N} \cdot \frac{1}{N} \cdot c_{Theo\,f} \qquad r = \frac{c_{Theo\,gebunden}}{c_{Eiweiß}}$$

Bei einer solchen Berechnung sollten jedoch mindestens 6—10 Wertepaare von $c_{Theo\,f}$
und $c_{Theo\,gebunden}$ vorhanden sein [9], so daß eine Bestimmung von K und N nur für die
Diagnosegruppen aH, cC, dC, Ch und für Gruppen unterschiedlicher Bilirubinkonzentra-
tionen (hierbei bildeten die Patienten aller Diagnosegruppen ungeachtet ihrer Erkrankung
einen Pool) erfolgen konnte.
Unterschiede von Ergebnissen wurden an Hand des Student-t-Testes für unverbundene
Stichproben überprüft. Dabei wurde die Normalverteilung der Einzelwerte angenommen.

Ergebnisse

Die prozentuale Eiweißbindung von Theophyllin im Plasma ist bei dekompensierter
Leberzirrhose (p < 0,005), bei akuter Hepatitis (p < 0,05) und bei Cholestase (p < 0,05)
signifikant im Vergleich zur Kontrollgruppe vermindert. Die Diagnosegruppen akute
Hepatitis nach Heroinabusus, kompensierte Leberzirrhose und Cholestase mit Arznei-
mittelinduktion zeigen keinen nachweisbaren Unterschied zu Gesunden (Abb. 1 oben).
In einzelnen Diagnosegruppen erscheint die Proteinbindung des Theophyllins bei Gesamt-
konzentrationen unter 0,04 mmol/l höher als bei Theophyllinkonzentrationen über 0,04
mmol/l (Abb. 1 unten; n = Anzahl der Messungen).

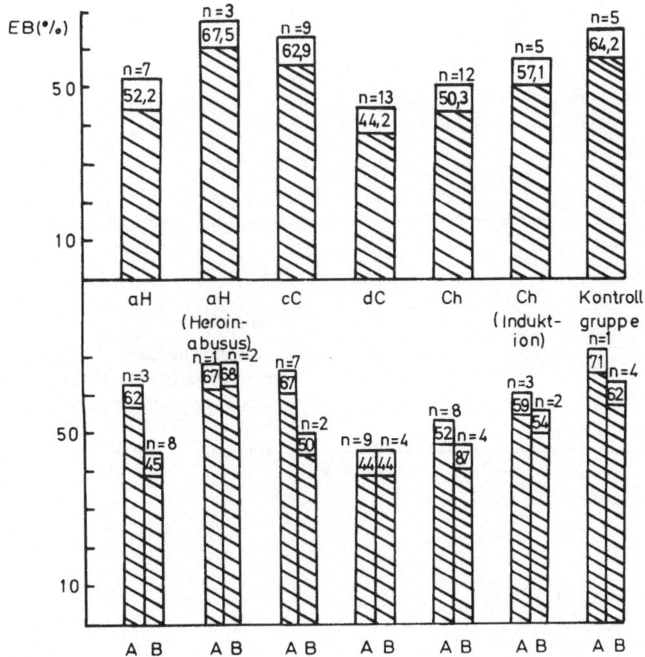

Abb. 1

Prozentuale Proteinbindung von
Theophyllin in den unterschiedlichen Diagnosegruppen sowohl
ohne als auch mit einer Eintei-
lung in Konzentrationsbereiche
unter bzw. über 0,04 mmol/l.

(A: Theophyllinkonzentration
< 0,04 mmol/l; B: Theophyllin-
konzentration > 0,04 mmol/l)

Die prozentuale Bindung (alle Patienten zusammen) korreliert hochsignifikant mit der Albuminkonzentration (p < 0,001; Abb. 2) und der Bilirubinkonzentration (p < 0,001; Abb. 3). Eine schwächere Korrelation zeigt sich in Beziehung zum Gesamteiweiß (p < 0,01) und zur partiellen Thromboplastinzeit (p < 0,05). Eine Beziehung zu anderen klinisch-chemischen Parametern, insbesondere zur Clearance des Theophyllins, konnte nicht nachgewiesen werden.

Sowohl bei der akuten Hepatitis als auch bei Cholestase und kompensierter bzw. dekompensierter Leberzirrhose ist die Zahl N der Bindungsstellen von Theophyllin an das Albuminmolekül vermindert (Abb. 4). Analog hierzu nimmt die Bindungsaffinität, ausgedrückt in einem Kleinerwerden der Bindungskonstanten K nach Langmuir [9], zu.

Unterteilt man alle Patienten ausschließlich in Gruppen unterschiedlicher Bilirubinkonzentration, so zeigt sich in Bezug auf N und K bei Patienten mit normalen Bilirubinwerten kein Unterschied zur Kontrollgruppe. Mit steigender Bilirubinkonzentration dagegen verringert sich die Zahl der Bindungsstellen und steigt die Bindungsaffinität.

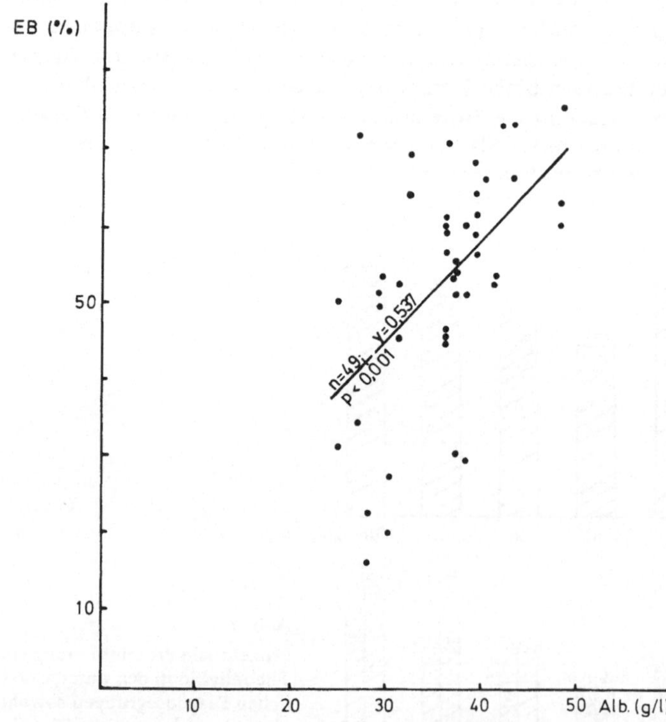

Abb. 2

Graphische Darstellung der prozentualen Eiweißbindung des Theophyllins in Abhängigkeit von der Albuminkonzentration.

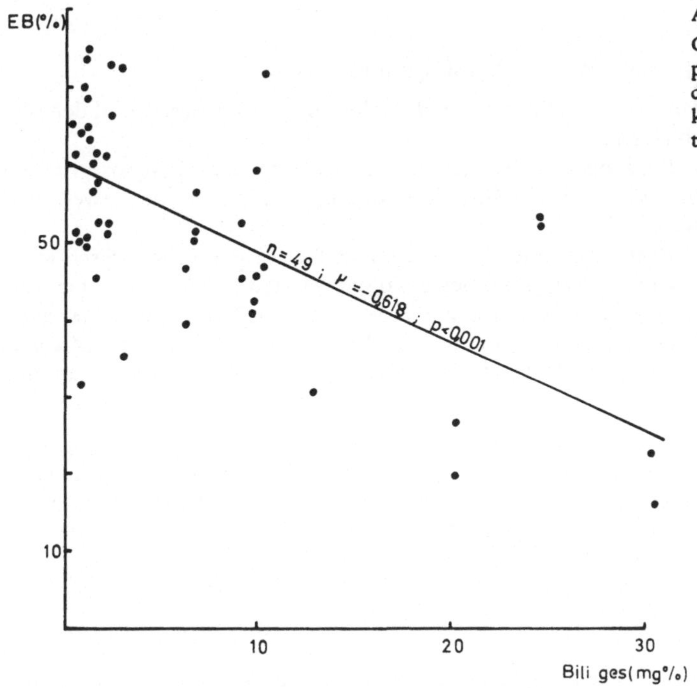

Abb. 3
Graphische Darstellung der
prozentualen Eiweißbindung
des Theophyllins in Abhängigkeit von der Bilirubinkonzentration.

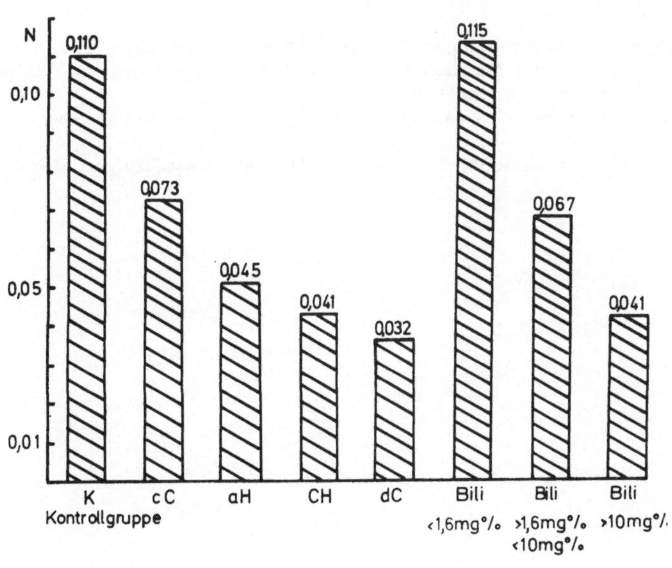

Abb. 4
Zahl der Bindungsstellen N in
den verschiedenen Diagnosegruppen und den Gruppen
unterschiedlicher Bilirubinkonzentration.

Diskussion

Aus den Ergebnissen lassen sich mehrere Schlußfolgerungen ziehen:

1. Die Proteinbindung von Theophyllin ist von der Albuminkonzentration und der Bilirubinkonzentration abhängig.
2. Das unterschiedliche Bindungsverhalten innerhalb der einzelnen Diagnosegruppen resultiert wahrscheinlich nicht aus der Grunderkrankung, sondern aus den jeweils verschiedenen Bilirubinwerten.
3. Berücksichtigt man, daß nur das freie Theophyllin im Plasma pharmakologisch wirksam ist, so ist dessen Konzentration bei der dekompensierten Leberzirrhose fast verdoppelt und bei Hepatitis und Cholestase zumindest stark erhöht. Es wäre hier auch bei einer korrekten Einstellung des Patienten (8–20 mg/l Gesamt-Theophyllin anhand einer Messung mit den üblichen Methoden) eine Häufung von Nebenwirkungen zu erwarten.

Eine dementsprechende Theophyllinmedikation bei Patienten mit Lebererkrankungen ist also angezeigt. Dazu wäre entweder eine Messung des frei gelösten Theophyllinanteils erforderlich oder aber eine genaue Beobachtung der Patienten hinsichtlich auftretender Nebenwirkungen und kurzfristige Kontrollen der Plasmakonzentrationen zu empfehlen.

Literatur

[1] Aranda, J. V., et al.: Pharmacokinetic Aspects of Theophylline in Premature Newborns. *N. Eng. J. Med.* **295**, 413 (1976).
[2] Koysooki, R. et al.: Relationship between Theophylline Concentration in Plasma and Saliva of man. *Clin. Pharm. Ther.* **15**, 454 (1974).
[3] Mangione, M. et al.: Pharmacokinetics of Theophylline in Hepatic Disease. *Chest.* **73**, 616 (1978).
[4] Piafsky, K. M. et al.: Theophylline Disposition in Patients with Hepatics Cirrhosis. *N. Eng. J. Med.* **296**, 1495 (1977).
[5] Muhall, D. W. et al.: Novel Method for Determining Protein Binding of Theophylline. *J. Pharm. Scien.* **68**, 129 (1979).
[6] Simons, K. J. et al.: Theophylline Protein Binding in Humans. *J. Pharm. Sci.* **68**, 252 (1979).
[7] Staib, A. H. et al.: Pharmacokinetics and Metabolism of Theophylline in Patients with Liver Diseases. *Int. J. Clin. Pharm. Ther. Tox.* **18**, 500 (1980).
[8] Scheler, W.: Grundlagen der Allgmeinen Pharmakologie. 2. Auflage; G. Fischer Verlag, Stuttgart (1980).
[9] Dost, F. H.: Grundlagen der Pharmakokinetik. 2. Auflage; G. Thieme Verlag, Stutgart (1968).

II. Mechanism of action
II. Wirkungsmechanismus

On the mechanism of action of theophylline on the heart and other organs

H. Scholz*
Abteilung Biochemische Pharmakologie, Zentrum Pharmakologie und Toxikologie, Medizinische Hochschule Hannover, D-3000 Hannover 61, FRG

Zusammenfassung

Die positiv inotrope Wirkung von Theophyllin ist derjenigen der β-Sympathomimetika sehr ähnlich und beruht wahrscheinlich überwiegend auf einer Zunahme des langsamen Einwärtsstroms, der vor allem durch Calcium getragen wird. Die Zunahme des langsamen Einwärtsstroms wiederum kommt wahrscheinlich durch eine Hemmung der Phosphodiesterase und als Folge davon durch einen Anstieg im myokardialen cAMP-Gehalt zustande. Auch der erschlaffende Effekt von Theophyllin an der glatten Muskulatur beruht vermutlich überwiegend auf einem Anstieg des cAMP-Spiegels. Unwahrscheinlich ist, daß die positiv inotrope Wirkung von Theophyllin auf einem Antagonismus gegenüber Adenosin beruht. Denn Adenosin wirkt nur an Vorhofspräparaten negativ inotrop, während die Kontraktionskraft ventrikulärer Herzmuskulatur durch Adenosin nicht nur nicht gehemmt, sondern sogar gesteigert wird.

Summary

Evidence is summarized which indicates that the positive inotropic effect (PIE) of theophylline, which is similar to that observed with β-adrenoceptor stimulating agents, in mammalian cardiac muscle is mainly due to an increase in slow inward current, I_{si}. The increase in I_{si} and, hence, in force of contraction conceivably results from an inhibition of phosphodiesterase (PDE) activity with a subsequent increase in myocardial cAMP levels. The increase in cAMP levels is probably also responsible for the relaxant effects of theophylline in smooth muscle. Finally it is discussed that the PIE of theophylline in the heart is unlikely to result from an adenosine-antagonistic action because adenosine produces a negative inotropic effect only in atria, whereas in ventricular cardiac muscle it even increases the force of contraction.

Effects of theophylline on myocardial calcium movements

It is generally accepted that the positive inotropic effect of any drug ultimately results from an increase in cellular free calcium (Ca) to interact with the contractile proteins.

* Present address: Prof. Dr. Hasso Scholz, Abteilung Allgemeine Pharmakologie, Universitäts-Krankenhaus Eppendorf, Martinistr. 52, D-2000 Hamburg 20, FRG

In the case of theophylline, tracer and electrophysiological studies have provided evidence that this effect, and hence the positive inotropic action of the drug, is mainly due to an increased entry of Ca into the myocardial cell during the excitation process. Theophylline accelerates the uptake of [45]Ca in beating but not in resting preparations [14] and enhances the slow inward current. This has been shown in voltage-clamp experiments [18] such as that illustrated in Fig. 1, and by measuring the rate of rise of Ca-dependent slow action potentials [15]. It has also been shown that the effects of theophylline on slow inward current and force of contraction have similar time and concentration dependencies [15]. In this respect, the effects of theophylline resemble those observed with β-adrenoceptor stimulating agents [11, 16], although they are not due to a release of endogenous catecholamines or to a direct stimulation of β-adrenoceptors (for literature see [17]). The positive inotropic effect of theophylline also resembles the β-adrenergic response in that it develops very rapidly, is independent of the extracellular sodium and potassium concentration and is impaired by slow channel blockers such as manganese or verapamil (see [17]). Similar effects on myocardial Ca movements have also been obtained with butyrate derivatives of cAMP [8, 9, 20].

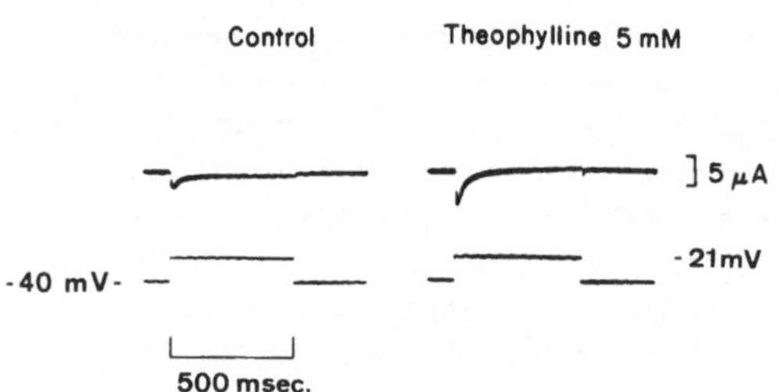

Fig. 1

Voltage-clamp steps (lower traces) and corresponding membrane currents (upper traces) under control conditions and in the presence of 5 mM theophylline. Cat papillary muscle, single sucrose-gap voltage-clamp method [11]. Note that theophylline increased the slow inward current (downward deflection in the upper traces).

Effects of theophylline on the myocardial cAMP system

The above-mentioned similarities between the effects of β-adrenoceptor stimulating catecholamines and the effects of theophylline suggest that an increase in cAMP might be involved not only in the former but also in the latter. Fig. 2 shows that theophylline increases the myocardial cAMP content and that this and the positive inotropic effect are similarly concentration-dependent. This supports the view of a causal relationship between both events, which is not necessarily contradicted by the finding that the curves diverge at the high concentration of 5 mM theophylline. Here, cAMP continued to increase whereas the PIE of the drug was not enhanced further, but this can probably be explained by a cAMP-independent effect of theophylline on the sarcoplasmic reticulum, as is discussed below.

It is reasonable to assume that the theophylline-induced increase in cAMP is mainly, if not entirely, due to an effect on PDE activity which is inhibited at concentrations of 0.01 mM and higher (Fig. 3). A stimulation of the adenylate cyclase can probably be excluded because theophylline does not enhance but rather inhibits myocardial adenylate cyclase activity [5].

The classical methylxanthines have some effects which are opposite to those of the β-adrenergic agonists. Most importantly, they prolong rather than reduce the duration of the isometric contraction (for literature see [17]). This led several authors (e.g. [19]) to question a mediator role of cAMP in the PIE of the methylxanthines. However, at

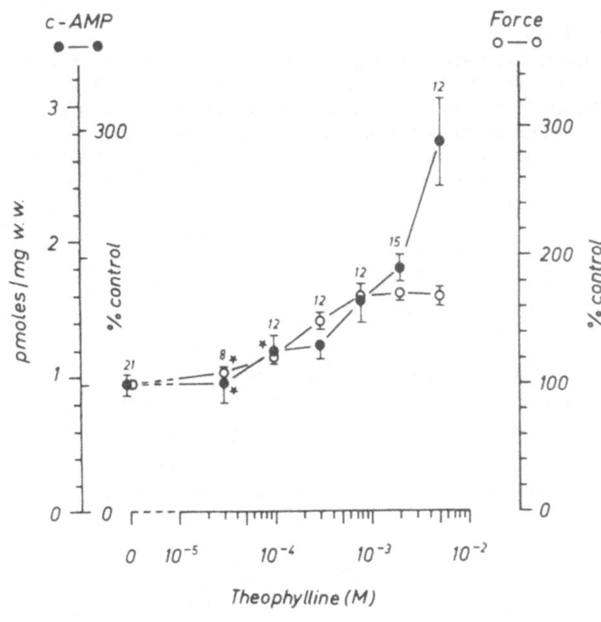

Fig. 2
Effects of theophylline
($3 \times 10^{-5} - 5 \times 10^{-3}$ M) on cAMP
and force of concentraction in left
auricles isolated from reserpine-
pretreated guinea pigs. The time of
exposure to theophylline was 60 s.
Ordinates: left, cAMP (●——●) in
pmoles/mg wet weight or in % of
the values without theophylline;
right, force of contraction (O——O)
in % of the corresponding predrug
values. All values except those marked with asterisks were significantly
different from the controls. From
[2].

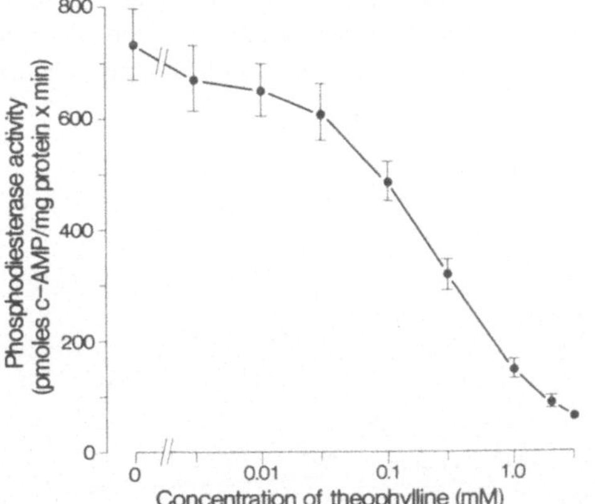

Fig. 3
Effect of theophylline on phosphodiesterase
(PDE) activity in left auricles from guinea pigs.
PDE activity was determined as described in [12].
Substrate concentration 1 μM. The inhibition of
PDE activity became significant (p < 0.05) at
0.01 mM theophylline. IC_{50} was 0.2 mM theo-
phylline. Each point represents the mean ±
S.E.M. of 5 experiments. Unpublished results
of W. Schmitz and E. Kruse and from [13].

concentrations of 1mM or more, theophylline and other methylxanthines have been
shown to release Ca from, and to impair the sequestration of Ca by, the sarcoplasmic
reticulum in a direct cAMP-independent manner (see [17]). This effect may counter-
act the theophylline-induced increase in slow inward current and may account for the
decline of the PIE of the drug at high concentrations (see above) and for the prolongation of the isometric contraction. Thus, these effects do not necessarily contradict the
view that cAMP serves as a mediator of positive inotropic effects. They merely suggest
that the classical methylxanthines have other cAMP-independent actions. This is supported by the finding that 3-isobutyl-1-methylxanthine, which is more potent than
theophylline in inhibiting PDE activity, increased the force of contraction and *decreased*
the duration of contraction in the same way as do β-adrenergic agonists (Fig. 4). This
has first been shown by Korth [4].

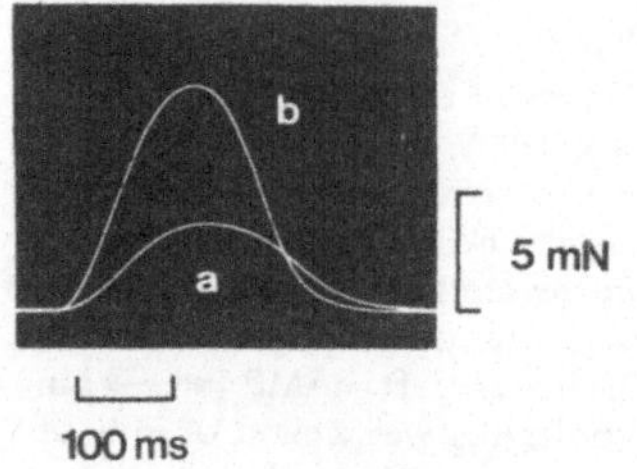

a: Control; b: 0.1 mM IBMX

Fig. 4

Isometric contraction of a guinea-pig electrically driven papillary muscle in the absence (a, control) and in the presence (b) of 0.1 mM 3-isobutyl-1-methylxanthine (IBMX). Incubation time 10 min. Frequency of stimulation 1 Hz, 1.8 mM Ca, 35 °C, experiment 0401802. Note that the positive inotropic effect of IBMX was accompanied by an abbreviation of the contraction.

In summary, biochemical data are in accord with the hypothesis that an inhibition in PDE activity with a subsequent increase in cAMP is involved in the PIE of theophylline. This view is not necessarily contradicted by the fact that theophylline has effects opposite to those of β-adrenoceptor stimulating drugs because these are readily explained by cAMP-independent supplementary actions of the drug on the sarcoplasmic reticulum.

Relaxant effects of theophylline in smooth muscle

Fig. 5 shows that the relaxant effects of theophylline and other PDE inhibitors on coro-. nary arteries are closely related to their cAMP-increasing action. Thus, the theophylline-produced increase in cAMP is probably also responsible, at least in part, for the relaxant effects of theophylline in this and other smooth muscle preparations, as has been summarized by Kukovetz et al. [7].

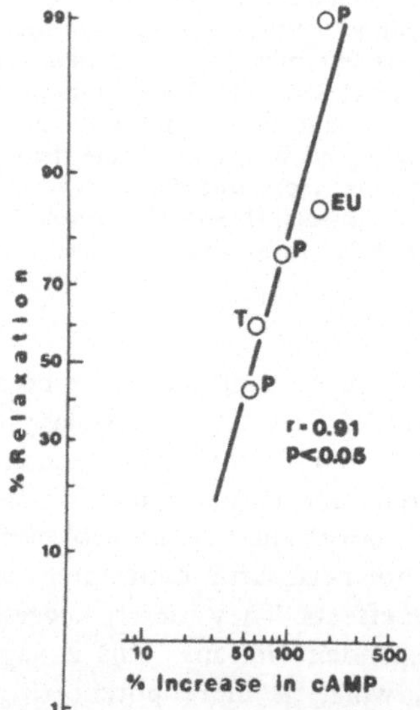

Correlation between relaxant and cAMP-increasing effects of
11—270 µM papaverine (P), 290 µM eupaverine (EU) and 1.1 mM theophylline (T) in bovine coronary strips.

Linear regression line calculated from 5—41 experiments.

W. R. Kukovetz et al. (1979)

Fig. 5 Correlation between relaxant and cAMP-increasing effects of the phosphodiesterase inhibitors papaverine, eupaverine and theophylline in bovine coronary strips From [6].

102

Is the positive inotropic effect of theophylline due to an antagonism of endogenous adenosine?

It has been suggested (e.g. [3]) that some effects of the methylxanthines, including their positive inotropic action in the mammalian heart, might be due to an adenosine-antagonistic action, possibly as a consequence of interaction at an adenosine receptor. However, at least in the case of the methylxanthine-induced increase in myocardial force of contraction, this appears rather unlikely. Fig. 6 shows that the PIE of theophylline is similar in atrial and ventricular myocardial tissue. If these effects would result from an interaction with endogenous adenosine, adenosine would be expected to exert a similarly pronounced negative inotropic effect in both preparations. This, however, is not the case. Fig. 7 shows that adenosine decreases the force of contraction in guinea-pig atria. In contrast, the drug not only fails to decrease but in fact slightly increases

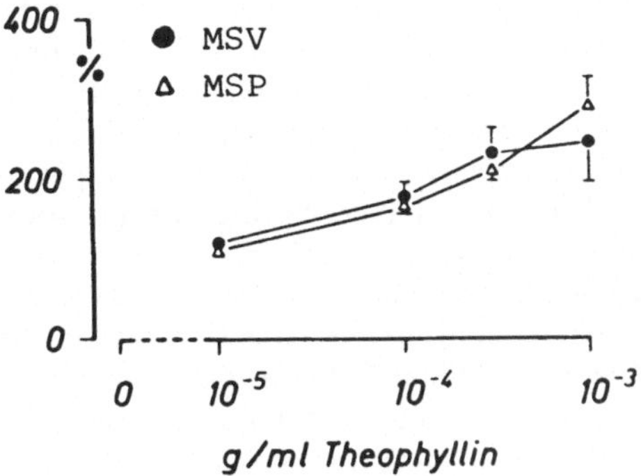

Fig. 6

Cumulative concentration-response curves for the effects of theophylline ($10^{-5} - 10^{-3}$ g/ml = $5.05 \times 10^{-5} - 5.05 \times 10^{-3}$ M; incubation time for each concentration 5 min) on force of contraction (ordinate: % predrug value) in guinea-pig electrically driven left auricles (MSV) and right ventricular papillary muscles (MSP). Stimulation frequency 1.5 Hz. From [1].

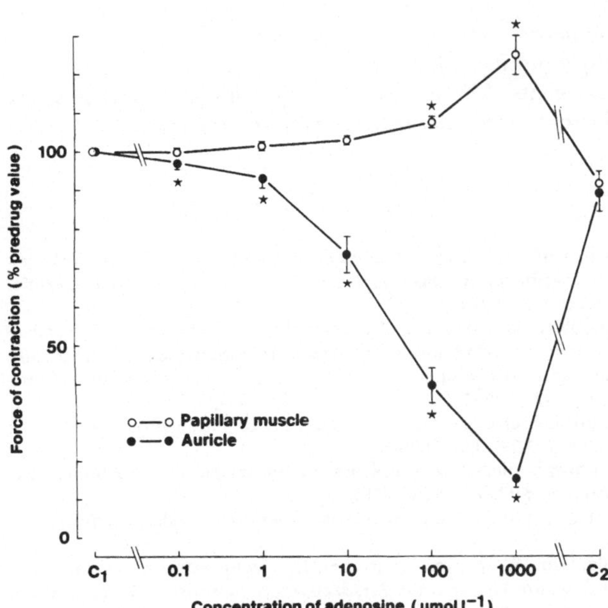

Fig. 7

Cumulative concentration-response curves for the effects of adenosine (incubation time 5 min for each concentration) on force of contraction in guinea-pig electrically driven left auricles (•; frequency of stimulation 3 Hz) and right ventricular papillary muscles (o; frequency of stimulation 1 Hz). C_1 = predrug control. C_2 = force of contraction after 10 min wash in drug-free buffer. n = 7 − 8. *p < 0.05 vs. C_1.

the force of contraction in guinea-pig papillary muscles. Similarly pronounced positive inotropic effects have also been observed with guinea-pig electrically driven isolated perfused hearts (Langendorff method; J. Kucharzowski, W. Schmitz and H. Scholz, unpublished experiments). Thus, in contrast to theophylline, adenosine produces qualitatively different effects in atrial and ventricular cardiac muscle. It may be added that the positive inotropic action of adenosine, which is abolished by adenosine deaminase, is not due to a release of endogenous catecholamines or to a direct stimulation of β- or α-adrenoceptors since it is also observed in preparations isolated from reserpine-pretreated animals and in the presence of propranolol or phentolamine (J. Kucharzowski, W. Schmitz and H. Scholz, unpublished experiments).

Conclusion

The positive inotropic effect of theophylline and the effect of this drug to increase the slow inward current, I_{si} have similar time- and concentration-dependencies. This indicates that both effects are causally related to each other. It appears also likely that these actions result from an inhibition of phosphodiesterase activity with a subsequent increase in myocardial cAMP levels. One current hypothesis to relate the changes in both the Ca and the cAMP system to each other suggests that the increase in cAMP may lead to a cAMP-dependent phosphorylation of sarcolemmal proteins and, as a result, to an increase in the number of functional Ca channels (see [10, 11, 17]). An adenosine-antagonistic action of theophylline is not likely to play a major role in the positive inotropic effect of theophylline. The theophylline-induced prolongation of the myocardial contraction (this effect is opposite to that of the β-adrenergic agonists) does not necessarily contradict the view that cAMP is involved in the positive inotropic action of the drug. It is probably due to an additional cAMP-independent inhibition of Ca uptake by the sarcoplasmic reticulum. This is supported by the finding that the effect of theophylline on the isometric contraction is not shared by the more potent PDE inhibitor 3-isobutyl-1-methylxanthine which shortens the isometric contraction as do β-adrenoceptor stimulating agents. The increase in cAMP levels is probably also responsible for the methylxanthine-produced relaxant effects in smooth muscle.

Literature

[1]   Bechtold, H.: Über die positiv inotrope Wirkung von Theophyllin und Adrenalin an Vorhöfen und Papillarmuskeln des Meerschweinchenherzens bei Normaltemperatur und Hypothermie. Universität Mainz: Inaugural-Dissertation 1971.

[2]   Dönges, C., Heitmann, M., Jungbluth, H., Meinertz, T., Schmelzle, B., Scholz, H.: Effectiveness of theophylline to increase cyclic AMP levels and force of contraction in electrically paced guinea-pig auricles. Comparison with isoprenaline, calcium and ouabain. *Naunyn-Schmiedeberg's Arch. Pharmacol.* **301**, 87—97 (1977).

[3]   Fredholm, B. B.: Are methylxanthine effects due to antagonism of endogenous adenosine? *Trends in Pharmacological Sciences* **1**, 129—132 (1980).

[4]   Korth, M.: Effects of several phosphodiesterase-inhibitors on guinea-pig myocardium. *Naunyn-Schmiedeberg's Arch. Pharmacol.* **302**, 77—86 (1978).

[5]   Kruse, E., Scholz, H.: Effect of theophylline on myocardial adenylate cyclase activity. *Experientia* **34**, 504—505 (1978).

[6]   Kukovetz, W. R., Pöch, G., Holzmann, S., Wurm, A., Rinner, I.: Cyclic nucleotides and coronary flow. In: Cyclic Nucleotides and Therapeutic Perspectives (G. Cehovic, G. A. Robison, eds.), pp. 109—125. Oxford—New York: Pergamon 1979.

[7]   Kukovetz, W. R., Pöch, G., Holzmann, S.: Cyclic nucleotides and relaxation of vascular smooth muscle. In: Vasodilatation (P. M. Vanhoutte, I. Leusen, eds.), pp. 339—353. New York: Raven 1981.

[8]   Meinertz, T., Nawrath, H., Scholz, H.: Stimulatory effects of DB-c-AMP and adrenaline on myocardial contraction and ^{45}Ca exchange. Experiments at reduced calcium concentration and low frequencies of stimulation. *Naunyn-Schmiedeberg's Arch. Pharmacol.* **279**, 327—338 (1973).

[9]   Reuter, H.: Localization of beta adrenergic receptors, and effects of noradrenaline and cyclic nucleotides on action potentials, ionic currents and tension in mammalian cardiac muscle. *J. Physiol.* (Lond.) **242**, 429—451 (1974).

[10]   Reuter, H.: Possible regulation of the calcium permeability of cardiac cell membranes by cyclic nucleotides. In: Advances in Pharmacology and Therapeutics, Vol. 3, Ions-Cyclic Nucleotides-Cholinergy (J. C. Stoclet, ed.), pp. 153—159. Oxford—New York: Pergamon 1979.

[11]   Reuter, H., Scholz, H.: The regulation of the calcium conductance of cardiac muscle by adrenaline. *J. Physiol.* (Lond.) **264**, 49—62 (1977).

[12]   Schmitz, W., Hackbarth, I., Scholz, H., Wetzel, E.: Effects of vanadate on the c-AMP system of the heart. *Basic Res. Cardiol.* **75**, 438—443 (1980).

[13]   Schmitz, W., Kruse, E.: Myocardial phosphodiesterase activity in different mammalian species. *Naunyn-Schmiedeberg's Arch. Pharmacol.* **302** (Suppl.), R 32 (1978).

[14]   Scholz, H.: Über den Mechanismus der positiv inotropen Wirkung von Theophyllin am Warmblüterherzen. II. Wirkung von Theophyllin auf Aufnahme und Abgabe von ^{45}Ca. *Naunyn-Schmiedeberg's Arch. Pharmacol.* **271**, 396—409 (1971a).

[15]   Scholz, H.: Über den Mechanismus der positiv inotropen Wirkung von Theophyllin am Warmblüterherzen. III. Wirkung von Theophyllin auf Kontraktion und Ca-abhängige Membranpotentialänderungen. *Naunyn-Schmiedeberg's Arch. Pharmacol.* **271**, 410—429 (1971b).

[16]   Scholz, H.: Calcium-dependent depolarizations and contractions in ventricular myocardial fibers: effects of adrenaline and cardiac glycosides. In: Recent Advances in Studies on Cardiac Structure and Metabolism, Vol. 5, Basic Functions of Cations in Myocardial Activity (A. Fleckenstein, N. S. Dhalla, eds.), pp. 35—41. Baltimore: University Park Press 1975.

[17]   Scholz, H.: Effects of beta- and alpha-adrenoceptor activators and adrenergic transmitter releasing agents on the mechanical activity of the heart. In: Handbook of Experimental Pharmacology, Vol. 54/I, Adrenergic Activators and Inhibitors, Part I (L. Szekeres, ed.) pp. 651—733. Berlin—Heidelberg—New York: Springer 1980.

[18]   Scholz, H., Reuter, H.: Effect of theophylline on membrane currents in mammalian cardiac muscle. *Naunyn-Schmiedeberg's Arch. Pharmacol.* **293** (Suppl.), R 19 (1976).

[19]   Sobel, B. E., Mayer, S. E.: Cyclic adenosine monophosphate and cardiac contractility. *Circ. Res.* **32**, 407—414 (1973).

[20]   Tsien, R. W., Giles, W., Greengard, P.: Cyclic AMP mediates the effects of adrenaline on cardiac Purkinje fibres. *Nature* (New Biol.) **240**, 181—183 (1972).

Die Theophyllinwirkung in therapeutischen Dosen als Antagonismus zum endogenen Adenosin

H. Osswald

Abteilung Pharmakologie der RWTH Aachen, Schneebergweg, D-5100 Aachen, BRD

Summary

In this review the mechanism of action of theophylline is regarded as an antagonism to endogeneous adenosine. The therapeutic concentration of free theophylline in plasma rarely exceeds 50 μM, whereas the known inhibition of the cAMP dependent phosphodiesterase occurs at mM concentrations of theophylline. It is shown that numerous recently published papers present evidence that endogeneous adenosine has powerful actions in many organs. In most of the papers theophylline in low (μmolar range) concentrations was used to antagonize adenosine actions. The antagonism is of the competitive type ($K_i \sim 1-5$ μM). Adenosine receptors on the outside of the cell membrane have been identified in several tissues. Theophylline could displace adenosine from its binding to membrane fragments. Although we are only beginning to understand the actions of endogenous adenosine almost all therapeutic actions of theophylline are most probably attributable to an antagonism of adenosine.

Einleitung

In dieser Übersicht wird der Wirkungsmechanismus des Theophyllins betrachtet. Es soll gezeigt werden, daß die therapeutischen Wirkungen von Theophyllin hauptsächlich auf einem Antagonismus zum endogenen Adenosin beruhen und nicht wie bisher angenommen auf einer Hemmung der Phosphodiesterase, die zyklisches Adenosinmonophosphat (cAMP) hydrolysiert. Drei Tatsachen führen zur Annahme, daß Theophyllin in therapeutischen Dosen das endogene Adenosin antagonisiert.

1. Die Hemmwirkung von Theophyllin auf die cAMP-abhängige Phosphodiesterase wird beobachtet bei Theophyllin-Konzentrationen, die zwischen 0,1–10 mmol/l liegen, während die therapeutischen Blutspiegel von freiem, nicht an Eiweiß gebundenem, Theophyllin zwischen 0,005 und 0,05 mmol/l liegen, in einem Bereich, in dem die Adenosinwirkungen antagonisiert werden.
2. Die cAMP-abhängige Phosphodiesterase ist ein intrazelluläres Enzym, während die Theophyllin-hemmbaren Adenosinwirkungen auf der Erregung eines Rezeptors an der Außenseite der Zellmembran beruhen.
3. Eine große Anzahl von Stoffen hemmt die cAMP-abhängige Phosphodiesterase im millimolaren Bereich, ohne jedoch die Wirkungen des Theophyllins zu besitzen.

Bevor wir die Theophyllinwirkungen als Antagonisms zum Adenosin auffassen können, müssen wir die Evidenz vorweisen, daß es im Organismus endogen gebildetes Adenosin gibt, und daß seine Wirkungen denen des Theophyllins entgegengesetzt sind.

Endogenes Adenosin

Adensosin entsteht aus dem ATP-Stoffwechsel. Eine Möglichkeit der Adenosinbildung geht über die Dephosphorylierung von Adenosin-5′-monophosphat (AMP) durch das Enzym 5′-Nukleotidase. Dieses Enzym kann auch Inosin-5′-monophosphat (IMP) zu Inosin dephosphorylieren. Im Gegensatz zum Adenosin sind die Inosinwirkungen in physiologischen Konzentrationen soweit bisher bekannt von untergeordneter Bedeutung. Ist das Adenosin intrazellulär entstanden, so wird es durch das Enzym Adenosindesaminase zu Inosin desaminiert. Das Inosin wird dann über Hypoxanthin und Xanthin zur Harnsäure, dem Endprodukt des Purinstoffwechsels, abgebaut. Der ATP-Abbau kann also die Adenosinbildung umgehen. Ob das auch *in vivo* geschieht, läßt sich nicht mit Sicherheit sagen, denn es ist sehr schwierig, *in vivo* die Umsatzraten der einzelnen Substrate des Purinstoffwechsels zu messen. Aus dem Gewebsgehalt der einzelnen Substrate läßt sich noch nicht auf ihre Umsatzraten schließen. Man muß aber annehmen, daß Adenosin in den meisten Geweben gebildet werden kann (siehe Tabelle 1).
Die zweite Möglichkeit der intrazellulären Adenosinbildung läuft über ATP und Methionin, wie Abb. 1 zeigt. Methyltransferasen übertragen aus S-Adenosylmethionin „aktivierte"

Tabelle 1: Gewebsspiegel von Adenosin in verschiedenen Organen

Organ, Gewebe	Adenosingehalt in nmol/g Feuchtgewicht	Autoren
Herz – basale Bedingungen – Hypoxie	0,8–1,2 3–6	6, 45, 47, 67, 68 67, 71, 74

Skelettmuskel
– normoxisch und
  isometrische
  Kontraktion
– Ischämie und
  Kontraktion
	1,1–3,6
	
	20–55
		7, 12, 56, 68

Niere – normoxisch – erhöhte Na-Reabsorption – Ischämie	3–6 16,2 38	50 53 50
Hirn – basale Bedingungen – Bicucullin – Hypoxie	0,4 5,8 25–60	61 92 66
Fettgewebe – normoxisch	1,1	23, 79

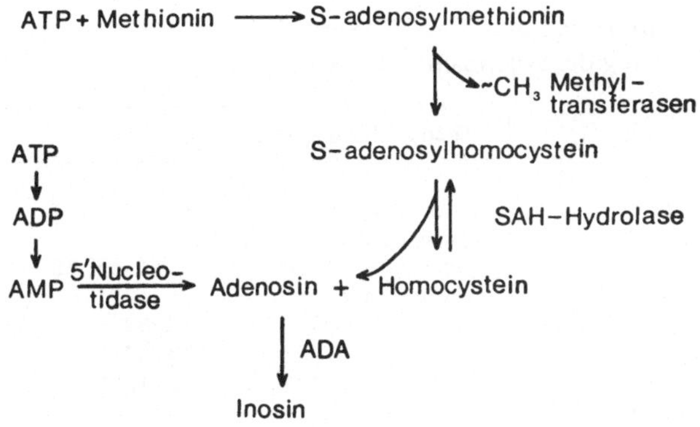

Abb. 1

Reaktionswege vom ATP zum Adenosin.
SAH = S-adenosylhomocystein;
ADA = Adenosinedesaminase.

Methylgruppen auf eine Reihe von Substraten. Das entstehende S-Adenosylhomocystein wird zu Adenosin und Homocystein hydrolysiert. Die Bedeutung dieser Reaktionswege ist erst vor kurzem in der Immunologie erkannt worden [40, 41]. In welchem Ausmaß im Vergleich zur AMP-dephosphorylierung dieser Reaktionsweg zur Adenosinbildung aus S-Adenosylhomocystein führt, läßt sich z. Z. noch nicht sagen.

Die Gewebsspiegel von Adenosin liegen bei 1-5 nmol/g Feuchtgewicht, etwa drei Zehnerpotenzen niedriger als die von ATP und etwa 1/30—1/50 des AMP-Spiegels. Tabelle 1 gibt eine Übersicht der bisher gemessenen Adenosingewebsspiegel. Die Halbwertszeit von Adenosin liegt im Blut bei etwa 10 s (Ref. in [6]), man kann daher annehmen, daß Adenosin keine zirkulierende Substanz ist wie z.B. Angiotensin II. Adenosin kann leicht durch Zellmembranen hindurch diffundieren. Die Konzentration von Adenosin im Blut liegt bei 10—100 nmol/l.

Adenosinwirkungen

Nach den bisherigen Ergebnissen muß man annehmen, daß die Adenosinwirkungen auf die verschiedensten Organe [26] über einen Rezeptor vermittelt werden, der an der Außenseite der Membran liegt [14, 37, 46, 73]. Dieser Rezeptor ist mit der Adenylatzyklase verbunden.

An einigen Geweben stimuliert Adenosin die Adenylatzyklase (Hirn, Lymphozyten, Blutplättchen, Leydigsche Tumorzellen), an anderen wird die Adenylatzyklase durch Adenosin gehemmt (Herz, Leber, Fettzellen, Chondrozyten). Es sind Bindungsstudien durchgeführt worden, die zeigen, daß Adenosin an Membranfragmente gebunden wird und daß Theophyllin Adenosin aus seiner Bindung wieder verdrängen kann [43,76,84,94]. Es gibt Adenosinanaloga, die besonders die Hemmwirkung von Adenosin auf die Adenylatzyklase auslösen können, und solche, die vor allem die Stimulation der Adenylatzyklase durch Adenosin nachmachen können [38a].

Am intakten Tier *in vivo*, an isolierten Organen sowie an Zellen lassen sich die Adenosinwirkungen durch Theophyllin antagonisieren. Die Art des Antagonismus stimmt mit der Annahme eines kompetitiven Antagonismus überein, d.h. Adenosin und Theophyllin konkurrieren um denselben Rezeptor. Die halbmaximale Hemmkonzentration von Theophyllin liegt bei 1—5 μmol/l. In der Tabelle 2 sind die einzelnen Gewebe aufgeführt, bei denen die Adenosinwirkungen durch Theophyllin antagonisiert wurden.

Tabelle 2: Adenosinwirkungen und ihre Hemmung durch Theophyllin
(K_i = halbmaximale Hemmung der Adenosinwirkung)

Organ, Gewebe	Adenosinwirkung	Theophyllinwirkung	Autoren
Herz			
— Coronarien	Dilatation	hemmt kompetitiv (K_i = 3 μM)	1, 2, 6, 9, 67
— Muskel (Kontraktilität dP/dt)	negativ inotrop nach Stimulation	hemmt (1–10 μM) „kompetitiv"	5, 11, 65, 72
— Frequenz	negativ chronotrop	hemmt (10 μM)	16, 82
— Aktionspotential	Verkürzung	hemmt	75, 82
— Adenylatzyklase	Hemmung der Catecholaminstimulation	hemmt (K_i ∼ 30 μM)	5, 11, 89
ZNS			
— Hirn(schnitte)	cAMP-Anstieg	hemmt	32, 33, 61, 69, 78
— Adenylatzyklase	Stimulation und Hemmung	hemmt kompetitiv (K_i ∼ 0,5–20 μM)	43, 60
— Neuronenaktivität	Verminderung	hemmt	34, 35, 59
— Acetylcholinfreisetzung	Verminderung	hemmt	57, 58, 87
— periphere Synapsen	Hemmung der Noradrenalin- und Acetylcholinfreisetzung	hemmt „kompetitiv"	19, 27, 31, 42 54, 62, 63, 64 91
Niere			
— Gefäße	Konstriktion	hemmt	13, 48, 49, 51, 52, 80
— Reninsekretion	Verminderung	kompetitiv	
— Diurese	Verminderung	K_i = 2 μM	
Fettgewebe			
— Lipolyse	Verminderung	hemmt	15, 23, 70, 77, 86
— Adenylatzyklase	Hemmung	„kompetitiv" K_i ∼ 1–5 μM	17, 18, 38, 76, 85 36 (Leberadenylatzyklase)
Blut			
— Erythrozyten	Stimulation der cAMP-Bildung		26
— Thrombozyten	Stimulation der cAMP-Bildung	hemmt „kompetitiv"	29, 30
— Thymozyten	Stimulation der cAMP-Bildung		25, 93, 95
— Mastzellen (Ratte)	Steigerung der Histaminfreisetzung	hemmt K_i ∼ 3 μM	20, 21, 22, 39, 81
Glatte Muskulatur, Gefäße	Erschlaffung	hemmt K_i ∼ 2–10 μM	3, 28, 44, 83, 88
Isolierte Zellen			8, 10, 90, 77
— Kultivierte Fibroblasten VA13 (Mensch)	Stimulation der Adenylatzyklase		
— Leydig Tumorzellen			
— Chondrozyten	Hemmung der cAMP-Bildung	hemmt kompetitiv K_i = 5 μM	55

Es fällt auf, daß die Adenosinwirkungen durch Theophyllin antagonisiert werden in Konzentrationen weit unter denen, die nötig sind, um die cAMP-abhängige Phosphodiesterase zu hemmen [24]. Von einigen Gruppen wurde auch gezeigt, daß Theophyllin *per se* in den Konzentrationen, die Adenosin antagonisieren, keine Änderungen der Gewebsspiegel von cAMP bewirkt [24, 81]. Die Wirkungen von Adenosin sollten nicht mit denen des ATP bei der „purinergen" Übertragung verwechselt werden, denn diese ATP-Wirkungen [4] sind nicht durch Theophyllin hemmbar.

Die therapeutischen Wirkungen vom Theophyllin sind vielfältig und können als bekannt vorausgesetzt werden. Wie die Tabelle 2 zeigt, hat das Adenosin auf Hirn, Herz und Niere dem Theophyllin entgegengesetzte Wirkungen.

Schlußfolgerung

Die große Anzahl von Publikationen der letzten fünf Jahre zeigt, daß wir erst am Anfang des Verständnisses der Adenosinwirkungen sind. Es kann daher auch nicht dogmatisch geschlossen werden, alle Theophyllinwirkungen ließen sich durch einen Antagonismus zum Adenosin erklären. Was jedoch bisher zu dieser Frage an Ergebnissen vorliegt, spricht ganz klar für die Annahme eines Adenosin-Antagonismus als Wirkungsmechanismus des Theophyllins.

Literatur

[1] Afonso, S.: Inhibition of coronary vasodilating action of dipyridamole and adenosine by aminophylline. *Circ. Res.* **26**, 743–752 (1970).

[2] Afonso, S., O'Brien, G. S.: Inhibition of cardiovascular metabolic and hemodynamic effects of adenosine and aminophylline. *Amer. J. Physiol.* **219**, 1672–1674 (1970).

[3] Ally, A. I., Nakatsu, K.: Adenosine inhibition of isolated rabbit ileum and antagonism by theophylline. *J. Pharmacol. exp. Ther.* **199**, 208–215 (1976).

[4] Andersson, K.-E., Husted, S., Sjögren, C.: Contribution of prostaglandins to the adenosine triphosphate-induced contraction of rabbit urinary bladder. *Br. J. Pharmac.* **70**, 443–452 (1980).

[5] Baumann, G., Schrader, J., Gerlach, E.: Inhibitory action of adenosine on histamine- and dopamine-stimulated cardiac contractility and adenylate cyclase in guinea pigs. *Circ. Res.* **48**, 259–266 (1981).

[6] Berne, R. M.: The role of adenosine in the regulation of coronary blood flow. *Circ. Res.* **47**, 808–813 (1980).

[7] Bockmann, E. L., Berne, R. M., Rubio, R.: Adenosine and active hyperemia in dog skeletal muscle. *Am. J. Physiol.* **230**, 1531–1537 (1976).

[8] Bruns, R. F.: Adenosine antagonism by purines, pteridines and benzopteridines in human fibroblasts. *Biochem. Pharmacol.* **30**, 325–333 (1981).

[9] Bünger, R., Haddy, F. J., Gerlach, E.: Coronary responses to dilating substances and competitive inhibition by theophylline in the isolated perfused guinea-pig heart. *Pflügers Arch.* **358**, 213–224 (1975).

[10] Clark, R. B., Seney, M. N.: Regulation of adenylate cyclase from cultured human cell lines by adenosine. *J. Biol. Chem.* **251**, 4239–4246 (1976).

[11] Dobson, J. G.: Reduction by adenosine of the isoproterenol-induced increase in cyclic adenosine 3′,5′-monophosphate formation and glycogen phosphorylase activity in rat heart muscle. *Circ. Res.* **43**, 785–793 (1978).

[12] Dobson, J. G., Rubio, R., Berne, R. M.: The role of adenine nucleotides, adenosine, and inorganic phosphate in the regulation of skeletal muscle blood flow. *Circ. Res.* **29**, 375–384 (1971).

[13] Drury, A. N., Szent-Györgyi, A.: The physiological activity of adenine compounds with special reference to their action on the mammalian heart. *J. Physiol. (Lond.)* **68**, 213–237 (1929).

[14] Dutta, P., Mustafa, S. J.: Binding of adenosine to the crude plasma membrane fraction isolated from dog coronary and carotid arteries. *J. Pharmacol. Exp. Ther.* **214**, 496–502 (1980).

[15] Ebert, R., Schwabe, U.: Studies on the antilipolytic effect of adenosine and related compounds in isolated fat cells. *Naunyn-Schmiedeberg's Arch. Pharmacol.* **278**, 247–259 (1973).

[16] Einstein, R., Angus, J. A., Cobbin, L. B., Maguire, M. H.: Separation of vasodilator and negative chronotropic actions in analogues of adenosine. *Europ. J. Pharmacol.* **19**, 246–250 (1972).

[17] Fain, J. N., Malbon, C. C.: Regulation of adenylate cyclase by adenosine. *Molec. Cell. Biochem.* **25**, 143–151 (1979).

[18] Fain, J. N.: Inhibition of adenosine cyclic 3'-, 5'-monophosphate accumulation in fat cells by adenosine, N^6-(phenylisopropyl)adenosine, and related compounds. *Mol. Pharmacol.* **9**, 595–604 (1973).

[19] Fredholm, B. B., Hedqvist, P.: Modulation of neurotransmission by purine nucleotides and nucleosides. *Biochem. Pharmacol.* **29**, 1635–1643 (1980).

[20] Fredholm, B. B., Lanefelt, F., Hjemdahl, P., Sidhagen, B., Sydbom, A.: Cyclic AMP as mediator of prostaglandins and adenosine actions in allergic and inflammatory reactions. *Prog. Pharmacol.* **4**, 110–115 (1980).

[21] Fredholm, B. B., Sydbom, A.: Are the antiallergic effects of theophylline due to antagonism at the adenosine receptor? *Agents and Actions* **10**, 56–58 (1980).

[22] Fredholm, B. B.: Theophylline actions on adenosine receptors. *Europ. J. respir. Dis.* **61**, 29–36 (1980).

[23] Fredholm, B. B.: Effects of adenosine, adenosine analogues and drugs inhibiting adenosine inactivation on lipolysis in rat fat cells. *Acta Physiol. Scand.* **102**, 191–198 (1978).

[24] Fredholm, B. B., Hedqvist, P., Vernet, L.: Effect of theophylline and other drugs on rabbit renal cyclic nucleotide phosphordiesterase, 5'-nucleotidase and adenosine deaminase. *Biochem. Pharmacol.* **27**, 2845–2850 (1978).

[25] Fredholm, B. B., Sandberg, G., Ernström, U.: Cyclic AMP in freshly prepared thymocyte suspensions. Evidence for stimulation by endogenous adenosine. *Biochem. Pharmacol.* **27**, 2675–2682 (1978).

[26] Fox, I. H., Kelley, W. N.: The role of adenosine and 2'deoxyadenosine in mammalian cells. *Ann. Rev. Biochem.* **47**, 655–686 (1978).

[27] Ginsborg, B. L., Hirst, G. D. S.: The effect of adenosine on the release of the transmitter from the phrenic nerve of the rat. *J. Phisol. (Lond.)* **224**, 629–645 (1972).

[28] Granger, D. N., Valleau, J. D., Parker, R. E., Lane, R. S., Taylor, A. E.: Effects of adenosine on intestinal hemodynamics, oxygen delivery and capillary fluid change. *Am. J. Physiol.* **253**, H707–H719 (1978).

[29] Haslam, R. J., Davidson, M. M. L., Desjardins, J. V.: Inhibition of adenylate cyclase by adenosine analogues in preparations of broken and intact human platelets. *Biochem. J.* **176**, 83–95 (1978).

[30] Haslam, R. J., Rosson, G. M.: Effects of adenosine on levels of adenosine cyclic 3', 5'-monophosphate in human blood platelets in relation to adenosine incorporation and platelet aggregation. *Molecular Pharmacology* **11**, 528–533 (1975).

[31] Hedqvist, P., Fredholm, B. B.: Effects of adenosine on adrenergic neurotransmission: Prejunctional inhibition and postjunctional enhancement. *Naunyn-Schmiedeberg's Arch. Pharmacol.* **293**, 217–223 (1976).

[32] Jhamandas, K., Sawynok, J.: Methylxanthine antagonism of opiate and purine effects on the release of acetycholine. in: Opiates and Endogenous Opioid Peptides. ed. Kosterlitz, H. W., pp. 161–168, Amsterdam 1976. *Elsevier North Holland, Biomedical Press.*

[33] Jiang, Z. G., Chelack, B. J., and Phillis, J. W.: Effects of morphine and caffeine on adenosine release from rat cerebral cortex: is caffeine a morphine antagonist. *Can. J. Physiol. Pharmacol.* **58**, 1513–1515 (1980).

[34] Kostopoulos, G. K., Phillis, J. W.: Purinergic depression of neurons in different areas of the rat brain. *Exp. Neurol.* **55**, 719–724 (1977).

[35] Kostopoulos, G. K., Limacher, J. J., Phillis, J. W.: Action of various adenine derivatives on cerebellar Purkinje cells. *Brain Res.* **88**, 162–165 (1975).

[36] Londos, C., Preston, M. S.: Regulation by glucagon and divalent cations of inhibition of hepatic adenylate cyclase by adenosine. *J. Biol.* **252**, 5951–5956 (1977).

[37] Londos, C., Wolff, J.: Two distinct adenosine-sensitive sites on adenylate cyclase. *Proc. Natl. Acad. Sci. (USA)* 74, 5482−5486 (1977).

[38] Londos, C., Cooper, D. M. F., Schlegel, W., Rodbell, M.: Adenosine analogs inhibit adipocyte adenylate cyclase by a GTP dependent process: Basis for actions of adenosine and methyl-xanthines on cyclic AMP production and lipolysis. *Natl. Acad. Sci. (USA)* 75, 5362−5366 (1978).

[38a] Londos, G., Cooper, D. M. F., Solff, J.: Subclasses of external adenosine receptors. *Proc. Natl. Acad. Sci. (USA)* 77, 2551−2554 (1980).

[39] Marquardt, D. L., Parker, Ch. W., Sullivan, T. J.: Potentiation of mast cell mediator release by adenosine. *J. Immunol.* 120, 871−878 (1978).

[40] Marone, G., Plaut, M., Lichtenstein, L. M.: The role of adenosine in the control of immune function. *La Ricerca Clin. Lab.* 10, 303−312 (1980).

[41] Mills, G. C., Schmalstieg, F. C., Trimmer, K. B., Goldman, A. S., Goldblum, R. M.: Purine metabolism in adenosine deaminase deficiency. *Proc. Natl. Acad. Sci.* 73, 2867−2871 (1976).

[42] Mueller, A. L., Mosimann, W. F., Weiner, N.: Effects of adenosine on neurally mediated nore-pinephrine release from the cat spleen. *Europ. J. Pharmacol.* 53, 329−333 (1979).

[43] Newman, M. E., De Lucia, R., Patel, J., McIlwain: Adenosine-binding to cerebral preparations in interpretation of adenosine activation of adenosine 3', 5'-cyclic monophosphate formation. *Trans. Biochem. Soc.* 8, 141−142 (1980).

[44] Oberdörster, G. R., Lang, R., Zimmer, R.: Influence of adenosine and lowered cerebral blood flow on the cerebrovascular effects of theophylline. *Europ. J. Pharmacol.* 30, 197−204 (1975).

[45] Olsson, R. A., Gentry, J. A.: Adenosine metabolism in canine myocardial reactive hyperemia. *Circ. Res.* 42, 358−362 (1978).

[46] Olsson, R. A., Davis, Ch. J., Khouri, E. M., Patterson, R. E.: Evidence for an adenosine receptor on the surface of dog coronary myocytes. *Circ. Res.* 39, 93−98 (1976).

[47] Olsson, R. A.: Changes in content of purine nucleoside in canine myocardium during coronary occlusion. *Circ. Res.* 26, 301−306 (1970).

[48] Osswald, H.: Renal effects of adenosine and their inhibition by theophylline in dogs. *Naunyn-Schmiedeberg's Arch. Pharmacol.* 288, 79−86 (1975).

[49] Osswald, H., Schmitz, H.-J., Heidenreich, O.: Adenosine response of the rat kidney after saline loading, sodium restriction and hemorrhagia. *Pflügers Arch. ges. Physiol.* 357, 323−333 (1975).

[50] Osswald, H., Schmitz, H.-J., Kemper, R.: Tissue content of adenosine, inosine and hypo-xanthine in the rat kidney after ischemia and postischemic recirculation. *Pflügers Arch. ges. Physiol.* 371, 45−49 (1977).

[51] Osswald, H., Spielman, W. S., Knox, F. G.: Mechanism of adenosine mediated decrease in glomerular filtration rate. *Circ. Res.* 43, 465−469 (1978).

[52] Osswald, H., Schmitz, H.-J., Kemper, R.: Renal action of adenosine: effect on renin secretion in the rat. *Naunyn-Schmiedeberg's Arch. exp. Path. Pharmak.* 303, 95−99 (1978).

[53] Osswald, H., Nabakowski, G., Hermes, H.: Adenosine as a possible mediator of metabolic control of glomerular filtration rate. *Int. J. Biochem.* 12, 263−267 (1980).

[54] Paton, D. M.: Presynaptic inhibition of adrenergic neurotransmission by adenine nucleotides and adenosine. In: Physiol. and Reg. functions of adenosine and adenine nucleotides. (Eds. Bear and Drummond). *Raven Press, New York,* pp. 69−77 (1979).

[55] Peck, W. A., Carpenter, J., Messinger, K.: Cyclic 3', 5'-monophosphate in isolated bone cells. II. Responses to adenosine and parathyroid hormone. *Endocrinology* 94, 148−154 (1974).

[56] Phair, R. D., Sparks, H. V.: Adenosine content of skeletal muscle during active hyperemia and ischemic contraction. *Am. J. Physiol.* 237, H1−H9 (1979).

[57] Phillis, J. W., Siemens, R. K., Wu, P. H.: Effects of diazepam on adenosine and acetylcholine release from rat cerebral cortex: further evidence for a purinergic mechanism in action of diazepam. *Br. J. Pharmac.* 70, 341−348 (1980).

[58] Phillis, J. W., Kostopoulos, G. K.: Adenosine as a putative transmitter in the cerebral cortex. Studies with potentiators and antagonists. *Life Sic. Oxford* 17, 1085−1094 (1975).

[59] Phillis, J. W., Kostopoulos, G. K., Limacher, J. J.: Depression of corticospinal cells by various purines and pyrimidines. *Can. J. Physiol. Pharmac.* 52, 1226−1229 (1974).

[60] Premont, J., Perez, M., Bockaert, J.: Adenosine-sensitive adenylate cyclase in rat striatal homo-genates and its relationship to dopamine- and Ca^{2+}-sensitive adenylate clyclases. *Mol. Pharmacol.* 13, 662−670 (1977).

[61] Rehncrona, S., Siesjo, B. K., Westerberg, E.: Adenosine and cyclic AMP in cerebral cortex of rats in hypoxia, status epilepticus and hypercapnia. *Acta Physiol. Scand.* 104, 453−463 (1978).

[62]   Ribeiro, J. A., Dominguez, M. L., Goncalves, M. J.: Purine effects at the neuromuscular junction and their modification by theophylline, imidazole and verapamil. *Archs. int. Pharmac. Ther.* **238**, 206—219 (1979).

[63]   Reibeiro, J. A.: ATP: related nucleotides and adenosine on neurotransmission. *Life Sci. Oxford* **22**, 1373—1380 (1978).

[64]   Ribeiro, J. A., Walker, J.: The effects of adenosine triphosphate and adenosine diphosphate on transmission at the rat and frog neuromuscular junctions. *Br. J. Pharmacol.* **54**, 213—218 (1975).

[65]   Rockhoff, J. B., Dobson, J. G.: Inhibition by adenosine of the catecholamine induced increase in rat atria contractility. *Fed. Proc.* **38**, 975 (abstr.) (1979).

[66]   Rubio, R., Berne, R. M., Bockman, E. L., Curnish, R. R.: Relationship between adenosine concentration and oxygen supply in rat brain. *Am. J. Physiol.* **228**, 1896—1902 (1975).

[67]   Rubio, R., Wiedmeier, V. T., Berne, R. M.: Relationship between coronary blood flow and adenosine production and release. *J. Mol. Cellular Cardiol.* **6**, 561—566 (1974).

[68]   Rubio, R., Berne, R. M., Dobson, J. G.: Sites of adenosine production in cardiac and skeletal muscle. *Am. J. Physiol.* **225**, 928—953 (1973).

[69]   Sattin, A., Rall, T. W.: The effect of adenosine and adenine nucleotides on the cyclic adenosine 3′, 5′-phosphate content of guinea pig cerebral cortex slices. *Mol. Pharmacol.* **6**, 13—23 (1970).

[70]   Schimmel, R. J.: Interactions between catecholamines, methylxanthines and adenosine in regulation of cyclic AMP accumulation in hamster adipocytes. *Biochim. Biophys. Acta* **629**, 83—94 (1980).

[71]   Schrader, J., Haddy, F. J., Gerlach, E.: Release of adenosine, inosine and hypoxanthine from the isolated guinea pig heat during hypoxia, flow-autoregulation and reactive hyperemia. *Pflügers Arch.* **369**, 1—6 (1977).

[72]   Schrader, J., Baumann, G., Gerlach, E.: Adenosine as inhibitor of myocardial effects of catecholamines. *Pflügers Arch.* **372**, 29—35 (1977).

[73]   Schrader, J., Nees, S., Gerlach, E.: Evidence for a cell surface adenosine receptor on coronary myocytes and atrial muscle cells. *Pflügers Arch.* **369**, 251—257 (1977).

[74]   Schrader, J., Gerlach, E.: Compartmentation of cardiac adenine nucleotides and formation of adenosine. *Pflügers Arch.* **367**, 129—135 (1976).

[75]   Schrader, J., Rubio, R., Berne, R. M.: Inhibition of slow action potentials of guinea pig atrial muscle by adenosine: a possible effect on Ca^{++} influx. *J. Mol. Cell Cardiol.* **7**, 427—433 (1975).

[76]   Schwabe, U., Trost, T.: Characterization of adenosine receptors in rat brain by (−) ^{3}H N^6-phenylisopropyladenosine. *Naunyn-Schmiedeberg's Arch. Pharmacol.* **313**, 179—189 (1980).

[77]   Schwabe, U., Ebert, R., Erbler, H. C.: Adenosine release from isolated fat cells and its significance for the effects of hormones on cyclic 3′, 5′-AMP levels and lipolysis. *Naunyn-Schmiedeberg's Arch. Pharmacol.* **276**, 133—148 (1973).

[78]   Shimizu, H., Daly, J.: Formation of cyclic adenosine 3′, 5′-monophosphate from adenosine in brain slices. *Biochim. Biophys. Acta* **222**, 465—473 (1970).

[79]   Sollevi, A.: Role of adenosine as a regulator of blood flow, lipolysis and neurotransmission in adipose tissue. *From the Department of Pharmacology, Karolinska Institut, Stockholm, Sweden* (1981).

[80]   Spielman, W. S., Knox, F. G., Dousa, T. P.: Evidence that intrarenal adenosine mediates the decrease in renin release during hypertonic saline infusion. *Fed. Proc.* **39**, 2349, Abstract, 1980.

[81]   Sullivan, T. J., Parker, K. L., Stenson, W., Parker, C. W.: Modulation of cyclic AMP in purified rat mast cells. I. Responses to pharmacologic, metabolic, and physical stimuli. *J. Immunol.* **114**, 1473 (1975).

[82]   Szentmiklosi, A. J., Nemeth, M., Szegi, J., Papp, J. G., Szekeres, L.: On the possible role of adenosine in the hypoxia-induced alterations of the electrical and mechanical activity of the atrial myocardium. *Arch. int. Pharmacodyn.* **238**, 283—295 (1979).

[83]   Tabaie, H. M. A., Scott, J. B., Haddy, F. J.: Reduction of exercise dilation by theophylline. *Proc. soc. Exp. Biol. Med.* **154**, 93—97 (1977).

[84]   Trost, T., Schwabe, U.: Adenosine receptors in fat cells. *Mol. Pharmacol.* **19**, 228—235 (1980).

[85]   Trost, T., Stock, K.: Effects of adenosine derivatives on cAMP accumulation and lipolysis in rat adipocytes and on adenylate cyclase in adipocyte plasma membranes. *Naunyn-Schmiedeberg's Arch. Pharmacol.* **299**, 33—40 (1977).

[86]   Turbin, B. P., Duckworth, W. C., Solomon, S. S.: Perfusion of isolated rat adipose cells. Modulation of lipolysis by adenosine. *J. Clin. Invest.* **60**, 442—448 (1977).

[87] Vizi, E. S., Knoll, J.: The inhibitory effect of adenosine and related nucleotides on the release of acetylcholine. *Neuroscience* **1**, 391–398 (1976).

[88] Wahl, M., Kuschinsky, W.: The dilatatory action of adenosine on pial arteries of cats and its inhibition by theophylline. *Pflügers Arch.* **362**, 55–59 (1976).

[89] Webster, S., Olsson, R. A.: Adenosine regulation of canine cardiac adenylate cyclase. *Biochem. Pharmacol.* **30**, 369–373 (1981).

[90] Wolff, J., Cook, G. H.: Activation of steriodogenesis and adenylate cyclase by adenosine in adrenal and Leydig tumor cells. *J. Biol. Chem.* **252**, 687–693 (1977).

[91] Verhaeghe, R. H., Vanhoutte, P. M., Shepherd, J. T.: Inhibition of sympathetic neurotransmission in canine blood vessels by adenosine and adenine nucleotides. *Circ. Res.* **40**, 208–215 (1977).

[92] Winn, H., Welsh, J. E., Rubio, R., Berne, R. M.: Changes in brain adenosine during bicuculline-induced seizures in rats. *Circ. Res.* **47**, 568–577 (1980).

[93] Wolberg, G., Zimmerman, T. P., Hiemstra, K., Winston, M., Chu, L.-C.: Adenosine inhibition of lymphocyte-mediated cytolysis: Possible role of cyclic adenosine monophosphate. *Science* **187**, 957–959 (1975).

[94] Wu, P. H., Phillis, J. W., Bali, K., Rinaldi, B.: Specific binding of 2-^{3}H chloroadenosine to rat brain cortical membranes. *Can. J. Physiol. Pharmacol.* **58**, 576–579 (1980).

[95] Zenzer, T. V.: Formation of adenosine $3',5'$-monophosphate from adenosine in mouse thymocytes. *Biochim. Biophys. Acta* **404**, 202–213 (1975).

Wirkung und Wechselwirkung von Theophyllin und Chinin auf die neuromuskuläre Übertragung und die elektromechanische Kopplung am M. gastrocnemius

G. Böhmer

Physiologisches Institut der Universität Mainz, Saarstraße 21, D-6500 Mainz, BRD

H. R. O. Dinse

Zoologisches Institut der Universität Mainz, Abt. Biophysik, Saarstraße 21, D-6500 Mainz, BRD

Summary

It has been reported that theophylline improves the effect of quinine in relieving patients from nocturnal muscle cramps. We therefore examined the actions and interactions of quinine and theophylline on mechanical and electrical properties of the rabbit's N. ischiadicus — M. gastrocnemius nerve-muscle preperation *in situ*. Maximal tension, rate of rise of tension, contraction time, relaxation time and latency of single maximal twitch, evoked by electrical stimulation of N. ischiadicus were measured before and after i.p. or i.v. application of therapeutic doses of quinine and theophylline given alone or in combination. In addition, changes of conduction velocities of action potentials of the ischiadic nerve or M. gastrocnemius were determined.

Quinine reduced both maximal tension and rate of rise of tension of M. gastro-cnemius as well as its relaxation time. Latency of muscular twitch was not affected but conduction velocity of muscular action potential was increased. *Theophylline* enhanced maximal muscular tension, rate of rise of tension and conduction velocity of muscular action potential. Relaxation time of the muscle and latency of muscular twitch were reduced. Simultaneous application of *quinine and theophylline* resulted in reduction of maximal tension and rate of rise of tension of muscular twitch. These reductions were relatively weak compared to the action of quinine alone. Relaxation time and latency of twitch were diminished in the intact preperation but were increased when the nerve was cut.

Reduction of muscular force by quinine is most probably due to its curariform action [3], whereas the effects of theophylline cannot be explained by a peripheral action only. Besides the effects on muscle and neuromuscular transmission, vaso-dilatating and central effects must be considered. The effects of simultaneous application of theophylline and quinine on muscular tension were essentially similar to the quinine effects but weaker. In addition, latency of muscular twitch is decreased reflecting the action of theophylline on neuromuscular transmission. The effects of theophylline on neuromuscular events cannot simply be explained by its vasodilatory action [8].

Einleitung

Chinin ist zur Behandlung von nächtlichen Wadenkrämpfen in der ärztlichen Praxis eingeführt [1]. Brody und Brezak [2] berichten in einer Fallstudie, daß die Therapieerfolge bei kombinierter Anwendung von Chinin und Theophyllin wesentlich gesteigert werden konnten. Die therapeutische Effektivität von Chinin kann auf dessen curareähnliche Wirkung zurückgeführt werden [3]. Die der Verbesserung der Wadenkrampftherapie zugrunde liegenden Mechanismen der Wechselwirkung von Chinin und Theophyllin sind weitgehend unbekannt, wurden jedoch spekulativ auf die Steigerung der Durchblutung des Muskels durch die vasodilatierende Wirkung des Theophyllins zurückgeführt [2]. Die Studie, deren Ergebnisse hier vorliegen, hatte das Ziel, die Wirkungsweise von Chinin und Theophyllin, sowie deren Wechselwirkung auf elektrische und mechanische Vorgänge bei der Kontraktion des Skelettmuskels des Kaninchens *in situ* zu untersuchen. Die Ergebnisse können Hinweise liefern, ob die berichtete Steigerung der Therapieerfolge bei der Behandlung von Wadenkrämpfen mit Chinin durch gleichzeitige Gabe von Theophyllin [2] auf eine direkte Veränderung dieser bioelektrischen und biomechanischen Vorgänge durch Theophyllin zurückgeführt werden kann.

Methode

Für diese Untersuchungsreihe wurde das N. ischiadicus — M. gastrocnemius Nerv — Muskelpräparat beim Kaninchen gewählt. Dabei wurden Nerv und Muskel in situ belassen. Die Tiere wurden mit 1,1—1,3 g Urethan/kg Körpergewicht narkotisiert und anschließend tracheotomiert und die Trachea kanüliert. Der endexspiratorische pCO_2 und das EKG wurden kontinuierlich gemessen. Der Nervus ischiadicus wurde durch stumpfe Präparation am Oberschenkel freigelegt und jeweils muskelnah und muskelfern auf bipolare Platinelektroden aufgelegt und dann mit Paraffinöl abgedeckt. Der Nerv wurde über die Platinelektroden bipolar mit elektrischen Einzelimpulsen von 1 ms Dauer und mit Spannungen bis 10 Volt gereizt, um maximale Muskelkontraktion zu erreichen. Zur Registrierung der Muskelaktionspotentiale wurden in den freigelegten M. gastrocnemius zwei Wolframelektroden eingestochen. Die abgeleiteten Summenaktionspotentiale wurden verstärkt und mit einem Speicheroscillographen registriert. Durch muskelnahe bzw. muskelferne Einzelreizung des N. ischiadicus und proximale bzw. distale Ableitung der Aktionspotentiale am M. gastrocnemius konnten die Leitungszeiten über den Nerven und über den Muskel bestimmt werden (Abb. 1). Für die Messung der Muskelspannung bei isometrischer Muskelzuckung wurde der Fuß der Versuchstiere gebeugt und in dieser Lage fixiert, um die Vordehnung des Muskels während des gesamten Versuchszeitraumes konstant zu halten. Die Muskelspannung wurde an der Achillessehne mit einem verbiegungssteifen Biegestab aufgenommen und dessen Verbiegung mit Hilfe von Dehnungsmeßstreifen in elektrische Signale gewandelt [4] und dann registriert. Zur Unterscheidung von direkten und reflektorischen bzw. höheren zentralen Einflüssen der Pharmaka auf die gemessenen Parameter wurden an jedem Tier die Untersuchungen mit einem intakten und einem durchtrennten Nerven simultan durchgeführt. Chininsulfat wurde ip. oder iv. in Dosen von 0,5—1,5 mg/kg Körpergewicht appliziert; Aminophyllin ebenfalls ip. oder iv. in Dosen von 0,5—1,0 mg/kg.

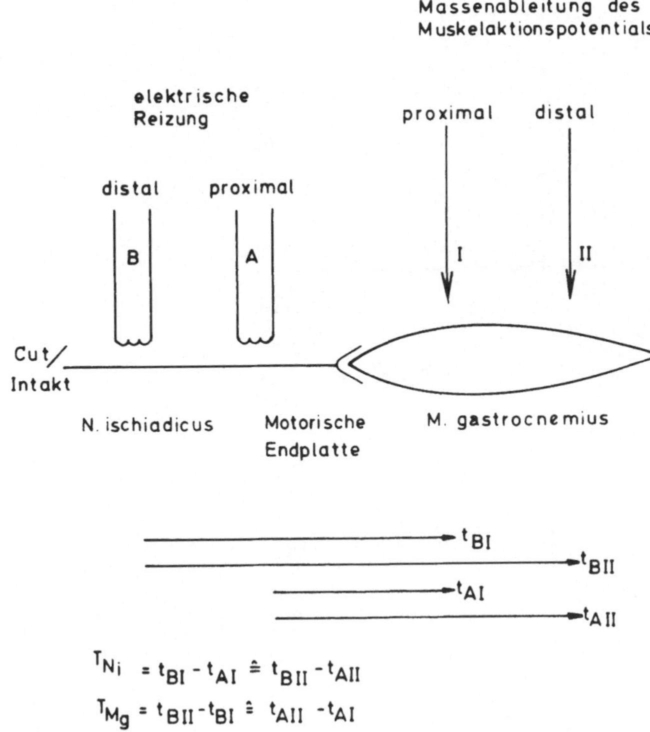

Abb. 1

Schematische Darstellung des Versuchsaufbaus. Aus der Differenz der Latenzzeiten, gemessen nach elektrischer Reizung des N. ischiadicus, gegeben durch die Reizpunkte A und B und dem Vergleich mit der Differenz der Latenzzeiten, gemessen am M. gastrocnemius, gegeben durch die Ableitorte I und II, lassen sich die Erregungsleitungsgeschwindigkeiten für den N. ischiadicus (T_{Ni}) und den M. gastrocnemius (T_{Mg}) berechnen.

$$T_{Ni} = t_{BI} - t_{AI} \cong t_{BII} - t_{AII}$$

$$T_{Mg} = t_{BII} - t_{BI} \cong t_{AII} - t_{AI}$$

Ergebnisse

Chinin bewirkte am intakten wie am ischiadicotomierten Präparat eine starke Reduktion der maximalen Muskelspannung und der Spannungszunahme (Abb. 2). Dabei blieb die Kontraktionszeit konstant, während die Erschlaffungszeit beim intakten Präparat abnahm, bei durchtrenntem N. ischiadicus jedoch ebenfalls konstant blieb. Die Latenz zwischen Reizung und Zuckungsbeginn wurde nur bei durchtrenntem Nerven verkürzt (Abb. 2 cut). Die Leitungsgeschwindigkeit der Muskelaktionspotential wurde unter Chinin erhöht (Abb. 2. intakt).

Gabe von *Theophyllin* erhöhte sowohl am intakten als auch am ischiadicotomierten Präparat die maximale Muskelspannung sowie die Spannungszunahme (Abb. 3). Dabei blieb unter allen Bedingungen die Kontraktionszeit konstant, während die Erschlaffungszeit abnahm. Die Latenz zwischen Reizung des Nerven und Zuckungsbeginn wurde kürzer. Die Geschwindigkeit der Erregungsleitung am Muskel wurde durch Theophyllin erhöht. Diese Effekte waren bei intaktem und ischiadicotomiertem Präparat qualitativ gleich (Abb. 3).

Simultane Gabe von *Theophyllin und Chinin* erniedrigte sowohl am intakten, als auch am ischiadicotomierten Präparat die maximale Muskelspannung und die Spannungszunahme bei Einzelzuckung (Abb. 4). Die Kontraktionszeit wurde initial verlängert und blieb dann konstant, während sowohl die Latenz zwischen Nervenreizung und Zuckungsbeginn, als auch die Erschlaffungszeit am intakten Präparat abnahmen (Abb. 4 intakt),

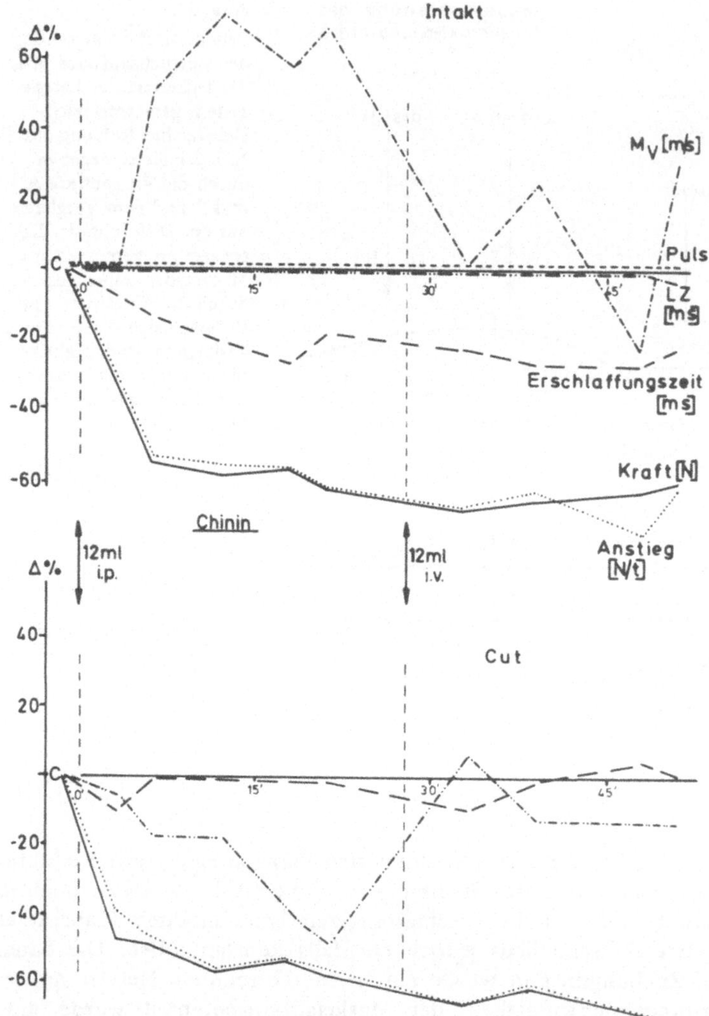

Abb. 2 Zeitverlauf der Wirkung von Chininapplikation bei intaktem (oben) und ischiadicotomiertem Präparat (unten). Relative Veränderungen der dargestellten Parameter in Prozent. Die senkrecht gestrichelte Linie gibt den Applikationszeitpunkt an. ——— Kraft (Spannung) des Muskels bei isometrischer Einzelzuckung in Newton; ——— Herzfrequenz in Schläge/min; .... Anstieg in Netwon/sec (im Text als Spannungszunahme des Muskels bei Einzelzuckung bezeichnet); —————— Erschlaffungszeit (Zeit für das Abklingen der Muskelspannung auf 1/2 maximalen Wert) in msec; —··—··— Latenzzeit der Muskelkontraktion nach elektrischer Reizung des N. ischiadicus in msec. Man beachte die unterschiedliche Skalierung bei den verschiedenen Pharmaka.

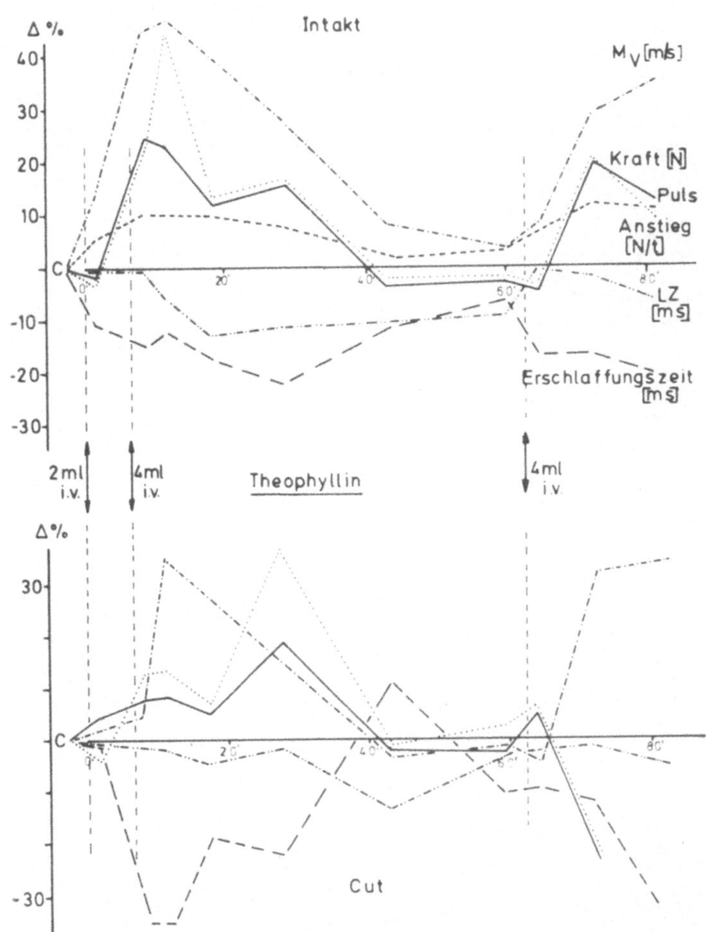

Abb. 3 Zeitverlauf der Wirkung von Theophyllinapplikation (nähere Erklärung siehe Abb. 2).

am ischiadicotomierten Präparat jedoch verlängert wurden (Abb. 4 cut). Die Leitungsgeschwindigkeit der Erregung am Muskel wurde am intakten und am ischiadicotomierten Präparat erhöht.

Änderungen der Erregungleitungsgeschwindigkeit über den N. ischiadicus waren bei allen Versuchsbedingungen nicht meßbar. Die Herzschlagfrequenz wurde durch Theophyllingabe um 10—20 % erhöht (Abb. 3 und Abb. 4).

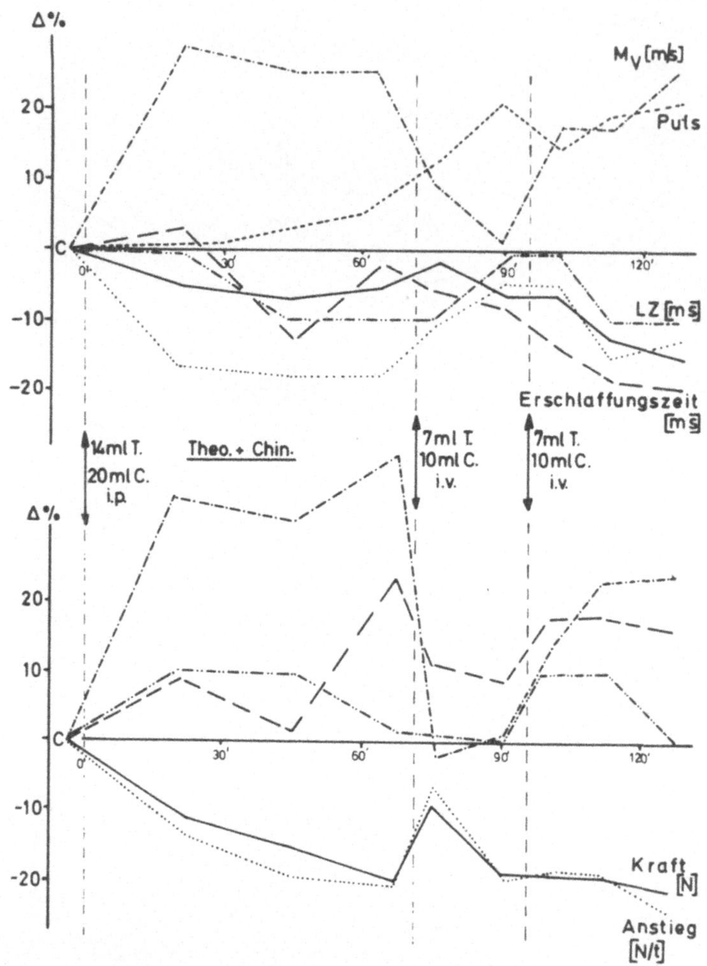

Abb. 4 Zeitverlauf der Wirkung von simultaner Applikation von Theophyllin und Chinin (nähere Erklärung siehe Abb. 2).

Diskussion

Chinin führt am *isolierten,* denervierten Skelettmuskel zur Erhöhung der Kontraktionskraft [3]. In unseren Versuchen am intakten Nerv-Muskelpräparat *in situ* bewirkte Chinin dagegen eine Erniedrigung der Kontraktionskraft, wie sie von Harvey [3] nur für den glatten Tetanus beschrieben wird. Diese erniedrigte Antwort auf tetanische Reizung führte Harvey auf die Verlängerung der Refraktärzeit des Muskels durch Chinin zurück. Aufgrund der erniedrigten Antwort des Skelettmuskels auf Acetylcholingabe unter Chinineinwirkung schloß Harvey auf eine curareähnliche Wirkung des Chinins. Von der Facilitierung der Muskelaktionen am isolierten Präparat bleibt beim Muskel in situ nur die Erhöhung der Erregungsleitungsgeschwindigkeit; hingegen bleibt die curareähnliche Wirkung des Chinins erhalten.

Theophyllin führte zu einer Erhöhung der Muskelkraft, wie dies auch für den Skelettmuskel [5] und für den glatten Muskel bei transmuraler Reizung [6] beschrieben wurde.
Gustafsson und Mitarbeiter [6] konnten zeigen, daß diese Wirkung durch Acetylcholinausschüttung bewirkt wird. Diese Acetylcholinausschüttung wird durch Theophyllin nicht
direkt, sondern indirekt durch antagonistische Wirkung von Theophyllin gegenüber Adenosin, das die Acetylcholinausschüttung inhibiert, ausgelöst. Hinzu kommt, daß Theophyllin ebenso wie Chinin Calziumionen aus dem sarcoplasmatischen Reticulum freisetzt
und so die elektromechanische Kopplung verbessert [7]. Diese Verbesserung findet Ausdruck in der Verkürzung der Latenz zwischen Reizung des N. ischiadicus und Beginn der
Muskelzuckung. Am isolierten Nerv-Muskelpräparat konnte gezeigt werden, daß Coffein
zwei Wirkungsorte hat: 1. direkt auf die neuromuskuläre Übertragung, 2. direkt auf den
Muskel selbst [8]. Die erstere Wirkung (siehe auch oben) soll auf eine Erniedrigung der
Erregungsschwelle durch Acetylcholin zurückzuführen sein. [8]. Durch Theophyllin-
Applikation kann ein unvollständiger Tetanus in einen vollständigen überführt werden
[5], was durch eine Verlängerung der Kontraktionszeit verursacht werden soll. Diese Verlängerung konnte von uns jedoch nur initial gemessen werden.
Durch simultane Gabe von Theophyllin und Chinin wurden die gemessenen Parameter
im wesentlichen in gleicher Richtung wie durch Chinin allein verändert, jedoch in ge-
ringerem Ausmaße. Dagegen wurde die Latenzzeit wie durch Theophyllin allein verkürzt. Die Verlängerung der Erschlaffungszeit am ischiadicotomierten Präparat gegenüber
Verkürzung am intakten Präparat läßt auf eine zentrale Komponente dieses Effektes
schließen.
Neben den zentralen Effekten, die bei Theophyllingabe aber nur bei höheren Dosen erreicht werden, müssen auch fördernde Effekte auf die Herzaktion (die bei unseren Versuchen nur kurz andauerten) und auf die periphere Durchblutung bedacht werden. Diese
könnten bei der Theophyllinwirkung auf die Muskelkontraktion eine Rolle spielen, doch
kann die Verbesserung der Durchblutung nicht als primäre Ursache der Theophyllin-
effekte gelten [8], da eine Steigerung der Muskelkraft durch andere vasodilatierende
Pharmaka nicht erzielt werden konnte.

Literatur

[1] Goodman, L. S., Gilman, A.: The pharmacological basis of therapeutics. 5th Edition. New York,
Toronto, London, Macmillan Publishing Co., Inc., 1975, p. 1065.
[2] Brody, B., Brezak, S.: A report on the alleviation of nocturnal cramps by the combined use of
quinine sulfate and aminophylline. *J. Amer. Podiat. Ass.* 50, 203–206 (1960).
[3] Harvey, A. M.: The action of quinine on skeletal muscle. *J. Physiol.* (London) 95, 45–67 (1939).
[4] Möller, D., Barnikol, W.: Dehnungsmeßstreifen-Meßtechnik im biomechanischen Experiment.
Biomed. Technik 25, 157–162 (1980).
[5] Goffart, M., Ritchie, J. M.: The effect of adrenaline on the contraction of mammalian skeletal
muscle. *J. Physiol.* (London) 116, 357–371 (1952).
[6] Gustafsson, L., Fredholm, B. B., Hedqvist, P.: Theophylline interferes with the modulatory role
of endogenous adenosine on cholinergic neurotransmission in guinea pig ileum. *Acta Physiol.
Scand.* 111, 269–280 (1981).
[7] Isaacson, A., Sandow, A.: Quinine and caffeine effects on calcium movements in frog sartorius
muscle. *J. Gen. Physiol.* 50, 2109–2128 (1967).
[8] Huidobro, F., Amenabar, E.: Effectiveness of caffeine (1, 3, 7 trimethylxanthine) against fatigue.
J. Pharmacol. exp. Ther. 84, 82–92 (1945).

Hämorheologische Aspekte zum Wirkungsmechanismus von Pentoxifyllin

R. Schröer/U. Elben/H.-G. Grigoleit/R. Müller

Hoechst AG Werk Albert, Med. Abteilung, D-6200 Wiesbaden 12, BRD

H. Kiesewetter

Abt. Physiologie, RWTH Aachen, D-5100 Achen, BRD

U. Weithmann

Hoechst AG, Pharma Forschung Biochemie, D-6230 Frankfurt/M. 80, BRD

Summary

Red cell deformability, i.e. the ability to flow as a fluid droplet, is of importance in determining the viscosity of blood which can be considered as a highly concentrated red cell suspension. Red cell deformability is an essential precondition for the perfusion of the microvascular bed, where capillaries are much smaller in diameter than the resting cell. In healthy subjects reduced blood fluidity is compensated by an increase in driving force or by vasomotor autoregulation. A different situation exists in vascular diseases, where in poststenotic hypodynamic regions the compensatory vasomotor reserve under resting conditions is already exhausted to a great extent in maintaining basic tissue metabolism.
Under these conditions any increase in energy demand, e.g. by muscle exercise, induces anaerobic glycolysis for additional energy production. Under normal perfusion conditions the resulting catabolites — in the first line lactic acid — would be washed out and transferred to the liver for gluconeogenesis thus avoiding impairment of blood fluidity. Under low flow conditions however, lactic acid is accumulated leading to local acidosis with hyperosmolarity and enhanced free calcium due to the effect of acidosis on the dissociation of protein-bound calcium. Since all these changes provoke red cell rigidification this leads to a blockage of capillary vessels whose diameter is smaller than that of red blood cells. Oxygen and nutrient supply to the tissues are further impaired. In this way poststenotic reduced microcirulatory blood flow and metabolically impaired blood flow properties act together forming a vicious circle. The final consequence of all these events is the decompensation of the microcirculation clinically provoking ischemic pain.
An important therapeutic approach to prevent microcirculatory decompensation and to maintain capillary perfusion under hypodynamic conditions is the protection of erythrocytes against rigidification induced by local metabolic changes. Filtration studies with whole blood and erythrocyte suspensions have revealed that hyperosmolarity-induced impairment of red cell filtration is reduced by pentoxifylline.

In the newly developed "single pore erythrocyte rigidometer" (SER), passage times of a large number of red cells passing individually through one single pore under a physiologic pressure gradient are examined. In recent investigations with this method it was clearly demonstrated that pentoxifylline also diminished the rigidification induced by lactic acid or free calcium. It was ascertained furthermore that red cell deformability as estimated by the mean passage time in the SER is improved by pentoxifylline under physiologic conditions as well.

Pentoxifylline also reduced the yield shear stress of red cell suspensions. Yield shear stress characterizes the pressure gradient necessary to maintain capillary blood flow under reduced driving forces or the minimal pressure gradient necessary to start capillary blood flow after a temporary stop in flow.

Since calcium seems to play a crucial role in the pathophysiological erythrocyte rigidity it could be of special significance that pentoxifylline in nonaqueous milieu builds up chelate complexes with calcium and that it is bound reversibly to red blood cells. From this it is suggested that pentoxifylline acts by chelating calcium within the red cell membrane bilayer, or on the red cell surface.

The established blood flow promoting effect in poststenotic regions and clinical efficacy of pentoxifylline in patients with arterial occlusive disease can be explained by its rheological actions. By improving red cell deformability, lowering blood viscosity and preventing red cell rigidity induced by local acidosis, hyperosmolarity and free calcium ions, nutritive microcirculation under disturbed flow conditions is restored and maintained.

Another aspect of atherosclerotic disorders is platelet aggregation, which physiologically serves for fast hemostasis in case of vessel injuries and for primary covering of endothelial lesions. It is therefore induced by various chemical stimuli such as collagen, ADP, serotonin, thrombin, and also by high shear stresses in turbulent flow. Platelet activation therefore has to be assumed in the area of poststenotic flow turbulences, which might explain the increased platelet aggregation tendency found in patients with peripheral arterial occlusive disease. Platelet aggregation is known to depend on the cellular cAMP level controlled by the balance of pro-aggregatory thromboxane A_2 and antiaggregatory prostacyclin PGI_2. Both are synthesized by metabolic conversion of arachidonic acid in platelets and in vascular wall respectively. The antiaggregatory activity of PGI_2 seems to be related to the stimulation of the cAMP producing adenylate cyclase within the platelet membrane.

Under therapeutic conditions pentoxifylline inhibits increased platelet aggregation in patients with peripheral arterial occlusive disease and recent investigations demonstrated that it stimulates prostacyclin release from the vascular wall, shown with rat aortas and human vessels. Phosphodiesterase inhibition by pentoxifylline in high doses may be an additional factor to be considered.

In conclusion the antiaggregatory effect of pentoxifylline can be ascribed to its stimulating effect on prostacyclin synthesis in the vascular wall and to phosphodiesterase inhibition which reduces cAMP degradation.

Pentoxifyllin (Trental[R]) erwies sich in pharmakologischen Versuchen und unter klinischen Bedingungen als eine durchblutungssteigernde Substanz. Therapeutisch hat sie sich bei der Behandlung arterieller Durchblutungsstörungen bewährt [1]. Als sich in zahlreichen Untersuchungen herausstellte, daß der therapeutische Effekt nicht mit einer Vasodilatation zu erklären ist, führten weitere Studien zu der Erkenntnis, daß die durchblutungsfördernde Wirkung offenbar mit einem Einfluß auf die Fließeigenschaften des Blutes und insbesondere der Erythrozyten zusammenhängt.

Arteriellen Durchblutungsstörungen liegen meist primär arteriosklerotische Veränderungen der zuführenden Blutgefäße zugrunde, deren Lumen in mehr oder weniger ausgedehnten Bereichen eingeengt ist. Durch ein solches Strombahnhindernis entsteht poststenotisch eine Minderdurchblutung, die durch geringe Strömungsgeschwindigkeit und geringen treibenden Druck gekennzeichnet ist. Der Kompensationsmechanismus der vasomotorischen Autoregulation führt bei arteriellen Durchblutungsstörungen nur zu maximal erweiterten Gefäßen ohne Durchblutungssteigerung, da das stenotische Strombahnhindernis unverändert fortbesteht. Rheologisch hat die autoregulatorische Vasodilatation sogar negative Konsequenzen für die Durchblutung: der vergrößerte Gefäßquerschnitt ergibt bei limitiertem Stromzeitvolumen eine Strömungsverlangsamung; bei niedrigeren Strömungsgeschwindigkeiten erfolgt jedoch verstärkt eine Aggregation der Erythrozyten, die einen erheblichen Viskositätszuwachs verursacht und einen großen Teil der Strömungsenergie aufzehrt. Wegen dieser pathophysiologischen Gegebenheiten sind bei arteriellen Durchblutungsstörungen nur Maßnahmen sinnvoll, die das Strombahnhindernis beseitigen, oder solche, die die Fließeigenschaften des Blutes im Sinne einer Fluiditätsverbesserung beeinflussen.

Unter den beschriebenen Umständen wird außerdem in der Mikrozirkulation durch die Umstellung des Stoffwechsels auf anaerobe Energiegewinnung eine weitere Perfusionsstörung hervorgerufen: Die anaerobe Glykolyse ist nicht nur hinsichtlich des ATP-Gewinns im Verhältnis zum Glukoseverbrauch unökonomisch, sondern produziert auch relativ viel Milchsäure, die bei geringer Restdurchblutung in durchblutungsgestörten Gebieten akkumuliert und im Blut lokale Azidose und Hyperosmolarität hervorruft. Die Erythrozyten, die unter dem geringen Druckgefälle ohnehin kaum noch die Kapillaren der Mikrozirkulation passieren können, verlieren durch die Überschwemmung mit Milchsäure zum Teil ihre Verformbarkeit, die für die Kapillarpassage von essentieller Bedeutung ist. Die Folge ist eine Störung der Mikrozirkulation, weitere Steigerung der anaeroben Glykolyse und der lokalen Azidose bis hin zur völligen Dekompensation von Durchblutung und Stoffwechsel, der Ischämie. Die Versteifung der normalerweise leicht verformbaren und anpassungsfähigen Erythrozyten ist hier zugleich Konsequenz und Ursache der Mikrozirkulationsstörung und damit das entscheidende Glied eines circulus vitiosus [1].

Erst aus diesem Zusammenhang heraus wird verständlich, welche Bedeutung der Wirkung von Pentoxifyllin zukommt, die Verformbarkeit der Erythrozyten zu verbessern und auch unter azidotischen und hyperosmolaren Milieubedingungen zu erhalten. Dieser Effekt wurde in vitro und ex vivo und mit den verschiedensten Techniken wie Mikroporenfiltration und Laserstrahl-Ektazytometrie nachgewiesen [2—7]. Neuere Untersuchungen, in denen mit einer komputerisierten optoelektronischen Meßmethode die Passagezeit von einzelnen Erythrozyten unter physiologischen Druckgradienten durch eine 6 μm-Pore gemessen wurde, bestätigen diese Befunde (Abb. 1 und 2). Eine mögliche Erklärung für diese Wirkung könnte in der kürzlich gefundenen Fähigkeit von Pentoxifyllin liegen, Kalzium zu komplexieren (Abb. 3), denn auch die Kalzium-induzierte Rigidifizierung von Erythrozyten wird durch Pentoxifyllin erheblich vermindert (Abb. 4). Kalzium spielt für verschiedene Vorgänge an der Erythrozytenmembran eine entscheidende Rolle (Überblick bei [8]). Vergleichende Untersuchungen von Pentoxifyllin und Theophyllin [5] zeigten außerdem, daß eine Wirkung auf die Erythrozytenverformbarkeit nicht bei Xanthinen generell auftritt: der Konzentrationsbereich, in dem Theophyllin die Erythrozytenverformbarkeit geringfügig verbessert, wird therapeutisch nicht erreicht.

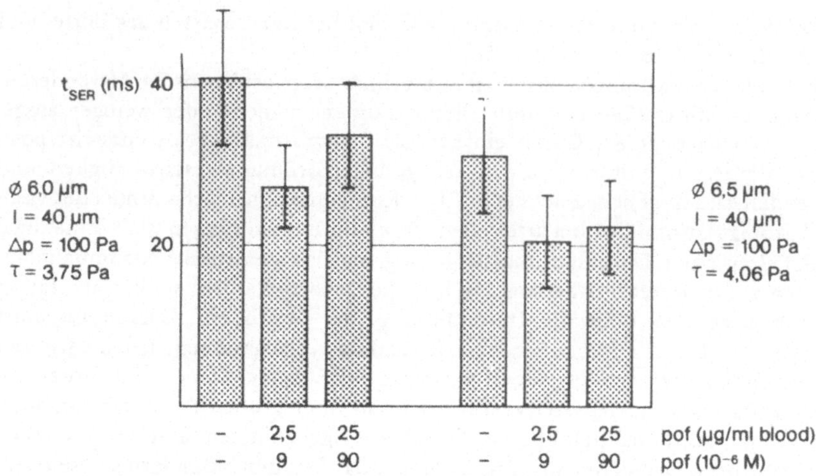

Abb.1 Wirkung von Pentoxifyllin auf die Verformbarkeit von Erythrozyten klinisch gesunder Probanden ([28,29]; t_{SER} = mittlere Passagezeit von Erythrozyten in SER-Puffer pof = Pentoxifyllin)

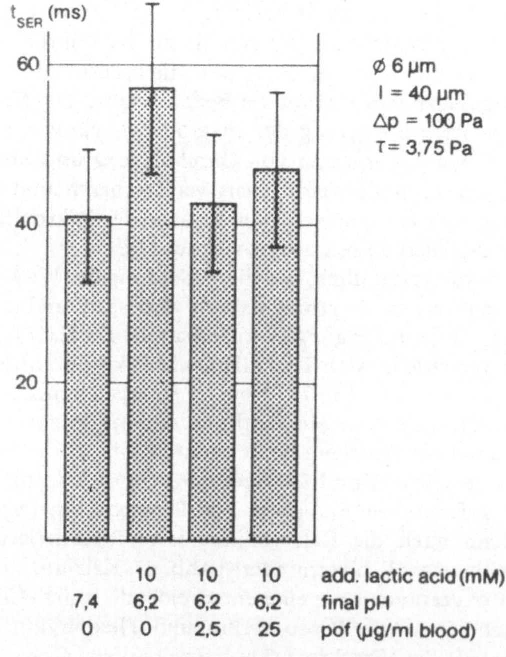

Abb. 2

Wirkung von Pentoxifyllin auf eine durch Milchsäure induzierte Rigidifizierung von Erythrozyten in Plasma (gesunde Probanden; t_{SER} = mittlere Passagezeit in SER-Puffer [28]; pof = Pentoxifyllin)

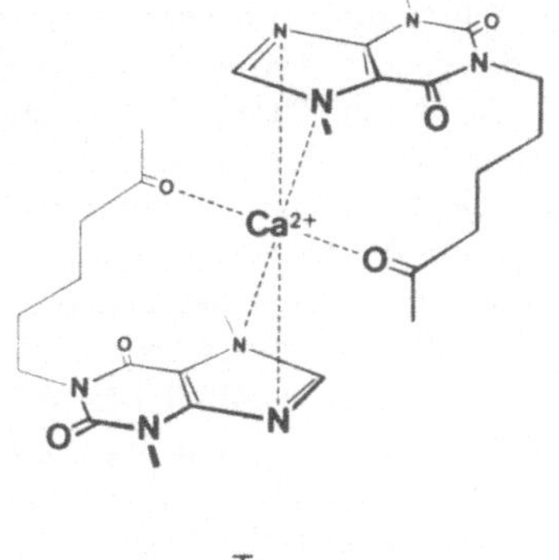

Abb. 3

Angenommene Konfiguration des Kalzium-Pentoxifyllin-Komplexes (ELBEN 1980)

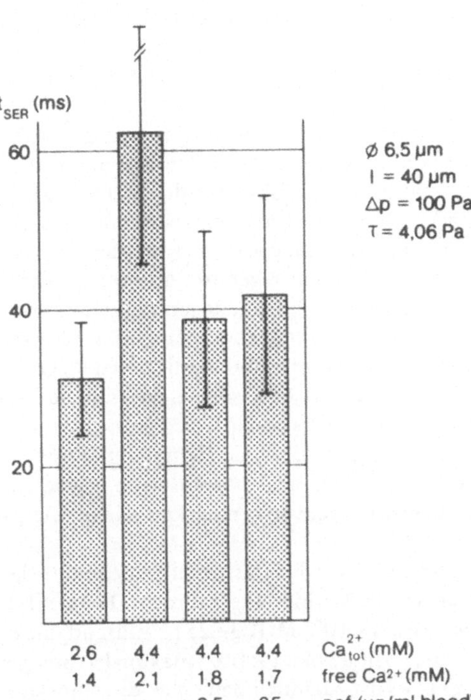

Abb. 4

Wirkung von Pentoxifyllin auf eine Ca⁺⁺-induzierte Rigidifizieung von Erythrozyten in Plasma (gesunde Probanden; t_{SER} = mittlere Passagezeit in SER-Puffer [28]; pof = Pentoxifyllin)

Daß der Effekt von Pentoxifyllin auf die Erythrozytenverformbarkeit klinisch therapeutisch relevant ist, geht aus den weiteren Untersuchungsergebnissen hervor: die pathologisch verschlechtere Filtrabilität von Patientenerythrozyten bessert sich schon akut nach intravenöser Pentoxifyllingabe [3]. Entsprechendes ergaben Untersuchungen der Blutviskosität [9]. Auch der Sauerstoffpartialdruck, ein Maß für die Versorgung des Gewebes, reagiert schon akut auf eine Pentoxifyllingabe mit einem Anstieg [10, 11]. Schließlich wurde auch nach oraler Langzeitmedikation mit Pentoxifyllin bei durchblutungsgestörten Patienten eine Verbesserung der Erythrozytenverformbarkeit, der Durchblutung und des poststenotischen Drucks nachgewiesen [12, 13].

Eine weitere Wirkung entfaltet Pentoxifyllin im Bereich der Thrombozyten. Die Thrombozytenaggregation dient physiologisch der kurzfristigen Blutstillung bei Verletzungen und der primären Abdeckung von Endothelläsionen der Blutgefäße. Sie wird daher sowohl durch physiologische Substanzen wie Collagen, ADP, Serotonin, Thrombin als auch durch hohe Scherkräfte [14] ausgelöst, wie sie in schneller Strömung oder in Strömungsturbulenzen vorkommen. Da auf diese Weise im poststenotischen Wirbelfeld Thrombozyten aktiviert werden [15] und durch Thrombozytenaggregation die Stenosebezirke sich ausdehnen können, ist die gesteigerte Thrombozytenaggregationsneigung bei Patienten mit Durchblutungsstörungen sowohl Ursache als auch Folge des Krankheitsgeschehens.

Die Aggregationstendenz der Thrombozyten hängt bekanntlich vom cAMP-Spiegel der Thrombozyten ab und wird nach neueren Vorstellungen vom Verhältnis des proaggregatorischen Thromboxan (TXA_2) und des antiaggregatorischen Prostazyklins (PGI_2) kontrolliert; beides sind Prostaglandine, die im Thrombozyten bzw. in der Gefäßwand durch Umwandlung der Arachidonsäure gebildet werden. Die antiaggregatorische Wirkung des Prostazyklins hängt mit der Stimulation der Adenylzyklase in der Thrombozytenmembran zusammen, durch die der cAMP-Spiegel erhöht wird.

Anhand verschiedener Parameter wurde unter therapeutischen Bedingungen nachgewiesen, daß die gesteigerte Thrombozytenaggregation bei Patienten mit arteriellen Durchblutungsstörungen durch Pentoxifyllin reduziert und nahezu normalisiert werden kann [16]. In neueren Untersuchungen wurde nachgewiesen, daß die Prostazyklinfreisetzung aus der Gefäßwand durch Pentoxifyllin gesteigert wird. Entsprechende Befunde wurden von verschiedenen Autoren an mehreren Spezies in vitro und nach intravenöser und oraler Applikation von Pentoxifyllin ex vivo erhoben [17–20]. Demnach kann angenommen werden, daß Pentoxifyllin unter therapeutischen Bedingungen vor allem über eine erhöhte Prostazyklinproduktion den cAMP-Spiegel der Thrombozyten steigert und damit deren Aggregationsneigung mindert [17, 18]. Von anderen Xanthinen ist eine solche Wirkung auf die Prostazyklinbildung nicht beschrieben. Bei hohen Konzentrationen von Pentoxifyllin ist eine Erhöhung des cAMP-Spiegels der Thrombozyten auch über die Hemmung der cAMP abbauenden Phosphodiesterase zu diskutieren [17, 18, 21]. Interessanterweise wurde von Prostazyklin auch ein positiver Effekt auf die Erythrozytenverformbarkeit nachgewiesen [22].

Die pharmakologischen Effekte von Methylxanthinen wurden bisher allgemein mit der Hemmwirkung auf verschiedene Phosphodiesterasen in Verbindung gebracht. Pentoxifyllin hemmt diese Enzyme in Konzentrationen über $1 \cdot 10^{-4}$ M [23–25], während unter therapeutischen Bedingungen Pentoxifyllin und seine Metabolite maximale Spiegel von $1 \cdot 10^{-7}$ M bis $5 \cdot 10^{-6}$ M erreichen [26, 27]. Es ist anzunehmen, daß die Phosphodiesterasehemmung für die pharmakodynamische und die therapeutische Wirkung von Pentoxifyllin nur eine untergeordnete Rolle spielt.

Literatur

[1]   Müller, R.: Pentoxifylline – a biomedical profile. *J. Med.* 10, 307 (1979).
[2]   Ehrly, A. M.: The effect of pentoxifylline on the flow properties of hyperosmolar blood. *IRCS Med. Sci.* 3, 465 (1975).
[3]   Ehrly, A. M.: The effect of pentoxifylline on the flow properties of human blood. *Curr. Med. Res. Opin.* 5, 608 (1978).
[4]   Grigoleit, H.-G., Porsche, E., Stefanovich, V., Jacobi, G., Lahham, A.: The effect of pentoxifylline on red cell flexibility in healthy subjects after administration of Trental 400. *Pharmatherapeutica* 1, 241 (1976).

[5]   Leonhardt, H., Grigoleit, H.-G., Reinhardt, I.: Erythrocyte deformability in a red cell ageing model. *La Ricerca Clin. Lab.* **8**, 65 (1978).

[6]   Seiffge, D.: Methods for the investigation of drug influence on aggregation and deformability of red blood cells. in: *Hemorheology and Diseases, Proceed. I. Europ. Conf. on Clin. Hemorheology* (eds. J. F. Stoltz and P. Druin) Doin editeurs Paris 1980, p. 657.

[7]   Vigneron, C., Stoltz, J. F.: Modifications physio-chimique et rhéologique de l'hématie sous l'influence de la pentoxifylline. *Med. Actuelle* **4**, No. 6 (1977).

[8]   Sarkadi, B.: Active calcium transport in human red cells. *Biochim. Biophys. Acta* **604**, 159 (1980).

[9]   Hess, H., Franke, I., Jauch, M.: Medikamentöse Verbesserung der Fließeigenschaften des Blutes. *Fortschr. Med.* **91**, 743 (1973).

[10] Ehrly, A. M., Schroeder, W.: Oxygen pressure values in the ischemic muscle tisse of patients with chronic occlusive arterial disease. *Adv. Exp. Med. Biol.* **94**, 401 (1977).

[11] Hauss, J., Schönleben, K., Spiegel, U., Kessler, M.: Measurements of local oxygen pressure in skeletal muscle of patients suffering from disturbances of arterial circulation. *Adv. Exp. Med. Biol.* **94**, 419 (1977).

[12] Angelkort, B., Maurin, N., Boateng, K.: Influence of pentoxifylline on erythrocyte deformability in peripheral occlusive arterial disease. *Curr. Med. Res. Opin.* **6**, 255 (1979).

[13] Angelkort, B.: Influence of pentoxifylline (Trental 400) on microcirculation, poststenotic blood pressure and walking capacity in patients with chronic occlusive arterial disease. *IRCS Med. Sci.* **5**, 370 (1977).

[14] Klose, H. J., Rieger, H., Schmid-Schönbein, H.: A rheological method for the quantification of platelet aggregation (PA) in vitro and its kinetics under defined flow conditions. *Thrombosis Research* **7**, 261 (1975).

[15] Schmid-Schönbein, H.: Zitiert aus: Münch. med. Wschr. **123**, 629 (1981).

[16] Angelkort, B.: Significance of antithrombotic effect in drug therapy of the chronic arterial occlusive disease. *La Ricerca Clin. Lab.* **11** (Suppl. 1), 215 (1981).

[17] Weithmann, K. U.: Pentoxifylline: Its influence on interaction between blood vessel wall and platelets. *IRCS Med. Sci.* **8**, 293 (1980).

[18] Weithmann, K. U.: Drug-stimulated prostacyclin release. *La Ricerca Clin. Lab.* **11** (Suppl. 1), 209 (1981).

[19] Schrör, K., Matzky, R., Darius, H.: The release of prostacyclin (PGI_2) by pentoxifylline from human vascular tissue. Submitted for publication.

[20] Sinzinger, H., Gall, A., Winter, M.: Increased vascular prostacyclin formation after pentoxifylline administration. *2nd Italian-Austrian Atherosclerosis Meeting, Igls* (Innsbruck), Austria, April 30—May 2, 1981.

[21] Stefanovich, V., Jarvis, P., Grigoleit, H.-G.: The effect of pentoxifylline on the 3,5-cyclic AMP-System in bovine platelets. *Intern. J. Biochem.* **8**, 359 (1977).

[22] Neri Serneri, G. G.: Pathophysiological aspects of platelet aggregation in relation to blood flow rheology in microcirculation. *La Ricerca Clin. Lab.* **11** (Suppl. 1), 39 (1981).

[23] Stefanovich, V.: Effect of 3,7-dimethyl-1-(5-oxo-hexyl)-xanthine and 1-hexyl-3,7-dimethyl-xanthine on cyclic AMP phosphodiesterase of the human umbilical cord vessels. *Res. Com. Chem. Path. Pharmacol.* **5**, 655 (1973).

[24] Stefanovich, V.: Concerning specificity of the influence of pentoxifylline on various cyclic AMP phosphodiesterases. *Res. Com. Chem. Path. Pharmacol.* **8**, 673 (1974).

[25] Hayashi, S., Sakaguchi, H., Ozawa, H.: Studies on 3,7-Dimethyl-l-(5-oxo-hexyl)-xanthine (BL 191): The inhibitory effect of BL 191 on PDE in various tissues of rats. *Japan. J. Pharmacol.* **26**, 117 (1976).

[26] Hinze, H.-J.: Zur Pharmakokinetik von 3,7-Dimethyl-l-(oxo-hexyl)-xanthin (BL 191) am Menschen. *Arzneim.-Forsch.* **22**, 1492 (1972).

[27] Hinze, H.-J., Grigoleit, H.-G., Rethy, B.: Bioavailability and pharmacokinetics of pentoxifylline from Trental 400 in man. *Pharmatherapeutica* **1**, 160 (1976).

[28] Kiesewetter, H., Dauer, U., Gesch, M., Seiffge, D., Angelkort, B., Schmid-Schönbein, H.: A method of the measurement of the red blood cell deformability. *Scand. J. Clin. Lab. Invest.* **41**, Suppl. 156, 229—232 (1981).

[29] Roggenkamp, H. G., Kiesewetter, H., Schmeink, T., Hollweg, H. G.: Quantifizierung der Verformbarkeit von Erythrozyten durch Messung der Passagezeit durch eine Einzelpore. Biomed. Technik im Druck.

III. Metabolism
III. Metabolismus

Theophylline and caffeine metabolism in man

M. J. Arnaud / C. Welsch

Nestlé Products Technical Assistance Co. Ltd., Research Department, CH-1814 La Tour-de-Peilz, Switzerland

Zusammenfassung

Da nur 4 % der im menschlichen Urin ausgeschiedenen Koffeinmetaboliten Trimethylderivate darstellen — bei der Ratte werden 42 % dieser Metaboliten eliminiert —, werden die Demethylierung von Koffein zu Dimethylxanthinen und die Stoffwechselwege dieser Metaboliten untersucht. Nach oraler Gabe von Koffein an nüchterne Versuchspersonen wurde die Kinetik von Koffein, Paraxanthin, Theophyllin und Theobromin analysiert. Es zeigte sich eine parallele Zunahme von Koffein und Paraxanthin, während Theophyllin und Theobromin im Plasma nur geringfügig ansteigen. Quantitative Stoffwechseluntersuchungen der Dimethylxanthine ergeben, daß die Bildung von Paraxanthin der wichtigste Stoffwechselweg beim Menschen ist und dessen hohe Plasmakonzentration nicht durch eine geringere Metabolisierung oder Ausscheidung im Urin, verglichen mit Theobromin und Theophyllin, erklärt werden kann. Neben 14 anderen Metaboliten wurden Uracilderivate von Koffein, Paraxanthin und Theobromin identifiziert. Darüber hinaus wurde nach Paraxanthingabe 5-Acetylamino-6-amino-3-methyluracil nachgewiesen, wobei 1-Methylxanthin als Vorläufer von acetyliertem Uracil fungiert. Der Paraxanthin-Stoffwechselweg umfaßt 72 % der ersten Demethylierung von Koffein, wobei im Urin die Hälfte der Metaboliten auf 1-Methylxanthin und 1-Methylxanthin-derivate entfallen.

Summary

Because only 4 % of human urinary caffeine metabolites are trimethyl derivatives, in contrast to 42 % in the rat, demethylation of caffeine into dimethylxanthines and the metabolic pathways of these dimethylxanthines were studied in man. After oral administration of caffeine to overnight fasted volunteers, plasma kinetics of caffeine and paraxanthine, theophylline, theobromine produced by demethylation were analyzed and showed a parallel increase of caffeine and paraxanthine while theophylline and theobromine plasma concentration exhibited a small increase. Quantitative metabolic study of dimethylxanthines demonstrated that paraxanthine is the most important pathway in man and its high plasma concentration cannot be explained by a lower level of metabolism or urinary excretion compared with theobromine and theophylline. Uracil derivatives of caffeine, paraxanthine and theobromine were identified and quantified with 14 other metabolites. In addition 5-acetylamino-6-amino-3-methyluracil was also quantified after paraxanthine administration. 1-Methylxanthine was shown to be the precursor of this acetylated uracil. Quantitatively the paraxanthine pathway corresponds to 72% of the first demethylation of caffeine and half of the urinary metabolites are 1-methylxanthine and 1-methylxanthine derivatives.

Introduction

The identification of purines and methylxanthines excreted in urine were reported before the beginning of this century and paraxanthine, for example, which is the 1,7-dimethylxanthine (Fig. 1) was discovered in human urine in 1883 [1]. However, the physiological properties of this molecule are still unknown today, because only the methylxanthines identified in food: caffeine, theobromine and theophylline, have been studied up to now [2].

The first important results on the identification of caffeine and theophylline metabolites were obtained in 1957 by Cornish [3]. 1,3-dimethyluric acid, 3-methyluric acid and 1-methyluric acid were identified together with unchanged theophylline, and the percentages of the dose recovered in the urine after the ingestion of 1 g theophylline were very close to the results published more recently with lower doses [4—6]. Only five metabolites of caffeine were identified: paraxanthine, 1-methylxanthine, 7-methylxanthine, 1,3-dimethyluric acid and 1-methyluric acid. Except for the high amount of 1,3-dimethyluric acid (9 % of a dose of 1 g caffeine) and 1-methyluric acid (27 %), all the other quantitative data are in agreement with recently published results [6, 7].

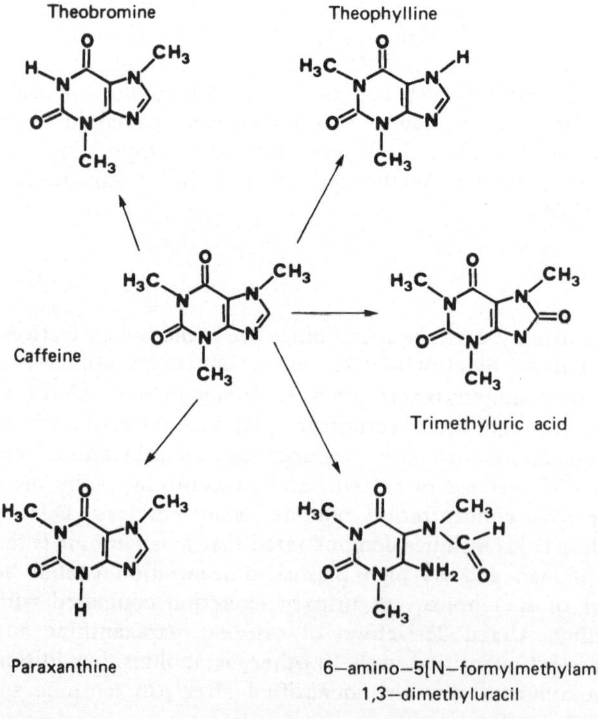

Fig. 1

Metabolites produced directly from caffeine in man and animal species (rat, mouse, dog)

136

The use, since 1972, of radiolabeled caffeine led to the discovery of new metabolites such as trimethyluric acid [8], trimethylallantoin [9] and an important metabolite called trimethyldihydrouric acid [9].

In man, theophylline [10], theobromine [11], 1,7-dimethyluric acid [12] and 7-methyluric acid [12] were then identified as caffeine metabolites.

For the first steps of caffeine metabolism, a modification of the metabolic pathway [13] was proposed involving the trimethyldihydrouric acid produced by hydration of the 8—9 double bond. After isolation of this labeled metabolite from rat's urine and its oral administration, no trimethyluric acid was found thus demonstrating that trimethyluric acid was produced directly from caffeine (Fig. 1). Several metabolic pathways of caffeine published later did not take this observation into consideration and presented trimethyldihydrouric acid as the precursor of trimethyluric acid [14, 15]. It was found later that the metabolite excreted in urine had similar chemical properties and chromatographic R_F as 6-amino-5 [N-formylmethylamino] 1,3-dimethyluracil [16] synthesized by Pfleiderer [17]. The presence of the dihydro structure has never been confirmed and could be an unstable intermediate in the formation of the uracil derivative.

From all these results, it can be concluded that caffeine can be directly demethylated at the 7-methyl group giving theophylline, at the 3-methyl group giving paraxanthine and at the 1-methyl group giving theobromine. The other pathways identified were C-8 oxidation giving trimethyluric acid and also hydration into the uracil derivative (Fig. 1). Another pathway giving sulphur-containing derivatives of caffeine was reported in the rat, horse, rabbit and mouse [18] but this discovery has not been confirmed by other groups and has not been demonstrated in man.

From analysis of radioactivity in human urine [19] we can verify that no more than 1% of caffeine was excreted unchanged, about 2 % is excreted as trimethyluric acid and less than 2 % as the uracil derivative [6]. After an oral dose of 8 mg/kg caffeine, this uracil derivative can be easily quantified after two-dimensional t.l.c. on silica plates without the need to use labeled compound and it amounts to only 1.2 ± 0.2 % [20]. Using HPLC, this compound cannot be quantified with accuracy because on a reverse phase column the elution profile showed the presence of two peaks (Fig. 2). The collection of one of these peaks and its reinjection showed that the equilibrium between the two peaks was reached again after one hour at room temperature. There is an unpublished analysis (G. Philippossian) demonstrating that this metabolite is present as two rotamers.

From the literature and from these results on the first steps in the metabolism of caffeine in man, we can conclude that only 4 % of the urinary caffeine metabolites identified are trimethyl derivatives. There is thus an important metabolic difference between man and the rat where in the rat 42 % of urinary metabolites excreted are non-demethylated metabolites of caffeine [21].

In man therefore, about 96 % of the metabolites excreted in urine must be unidentified trimethyl derivatives or more probably demethylated compounds produced from theophylline, paraxanthine and theobromine. In order to identify caffeine metabolites in man without the use of labeled compounds, it seemed easier to first examine the formation of dimethylxanthines from caffeine and then to identify the metabolites of each of these dimethylxanthines.

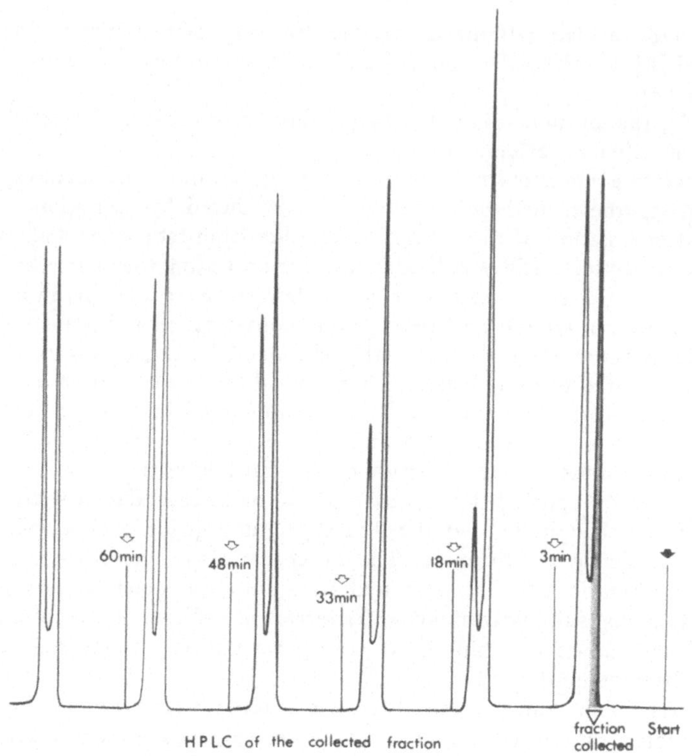

Fig. 2 Chromatographic HPLC profile of 6-amino-5 [N-formylmethylamino] 1,3-dimethyluracil.
The chromatogram showed the presence of two rotamers. The equilibrium was reached, at room temperature about 1 hour after the isolation of the first peak.

Methods and chemicals

The pharmacokinetics of caffeine and dimethylxanthines were studied after oral administration of a dose of 8 mg/kg caffeine. Ethyl-theophylline was added to each plasma sample as an internal standard and chloroform-isopropanol (95:5, v/v) was used to extract caffeine (94 ± 1.5 % recovery), theophylline (71 ± 2 %), theobromine (90 ± 3.5 %), paraxanthine (74 ± 2.5 %) and the internal standard (68 ± 2 %). All the dimethylxanthines and caffeine were separated by HPLC with a Si-60 column (Lichrosorb) with the solvent system chloroform-isopropanol-acetic acid (92 : 7 : 1, v/v) [22]. Quantification was obtained by integration of the peaks recorded in the ultraviolet at 270 nm and automatic computation using a calibration curve (HP 3354).
Urine samples analyzed for dimethylxanthine metabolites were purified on a Sep-Pack (Waters). The metabolites were separated by HPLC on a C-18 reverse phase column using a gradient from 1.5 % to 7.5 % acetonitrile in 0.5 % acetic acid [23].
The chemicals used were caffeine, trimethyluric acid, paraxanthine, 1-methylxanthine, 7-methylxanthine, 1,7-dimethyluric acid, 1,3-dimethyluric acid, 3-methyluric acid and 7-methyluric acid obtained from Fluka AG. Theophylline and theobromine (ICN Phar-

maceuticals), 3-methylxanthine (Cyclo Chemicals), 1-methyluric acid and 3,7-dimethyl-uric acid (Adams Chemicals) were also used as standards. The 6-amino-5 [N-formylme-thylamino] 1,3-dimethyluracil and 6-amino-5- [N-formylamino] 3-methyluracil were first provided by Prof. Pfleiderer and then synthesized in the organic synthesis laboratory in our Research Department (Dr. G. Philippossian) together with 6-amino-5 [N-formyl-methylamino] 1-methyluracil, 6-amino-5- [N-formylmethylamino] 3-methyluracil, 6-ami-no-5 [N-formylamino] 1,3-dimethyluracil and 5-acetylamino-6-amino-3-methyluracil.

Results and discussion

Before caffeine administration, low but significant amounts of caffeine and dimethyl-xanthines were found in the plasma of all the 6 subjects tested (Fig. 3) because they were not controlled in their diet and were only fasted overnight. After caffeine admi-nistration, a small increase was observed for theobromine and theophylline.

All the previously published studies have used C-18 reverse phase column and did not separate paraxanthine from theophylline [23—25]. Extraction and chromatographic separation of each dimethylxanthine demonstrates a parallel increase in caffeine and paraxanthine in plasma and thus the increased plasma concentration of dimethylxan-thines following caffeine ingestion is essentially produced by paraxanthine. Whereas 3-methyl demethylation appears to be the most important pathway in man, we need to know more, however, about the metabolism of each of these dimethylxanthines.

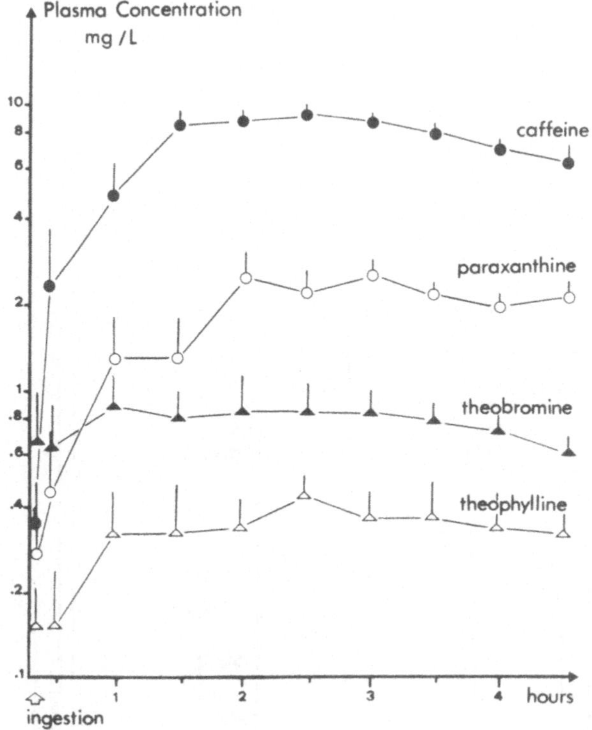

Fig. 3
Plasma kinetics of caffeine
and dimethylxanthines
found in humans after an
oral caffeine dose of 8mg/Kg
body weight

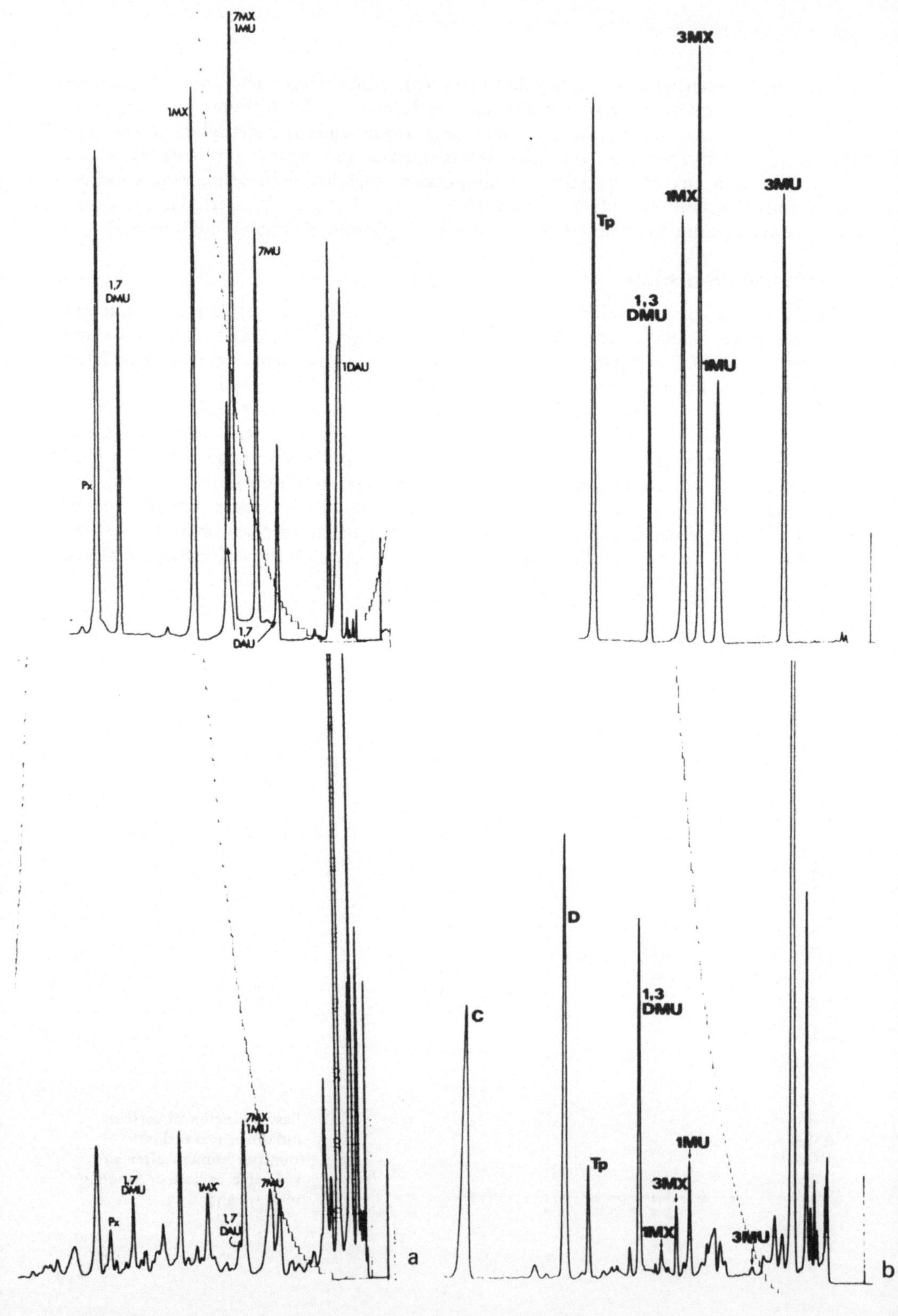

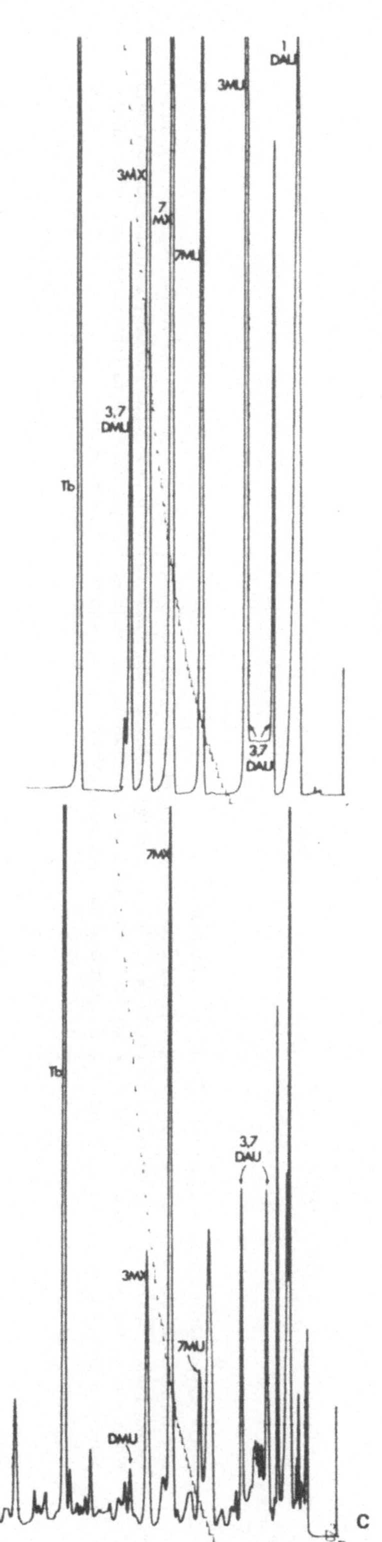

Fig. 4

Chromatographic HPLC profile of standards and human urine after administration of paraxanthine (a), theophylline (b) and theobromine (c).

Abbreviations used were C (caffeine), D (7-[2,3-dihydroxypropyl] theophylline), Px (paraxanthine), Tp (theophylline), Tb (theobromine), DMU (dimethyluric acids), MU (monomethyluric acids), MX (mono-methylxanthines), DAU (formyl-uracil derivatives with the methyl position of the corresponding xanthine)

141

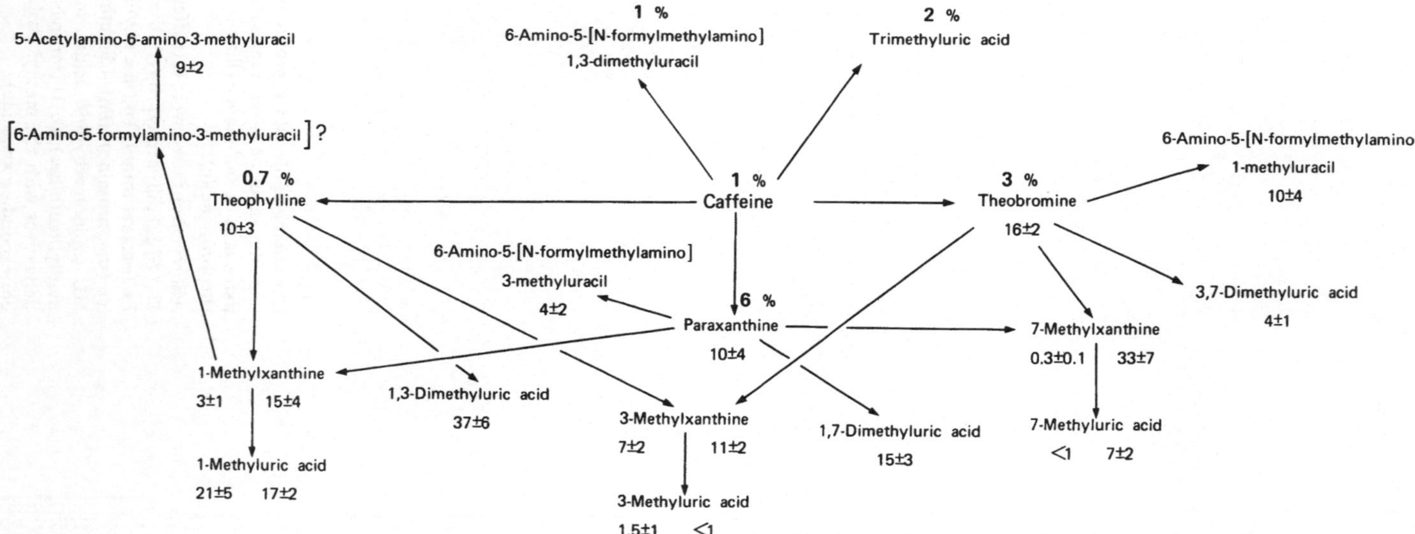

Fig. 5 Quantitative metabolic pathway of caffeine in human.

The number shown above the metabolites produced directly from caffeine corresponds to the percentage of the dose found in urine. The number shown under all the other metabolites corresponds to the percentage of these compounds found in urine after dimethylxanthine administration. When two numbers are present under a metabolite, it means that this metabolite is produced by two different metabolic pathways. The numbers placed on the right and the left correspond to the pathway (arrow) coming from the right and the left respectively.

In particular it must be demonstrated whether or not the increased plasma concentration of paraxanthine is produced by a level of metabolism or urinary excretion which is lower than that for theobromine and theophylline.

The quantitative metabolic study of dimethylxanthines was performed with 6 healthy non-smoking volunteers. They were asked to take no food and drinks containing caffeine, theobromine and theophylline; coffee, tea, chocolate, soft drinks and drugs, during the week before the test. Their urine was controlled before the administration of paraxanthine and then collected quantitatively as 0—3 h, 3—6 h, 6—24 h and 24—48 h specimens. The same protocol was applied for theophylline and theobromine given at a dose of 4 mg/kg. After 48 hours the excretion of 1-methyl metabolites of paraxanthine is too low to influence the results of theophylline metabolism. In the same way the 3-methyl metabolites of theophylline have no effects on the quantitative results of theobromine metabolism.

After the administration of paraxanthine, unchanged paraxanthine, 1,7-dimethyluric acid and 1-methylxanthine were well separated (Fig. 4a) and easily quantified in urine. 1-Methyluric acid was not separated from 7-methylxanthine and to quantify these two metabolites, 7-methylxanthine was extracted from the urine and chromatographed on a silica column with the same conditions used for the analysis of plasma dimethylxanthines. With most of the columns used 7-methyluric acid co-chromatographed with urinary constituents. Its resolution and quantification was best obtained by using a new column. The uracil derivative produced from paraxanthine was a minor metabolite.

All the known metabolites for theophylline were well separated (Fig. 4b). The uracil metabolite derived from theophylline was not found in urine.

Unchanged theobromine, 7-methylxanthine, 3-methylxanthine and 3,7-dimethyluric acid were identified (Fig. 4c). The metabolic pathway giving the uracil was quantitatively more important for theobromine compared with caffeine and paraxanthine. 3-Methyluric acid was a minor compound because its elution with the second peak of the uracil did not change the relative proportions of the isomers (Fig. 2). The analysis of human urine collected after the administration of labeled theobromine showed that no other unknown metabolite (higher than 0.5 % of the dose) can be detected [26].

The quantitative results presented in Fig. 5 are expressed as percentages of the metabolites found in the urine. The percentages above the metabolites correspond to their formation from caffeine and the percentages under the metabolites correspond to their formation from dimethylxanthine. When two percentages are present under a metabolite, it means that this metabolite is produced by two different demethylation pathways. The numbers placed on the right and the left correspond to the pathway (arrow) coming from the right and the left, respectively.

In contrast to metabolic pathways published previously [3, 9, 14, 15], demethylation of uric acids is not shown because we have taken into consideration unpublished results [27] showing that labeled trimethyluric acid given intravenously to the rat is metabolized into trimethylallantoin and excreted unchanged and that no dimethyluric acids are produced in this species.

This metabolic pathway showed that C-8 oxidation of theophylline giving dimethyluric acid, predominates (37 %), that the presence of the 7-methyl group decreases the production of dimethyluric acid (in the case of paraxanthine) (15 %) and that the combination of 3- and 7-methyl almost completely inhibits its formation: 4 % for theobromine. This observation was confirmed with monomethylxanthine where some 3-methyluric acid and slightly more 7-methyluric acid were produced from the corresponding xanthine whereas in the case of paraxanthine the same quantity of 1-methyluric acid and 1-methyl-xanthine was found in urine. The high rate of metabolism of the 1-methylxanthine pro-duced from theophylline into 1-methyluric acid is unexplained and tentative explanations involving enzyme localization (xanthine oxidase) or metabolite inhibition are generally proposed. In contrast with dimethyluric acid formation, no formyl-uracil derivative was observed for theophylline and increasing percentages were found for paraxanthine (4 %) and theobromine (10 %). Theobromine metabolism was characterized by an impor-tant 3-methyl demethylation giving 7-methylxanthine (33 %) whereas this metabolite was found in traces (0.3 %) from 1-methyl demethylation of paraxanthine. On this metabolic pathway is shown another uracil derivative, 5-acetylamino-6-amino-3-methyl-uracil identified in urine in 1964 [28] and shown recently to be a metabolite of caffeine in humans [7]. This metabolite was called the "polar" metabolite because its elution was observed immediately on a reverse phase column. The HPLC system used for the metabolites and also t.l.c. on silica plates [21] do not separate this metabolite from 6-amino-5-formylamino-3-methyluracil, a possible precursor (Fig. 5).

These two compounds can be separated by t.l.c. on cellulose plates [29]. We also found that after urine evaporation and extraction with 13 % methanol in dichloromethane, the chromatography of this extract, on a RP-NH$_2$ column, with 30 % water in acetoni-trile as eluent, completely separated the acetyl from the formyl derivative and other urinary constituents. The 6-amino-5-formylamino-3-methyluracil cannot be identified as a paraxanthine metabolite but 5-acetylamino-6-amino-3-methyluracil can be both identified and quantified. In the Table I are presented human caffeine metabolites excreted after caffeine and dimethylxanthines administration.

Table 1: Human caffeine metabolites excreted in urine after caffeine, paraxanthine, theophylline and theobromine administration

Metabolites	*% of the administered dose*
caffeine	1
trimethyluric acid	2
paraxanthine	6
theophylline	0.7
theobromine	3
1-methylxanthine	11.7
3-methylxanthine	2.6
7-methylxanthine	6.4
1,7-dimethyluric acid	9
1,3-dimethyluric acid	2.6
3,7-dimethyluric acid	0.8
1-methyluric acid	11.7
3-methyluric acid	0.1
7-methyluric acid	1.4
6-amino-5 [N-formylmethylamino] 1,3-dimethyluracil	1
6-amino-5 [N-formylmethylamino] 3-methyluracil	2.4
6-amino-5 [N-formylmethylamino] 1-methyluracil	1.9
5-acetylamino-6-amino-3-methyluracil	5.4
	69.7

The quantities of dimethylxanthine metabolites were calculated from the amount of unchanged dimethylxanthines excreted in the urine after caffeine administration and the data presented in the quantitative metabolic pathway (Fig. 5).

From the amount of unchanged dimethylxanthines excreted in urine after caffeine administration, the amount of each dimethylxanthine metabolite was calculated, taking into account the quantitative pathway determined in this study. Quantitative data of the acetyl derivative can be biased by the extraction procedure which was shown to be dependent on the volume of the solvent used and the concentration of urine.

The total dose recovered in the experiment with paraxanthine is lower (70.3 %) compared with theobromine (80 %) and theophylline (79.5 %). This low recovery for paraxanthine is due partly to underestimation of the acetyl derivative and partly due to the presence of other unknown metabolites [7].

We have recently studied the metabolites excreted in the urine of a volunteer after an oral dose of 300 mg of 1-methylxanthine in order to examine whether or not 6-amino-5-[N-formylmethylamino]3-methyluracil or 1-methylxanthine was the precursor of 5-acetylamino-6-amino-3-methyluracil. 1-Methylxanthine and 1-methyluric acid were identified in the urine and using our isolation procedure for the acetyl derivative, this metabolite was isolated, purified on a reverse phase C-8 column and identified with ultraviolet spectra (λmax = 264 nm) and NMR analysis. Thus the acetyl metabolite is definitively a metabolite of 1-methylxanthine. This metabolite amounted to 7—33 % (mean 17.8 %) of a dose of labeled caffeine given to volunteers [7] and in the same study an unknown, more polar, labeled metabolite was observed. It seems that 1-methylxanthine is not transformed directly into the acetyl metabolite and at least one unidentified intermediate must be present in this pathway.

The study of the quantitative pathway of 1-methylxanthine both in man and the rat must lead to identification of the last important caffeine metabolites in man and also to an explanation for the different quantitative metabolism of 1-methylxanthine produced from theophylline or from paraxanthine.

From all these results we have calculated the quantitative metabolic pathway of caffeine in man where 4 uracil derivatives are reported. The most important metabolites found in human urine are 1-methylxanthine, 1-methyluric acid and 1,7-dimethyluric acid. Less than 2 % of 1-methyluric acid must be produced from theophylline as shown by the low excretion of 1,3-dimethyluric acid (2.6 %). Thus about 10 % of 1-methyluric acid was produced from paraxanthine via the intermediate 1-methylxanthine. With the accurate quantitative results published [7] for the acetyl derivative (17.8 %) and its identification in this work as a metabolite of 1-methylxanthine, we can calculate that the 1-methylxanthine pathway accounted for about half of the 80 % of caffeine metabolites recovered in urine.

In conclusion, it has been demonstrated that paraxanthine is the most important pathway of human caffeine metabolism [6, 30], in contrast to the rat where each demethylation pathway is of similar quantitative importance [31], and that the metabolism of paraxanthine in man is mainly via 1-methylxanthine. The importance of this pathway explains the stability of the 1-methyl group in human caffeine metabolism [7].

From these results the quantitative importance of each dimethylxanthine pathway can be calculated and the overall importance of each demethylation step assessed (Fig. 6). About 72 % of the first demethylation gives paraxanthine, 20 % theobromine and only 8 % theophylline. The next demethylation step occurs mainly on the 7-methyl group and to a lesser extent on the 3-methyl group as the 1-methyl derivatives were finally present in human urine. 7-methyl demethylation increased to 35 % when total demethylation was considered, although the 3-methyl demethylation remained the most important with 52 %.

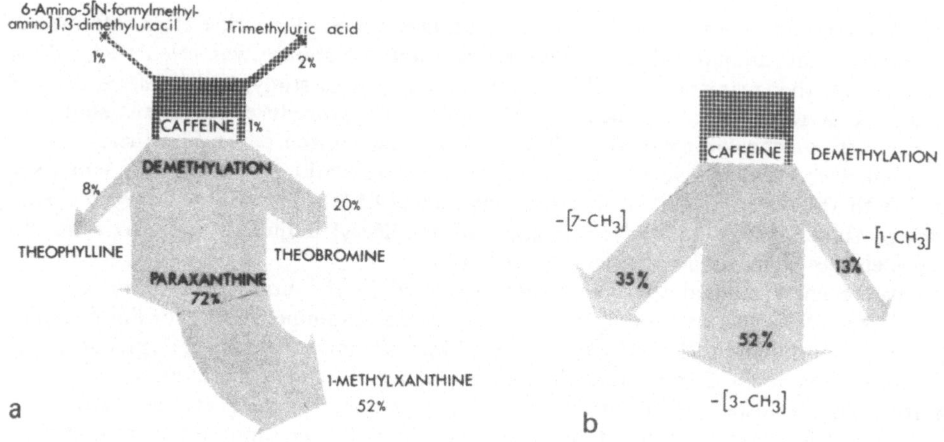

Fig. 6 Quantitative importance of the three demethylation pathways and 1-methylxanthine pathway in man (a) and quantitative importance of total demethylation for each methyl group of caffeine (b). These results are calculated from the quantitative analysis of caffeine metabolites identified.

These observations are now confirmed in healthy volunteers where the specific activity for expired CO_2 after intravenously injected [3-Me-^{14}C] caffeine was three times higher than after [7-Me-^{14}C] caffeine [31]. The analysis of $^{14}CO_2$ in the breath is a sensitive test for detection of chronic liver disease such as cirrhosis and also for the induction of cytochrome P-448 system by smoking. Whilst plasma caffeine kinetics do not seem to be an accurate technique for observing the effects of smoking, the demethylation rate according to expired labeled CO_2 is doubled when using [7-Me-^{14}C] caffeine. With [3-Me-^{14}C] caffeine unexplained variations were observed. It could be possible that smoking specifically induced one demethylation pathway.

Total demethylation of [1,3,7-Me^{13}C] caffeine, a non-radioactive molecule, has been quantitatively studied in man by respiratory exchange measurement [32].

With 200 mg of caffeine ingested, a significant increase in the enrichment was already observed in the first sample collected 15 minutes after administration. About 26 % of the ^{13}C administered was recoverable in the expired air. This result confirms the greater importance of demethylation in human caffeine metabolism in comparison with the rat. In man breath analysis can be directly correlated with caffeine clearance.

Using this accurate breath test, the controversial problem of dose dependent metabolism of methylxanthines in man can perhaps be resolved. In addition to patients with impaired liver function, pregnant women [33, 34], and users of oral contraceptives [35], it is of importance to know if moderate and heavy methylxanthine consumption modifies caffeine and theophylline metabolism.

Acknowledgements

The authors are grateful to G. Philippossian for his useful comments and synthesis of uracil metabolites. Technical assistance of R. Fumeaux is appreciated. We thank Prof. Jequier, Institute of Physiology, Lausanne and Prof. Preisig, Dept. of Clinical Pharmacology, Berne, Switzerland for help with laboratory facilities and for their collaboration.

Literature

[1] Salomon, G.: Über das Paraxanthin, einen neuen Bestandtheil des normalen menschlichen Harns. *Ber. Dtsch. Chem. Ges.* **16**, 195–200 (1883).

[2] Richtie, J. M.: The xanthines. The Pharmacological Basis of Therapeutics. MacMillan, New York, 1975, pp. 367–378.

[3] Cornish, H. H., Christman, A. A.: A study of the Metabolism of Theobromine, Theophylline, and Caffeine in man. *J. Biol. Chem.* **228**, 315–323 (1957).

[4] Grygiel, J. J., Birkett, D. J.: Effect of age on patterns of theophylline metabolism. *Clin. Pharm. Ther.* **28**, 456–462 (1980).

[5] Monks, T. J., Lawrie, C. A., Caldwell, J.: The effect of increased caffeine intake on the metabolism and pharmacokinetics of theophylline in man. *Biopharm. Drug Disp.* **2**, 31–37 (1981).

[6] Arnaud, M. J., Welsch, C.: Caffeine Metabolism, in Human Subjects, IX Colloquium on the Science and Technology of Coffee, June, 1980, pp. 385–396.

[7] Callahan, M. M., Robertson, R., Branfman, A. R., McCornish, M., Yesair, D. W.: Human Metabolism of Radiolabeled Caffeine Following Oral Administration,· IX Colloquium on the Science and Technology of Coffee, June, 1980, pp. 371–384.

[8] Otomo, T.: Changes of Caffeine in the Animal Body. *Nichidai Igaku Zasshi* **18**, 77–86 (1959).

[9] Rao, G. S., Khanna, K. L., Cornish, H. H.: Identification of two new Metabolites of Caffeine in Rat urine. *Experientia* **29**, 953–955 (1973).

[10] Sved, S., Hossie, R. D., McGilveray, I. J.: The human metabolism of caffeine to theophylline. *Res. Commun. Chem. Pathol. Pharmacol.* **13**, 185–192 (1976).

[11] Schmidt, G. and Schoyerer, R.: Zum Nachweis von Coffein und seinen Metaboliten im Harn. *Deutsche Zeitschr. Gesamte Gerichtliche Medizin* **57**, 402–409, 1966.

[12] Johnsen, O., Eliasson, R. and Abdelkader, M. M.: Effects of caffeine on the motility and metabolism of human spermatozoa. *Andrologia* **6**, 53–58 (1974).

[13] Arnaud, M. J.: Metabolism of 1,3,7-trimethyldihydrouric acid in the rat: New metabolic pathway of caffeine. *Experientia* **32**, 1238–1240 (1976).

[14] Soyka, L. F.: Effects of Methylxanthines on the Fetus. *Clinics in Perinatology* **6,1**, 37–51 (1979).

[15] Latini, R., Bonati, M., Marzi, E. and Garattini, S.: Urinary Excretion of an uracilic metabolite from caffeine by Rat, Monkey and Man. *Toxicology Letters* **7**, 267–272 (1981).

[16] Arnaud, M. J. and Welsch, C.: Metabolic Pathway of Theobromine in the Rat and Identification of two New metabolites in Human urine. *J. Agr. Food Chem.* **27,3**, 524–527 (1979).

[17] Pfleiderer, W.: Synthese und Eigenschaften von 5,6,7,8-Tetrahydrolumazinen und ihren 5-Acetyl-Derivaten. *Liebigs Ann. Chem.* **747**, 111–222 (1971).

[18] Kamei, K., Matsuda, M. and Momose, A.: New sulphur-containing Metabolites of Caffeine. *Chem. Pharm. Bull.* **23**, 683–685 (1975).

[19] Arnaud, M. J.: (samples provided by M. M. Callahan, Arthur D. Little Inc., Cambridge, Massachusetts), *Fed. Proc.* **38**, 584 (1979).

[20] Arnaud, M. J., Welsch, C. and Sauvageat, J. L.: Quantification in urine of uracil metabolites after oral human administration of caffeine, theobromine, theophylline and paraxanthine. *Eighth Int. Congress of Pharm.* abs. 1111, July, Tokyo (1981).

[21] Arnaud, M. J.: Identification, kinetic and quantitative study of caffeine metabolites in rat's urine by chromatographic separations. *Biochem. Med.* **16**, 67–76 (1976).

[22] Midha, K. K., Sved, S., Hossie, R. D. and McGilveray, I. J.: High Performance Liquid Chromatographic and Mass Spectrometric Identification of Dimethylxanthine Metabolites of Caffeine in Human Plasma. *Biomed. Mass Spect.* **4,3**, 172–177 (1977).

[23] Aldridge, A. and Neims, A. H.: The effects of Phenobarbital and β-naphthoflavone on the elimination kinetics and metabolite pattern of caffeine in the beagle dog. *Drug Metabolism and Disposition* **7**, 378–382 (1979).

[24] Aldridge, A., Aranda, J. V. and Neims, A. H.: Caffeine metabolism in the newborn. *Clin. Pharm. Ther.* **25**, 447–453 (1979).

[25] Callahan, M. M., Robertson, R., Lavin, M. and Yesair, D.: Human metabolism of caffeine. *Fed. Proc.* **38**, 584 (1979).

[26] Tarka, S. M., Arnaud, M. J., Dvorchik, B. H. and Vesell, E. S.: Theobromine kinetics and Metabolic Disposition in Man. I. Low to moderate Methylxanthine Consumers. Unpublished results.

[27] Arnaud, M. J. and Welsch, C.: Metabolism of [1-Me-^{14}C] trimethyluric acid in the Rat. Unpublished results.

[28] Fink, Adams, W. S. and Pfleiderer, W.: A new urinary Pyrimidine, 5-Acetylamino-6-amino-3-methyluracil. *J. Bio. Chem.* **239**, 4250—4256 (1964).

[29] Zweig, G. and Whitaker, J. R.: Paper Chromatography and Electrophoresis. Vol. 2, Academic, New York, 1971, pp. 262—269.

[30] Arnaud, M. J.: 2nd International Caffeine Workshop, Monaco, 1979 in: *Nutr. Rev.* **38**, 196—200 (1980).

[31] Wietholtz, M., Voegelin, M., Arnaud, M. J., Bircher, J. and Preisig, R.: Assessment of the Cytochrome P-448 dependent Liver Enzyme System by a Caffeine Breath Test. *Eur. J. Clin. Pharm.* **21**, 53—59 (1981).

[32] Arnaud, M. J., Thelin-Doerner, A., Ravussin, E. and Acheson, K. J.: Study of the Demethylation of [1,3,7-Me-^{13}C] caffeine in Man using Respiratory Exchange Measurements. *Biomed. Mass Spectrom.* **7**, 521—524 (1980).

[33] Parsons, W. D., Pelletier, J. G. and Neims, A. H.: Caffeine elimination in pregnancy. *Clin. Res.* **24**, 652 A (1976).

[34] Rothweiler, H., Knutti, R. and Schlatter, Ch.: Einfluß von Schwangerschaft und Geschlecht auf die individuelle Variation des Koffeinabbaus. *Mitt. Gebiete Lebensm.* **72**, 88—98 (1981).

[35] Patwardhan, R. V., Desmond, P. V., Johnson, R. F. and Schenker, S.: Impaired elimination of caffeine by oral contraceptive steroids. *J. Lab. Clin. Med.* **95**, 603—608 (1980).

Metabolic disposition of the methylxanthines in man

D. J. Birkett/J. J. Grygiel/J. O. Miners
Department of Clinical Pharmacology, Flinders Medical Centre and Flinders University
of South Australia, Bedford Park, S.A., Australia 5042

Zusammenfassung

Der Stoffwechsel von Theophyllin und Theobromin wurde beim Menschen nach
einmaliger Gabe von Theophyllin und unter steady-state-Bedingungen nach wie-
derholter Gabe von Theophyllin und Theobromin untersucht. Gleichzeitige Gabe
des Xanthinoxidase-Hemmstoffes Allopurinol verursacht eine Abnahme der Ausscheidung von 1-Methylharnsäure (1-MU) und eine Zunahme von 1-Methylxanthin
(1-MX). Nach Theobromingabe bewirkt Allopurinol, daß 7-Methylharnsäure im
Urin nicht mehr nachweisbar ist und die Ausscheidung von 7-Methylxanthin an-
steigt. Die Bildung von 1-MU und 7-MU weist auf eine initiale Demethylierung
von Theophyllin und Theobromin hin, gefolgt von einer 8-Oxidation des Mono-
methylxanthins durch die Xanthinoxidase. Andere Stoffwechselschritte sind
durch Allopurinolgabe nicht betroffen. Hierbei wird die Beteiligung von Cyto-
chrom P 450 diskutiert.
Bei Kindern wird sowohl die totale Clearance von Theophyllin als auch die Zunahme der Stoffwechselschritte in etwa gleichem Maße verstärkt. Bei Frühgeborenen
fehlt der oxidative Metabolismus. Die 1-Methylierung zu Koffein beträgt ungefähr
2 % der Dosis.
Bei Zigarettenrauchern ist die Demethylierung von Theophyllin stärker erhöht als
die 8-Oxidation zu 1,3-Dimethylharnsäure (DMU).
Cimetidin hemmt die Demethylierung, aber beeinflußt die Bildung von DMU nur
wenig. Die Hemmung ist bei Zigarettenrauchern stärker ausgeprägt.
Die hohe Übereinstimmung zwischen der Bildung von 1-MU und 3-MX legt nahe,
daß die zwei Demethylierungsschritte unter einer gemeinsamen Kontrolle stehen,
welche sich von der 8-Oxidation zu DMU unterscheiden.

Summary

Theophylline and theobromine metabolism in man was studied after single dose
intravenous administration (theophylline) and at steady-state during chronic
oral administration (theophylline and theobromine). Co-administration of the
xanthine oxidase inhibitor allopurinol with theophylline caused a decreased excretion of 1-methyluric acid (1MU) and an increased excretion of 1-methylxanthine
(1MX). In the case of theobromine, allopurinol caused the disappearance of 7-me-
thyluric acid (7MU) from urine and an increase in excretion of 7-methylxanthine.
It is concluded that 1MU and 7MU arise by initial demethylations of theophylline
and theobromine respectively, followed by xanthine oxidase mediated 8-oxida-

tion of the monomethylxanthine. Other pathways for metabolism of the dimethyl-xanthines were not affected by allopurinol and are assumed to be cytochrome P-450 mediated. In children, theophylline total clearance was enhanced and all metabolic pathways were increased to approximately the same extent. In premature neonates, oxidative metabolism of theophylline was absent but 7-methylation to caffeine accounted for about 2 % of the dose. In cigarette smokers the demethylation pathways for theophylline were increased to a greater extent than 8-oxidation to 1,3-dimethyluric acid (DMU). Cimetidine inhibited the demethylation pathways but had little effect on the clearance to DMU. Inhibition of demethylation was more marked in cigarette smokers. These results, together with the high degree of correlation observed between clearance to 1MU and clearance to 3MX, suggests that the two demethylation reactions are under a common regulatory control which is distinct from that for the 8-oxidation to DMU.

Introduction

The dimethylxanthines theophylline, theobromine and paraxanthine are the initial biotransformation products of caffeine. Although the major metabolic products of the methylxanthines have been known for some years [1], their detailed enzymatic pathways have not been investigated. As there are substantial analytical problems in quantitating simultaneously all the products excreted after caffeine ingestion, we have carried out detailed studies of the biotransformation of theophylline and theobromine in man.

The major excretory products of theophylline in man are shown in Fig. 1.

The demethylation reactions to 3MX and possibly to 1MX are characteristic of the microsomal mixed function oxidase (cytochrome P-450) system (MFOS). The 8-oxidation to 1,3DMU could involve either the MFOS or xanthine oxidase, but in vitro studies suggest that theophylline is not a substrate for xanthine oxidase [2]. 1MU could arise either via 1,3DMU or via 1MX. The latter compound has not been detected previously as a metabolite of theophylline but has been shown in vitro to be a good substrate for xanthine oxidase [2].

The major metabolic products of theobromine are shown in Fig. 2. Once again, the demethylations are likely to be MFOS-mediated but the route of formation of 7MU is uncertain. In the studies presented below, allopurinol, a xanthine oxidase inhibitor, was used to clarify the enzyme systems involved in the biotransformation of theophylline and theobromine.

A number of factors such as age [3, 4], cigarette smoking [5, 6], diet [7, 8] and hepatic [9] and cardiac disease [10] have been shown to alter the plasma clearance of theophylline in man. However, the specific metabolic pathways affected by the various influences on theophylline clearance have not been investigated. Therefore, we have studied theophylline metabolism in premature neonates, children, cigarette smokers and subjects treated with cimetidine, an inhibitor of oxidative drug metabolism.

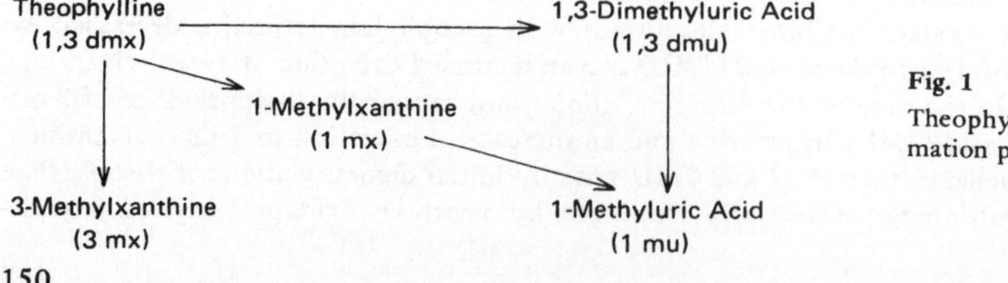

Fig. 1

Theophylline biotransformation products

150

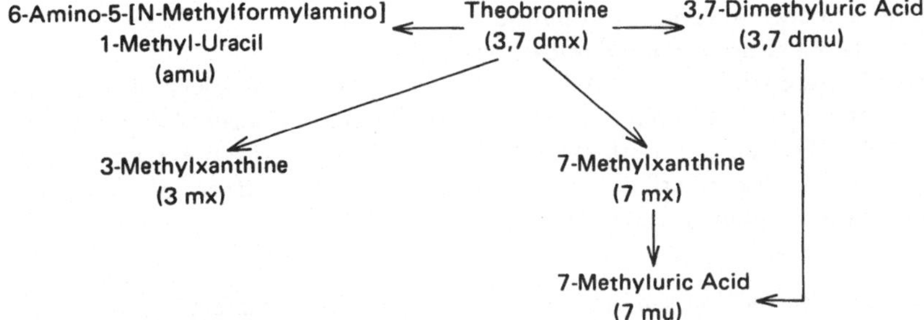

Fig. 2 Theobromine biotransformation products

Methods

Theophylline and theobromine plasma and urine concentrations were determined by high performance liquid chromatographic methods involving extraction from plasma with dichloromethane and chromatography on a C-18 reverse phase column [11]. The internal standard was 8-chlorotheophylline. Urinary concentrations of theophylline or theobromine metabolites were determined by direct injection of $10\,\mu l$ of diluted urine onto a C-18 reverse phase column using 10 mM acetate buffer pH 5.0 as elution solvents [12]. Separation of theophylline metabolites was achieved with a Waters μ-Bondapak C-18 column but adequate resolution of theobromine metabolites required the use of an Altex Ultrasphere ODS column.

Two basic study protocols were used. Volunteers or patients abstained from all sources of dietary methylxanthines for three days prior to and during study.

a) Theophylline pharmacokinetic parameters (clearance, volume of distribution and half-life) were determined after intravenous infusion of a single dose of aminophylline (equivalent to 160 mg theophylline) over 10 minutes. Samples for estimation of plasma theophylline concentrations were collected over 32 hours after the beginning of the infusion.

b) Theophylline and theobromine metabolism and plasma clearance were determined at steady-state during oral administration of theophylline 125 or 250 mg 8-hourly or theobromine 200 mg 8-hourly. Plasma and urine samples were collected over a dosage interval at steady-state for measurement of theophylline or theobromine plasma clearance and urinary metabolites.

The subjects in these studies were healthy adult volunteers. In the study involving neonatal, child and adult patients, pre-dose plasma samples only were taken for the normal clinical management of theophylline therapy so that plasma clearance could not be determined. Urine was collected over a dosage interval.

Results and discussion

1. Allopurinol-theophylline interaction

In an initial study the effects of allopurinol 300 mg daily on the plasma clearance and other pharmacokinetic parameters of theophylline were studied. Theophylline was given as an intravenous infusion of aminophylline 200 mg to eight healthy volunteers over 10 minutes and plasma samples were collected for 32 hours for measurement of plasma theophylline concentrations. Allopurinol at this dose had no effect on theophylline half-life, plasma clearance or volume of distribution.

In a further steady-state study, theophylline (250 or 125 mg) was given 8-hourly to four healthy volunteers with and without allopurinol 100 mg 8-hourly. Allopurinol administration had no effect on the mean theophylline plasma concentration over a dosage interval, confirming the lack of effect on plasma clearance. The effects of allopurinol on the excretion of theophylline metabolites are shown in Table 1.

Table 1: Effect of allopurinol on the urinary excretion of theophylline and metabolites at steady-state

Theophylline product	Theophylline products in urine as % of recovered dose[1]	
	Theophylline alone	Theophylline + allopurinol
1MU	20.2 ± 1.0	5.4 ± 0.7*
1MX	1.0 ± 0.1	13.5 ± 0.7*
3MX	13.1 ± 0.8	13.2 ± 0.9
1,3DMU	53.2 ± 2.7	54.5 ± 2.5
Theophylline	12.5 ± 1.3	13.4 ± 0.9
% of dose recovered	106.9 ± 4.5	94.8 ± 4.5

[1] Mean ± S.E.M.

* $p < 0.05$

Allopurinol, as expected, had no effect on 3MX excretion but also did not alter the excretion of 1,3DMU, indicating that this metabolite is not formed by xanthine oxidase but by the action of the MFOS. Furthermore, allopurinol caused a concomitant decrease in excretion of 1MU and the appearance of almost equal amounts of 1MX in urine, indicating that 1MX acts as an intermediate in the formation of 1MU and that the 8-oxidation of 1MX is mediated by xanthine oxidase.

2. Allopurinol-theobromine interaction

A similar study to that described above for theophylline was carried out with theobromine. The subjects were four healthy male volunteers who took theobromine 200 mg 8-hourly with or without allopurinol while abstaining from dietary methylxanthines. As with theophylline, there was no effect of allopurinol on theobromine plasma clearance. The effects of allopurinol on theobromine biotransformation products are shown in Table 2. 3,7DMU was not detectable as a metabolic product (less than 2 % of the dose). AMU(4-Amino-[N-Methylformylamino]-3-Methyluracil) was found to constitute about 8 % of the total theobromine products excreted and was not altered by allopurinol.

Allopurinol treatment caused the total disappearance of 7MU from urine and an increase in 7MX in urine, so that the sum of these two products was not significantly different with and without allopurinol. The excretion of 3MX was not altered.

On the basis of these results, the metabolic pathways for theophylline and theobromine shown in Fig. 3 are proposed. The following conclusions regarding methylxanthine biotransformation can be made.

152

Table 2: Effects of allopurinol on theobromine metabolism

Theobromine product	Theobromine products in urine as % of recovered dose[1]	
	Theobromine alone	Theobromine + allopurinol
7MU	11.1 ± 0.5	ND
7MX	44.3 ± 0.8	59.0 ± 3.1*
7MU + 7MX	55.4 ± 0.9	59.0 ± 3.1
3MX	22.2 ± 0.9	20.4 ± 0.4
3,7DMU	ND	ND
AMU	8.1 ± 1.3	7.8 ± 1.4
Theobromine	14.3 ± 1.0	12.9 ± 3.8
% dose recovered	90.8 ± 1.6	92.6 ± 3.1

[1]   Mean ± S.E.M.

* $p < 0.05$

ND = not detectable

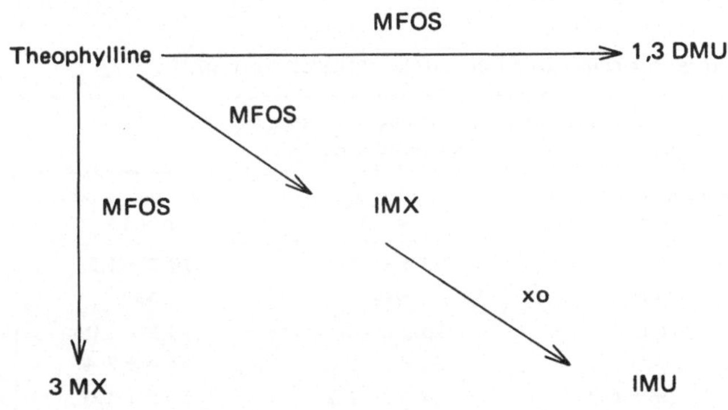

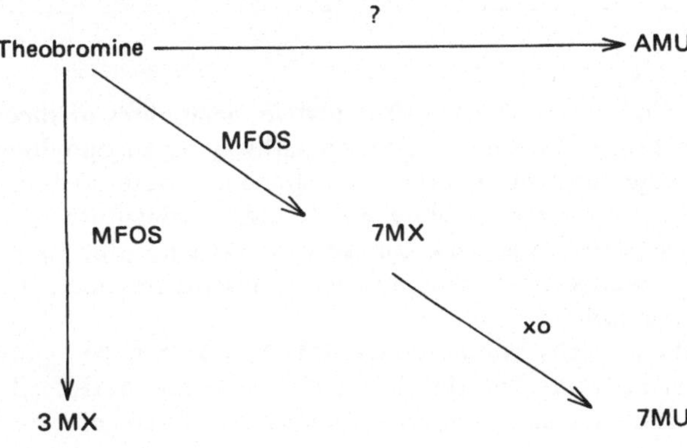

Fig. 3

Enzyme systems involved in the theophylline and theobromine metabolism. MFOS — microsomal mixed function oxidase system XO — xanthine oxidase

a) Theophylline is a good substrate and theobromine is a poor substrate for 8-oxidation by the MFOS. Xanthine oxidase is not involved.
b) The dimethyluric acids are not demethylated.
c) Theophylline and theobromine are both demethylated at positions 1, 3 or 7 by the MFOS.
d) The monomethylxanthines are not substrates for 8-oxidation by the MFOS.
e) 8-Oxidation by xanthine oxidase occurs rapidly with 1MX, slowly with 7MX and not at all with 3MX.

This latter conclusion is supported by data of Krenitsky et al. [2] on the in vitro substrate specificity of xanthine oxidase. Theophylline, theobromine, caffeine and 3MX, were not oxidised at all by xanthine oxidase whereas 1MX was oxidised at 170 % and 7MX at 4 % the rate of purine.

3. Factors affecting theophylline metabolism in man

a) Children and premature neonates

The plasma clearance of theophylline is greatly reduced in neonates and premature neonates [13] and is markedly increased in children [3, 4] compared to adults. Table 3 shows the patterns of theophylline metabolites in the urine of premature neonates, children and adults being treated with this drug.

Table 3: Theophylline metabolites in premature neonates, children and adults

Theophylline product	Theophylline products in urine as % of recovered dose[1]		
	Premature neonates n = 6	Children n = 16	Non-smoking adults n = 14
1MU	ND	23.5 ± 1.1	20.0 ± 1.2
1MX	ND	ND	ND
3MX	ND	16.2 ± 0.8	13.5 ± 1.0
1,3DMU	ND	52.8 ± 2.0	55.4 ± 2.4
Theophylline	98 ± 0.4	7.1 ± 1.2	10.5 ± 1.6
Caffeine	2 ± 0.4	0	0
% dose recovered Mean ± S.E.M.	101.0 ± 6.3	100.3 ± 4.8	98.7 ± 5.5

ND = not detectable

In the premature neonates there was a total absence of oxidative metabolites of theophylline, indicating that renal excretion is the only elimination pathway for theophylline in this group. Methylation to caffeine has been reported as a metabolic route for theophylline in this age group [14—17]. Although caffeine was found to constitute only about 2 % of the theophylline dose, the lower renal clearance of caffeine (due to its greater lipid solubility) probably accounts for its accumulation in plasma to concentratoins about half those of theophylline itself.

In children there was a trend for the demethylation products 1MX and 3MX to be higher and for 1,3DMU to be lower than in adults but the differences were not statistically significant. This indicates that all metabolic pathways are enhanced in children compared to adults. The percentage excretion of 3MX showed a significant positive correlation with percentage excretion of 1MU ($r = 0.78$, $p < 0.001$) indicating that these metabolic pathways might be under similar regulatory control.

b) Effects of cigarette smoking on theophylline metabolism

Theophylline metabolism and clearance were examined in five male and four female non-smokers and in four male and four female subjects who smoked more than 20 cigarettes per day. The subjects in the two groups were matched for age and weight and all abstained from dietary methylxanthines during the study. Total plasma theophylline clearance (Cl_T) was determined from the area under the plasma concentration versus time curve over a dosage interval at steady-state. Cl_T is the sum of the individual clearances involved in the elimination of theophylline so that

$$Cl_T = Cl_R + Cl_{3MX} + Cl_{1MU} + Cl_{DMU}$$

where Cl_R is the renal clearance of unchanged theophylline and Cl_{3MX}, Cl_{1MU} and Cl_{DMU} are the metabolic clearances to the respective metabolites. When a compound is cleared by multiple pathways to metabolites which are excreted without further biotransformation and which can all be quantitated in urine, the relative contribution of each pathway is given by

$$Cl_i = f_i \times Cl_T$$

where Cl_i is the renal clearance of theophylline or metabolic clearance to a particular metabolite, and f_i is the fractional content of theophylline or metabolite in urine relative to the total dose.

The mean plasma theophylline clearance in smokers was 178 % of that in non-smokers. Table 4 shows the clearances along each theophylline elimination pathway in smokers and non-smokers. The clearances to 1MU and 3MX were increased to very similar extents. Cl_{DMU} was also increased in smokers but to a lesser extent than for the other two metabolites. An extremely close linear relationship was found between Cl_{1MU} and Cl_{3MX} in the whole group of smokers and non-smokers ($r = 0.984$, $p < 0.001$).

There were weaker positive relationships between Cl_{DMU} and both Cl_{1MU} ($r = 0.707$, $p < 0.01$) and Cl_{3MX} ($r = 0.704$, $p < 0.01$). These results indicate that cigarette smoking induces theophylline clearance along all three metabolic pathways but that clearance by demethylation (to 1MU and 3MX) is induced to a greater extent than is clearance

Table 4: Effect of cigarette smoking on renal and metabolic clearances of theophylline

Pathway	Clearance (l. hr^{-1}. kg^{-1} x 10^4)			
	Non-smokers	Smokers	Ratio*	p <
Cl_{1MU}	66.0 ± 5.3	131.1 ± 16.3	2.0	0.005
Cl_{3MX}	37.6 ± 4.3	79.1 ± 10.2	2.1	0.005
Cl_{DMU}	173.2 ± 12.7	289.3 ± 37.6	1.7	0.01
Cl_R	37.4 ± 4.5	29.5 ± 3.5	0.8	NS
Cl_T	314.2 ± 20	529.0 ± 60	1.7	0.02

* Smokers : non-smokers

by 8-oxidation (to DMU). The close relationship found between Cl_{1MU} and Cl_{3MX} further supports the view that the two demethylation pathways are under common regulatory control.

c) Effects of cimetidine on theophylline clearance and metabolism

Cimetidine has recently been shown to inhibit the metabolism of a number of drugs in man [18–22]. The effects of cimetidine (200 mg 6-hourly and 400 mg at night) on theophylline clearance and biotransformation were therefore examined using the theophylline chronic dosing protocol outline above. The effects on total plasma clearance are shown in Table 5.

Table 5: Inhibition of total plasma theophylline clearance by cimetidine

	Total plasma theophylline clearance $l.\,h^{-1}.\,kg^{-1} \times 10^4$		
Group	Theophylline alone	Theophylline + cimetidine	% inhibition
Non-smokers (n = 4)	328 ± 27	291 ± 28***	11.6 ± 1.9
Smokers (n = 4)	527 ± 72	378 ± 40**	26.8 ± 4.9
Whole group (n = 8)	428 ± 52	335 ± 28*	19.2 ± 3.4

Results expressed as mean ± S.E.M.

* $p < 0.02$; ** $p < 0.05$; *** $p < 0.005$

Cimetidine inhibited Cl_T in all subjects but the effect was 2.3-fold greater in smokers than in non-smokers. Table 6 shows the effect of cimetidine administration on the individual pathways for theophylline clearance. Cimetidine inhibited Cl_{1MU} and Cl_{3MX} to very similar extents but only small and statistically not significant changes occurred in Cl_{DMU} and Cl_R. The inhibitory effect of cimetidine on each of the metabolic clearances was greater in smokers than in non-smokers. Once again, a very good correlation was found between Cl_{1MU} and Cl_{3MX} in both control (r = 0.98, $p < 0.001$) and cimetidine (r = 0.98, $p < 0.001$) phases.

Table 6: Inhibitory effect of cimetidine on individual pathways for theophylline clearance

	% inhibition by cimetidine of			
Group	Cl_{1MU}	Cl_{3MX}	Cl_{DMU}	Cl_R
Non-smokers	24.9**	35.4***	2.7 (NS)	2.8# (NS)
Smokers	41.0*	42.5*	21.5 (NS)	2.7 (NS)
Whole group	35.3***	41.2***	14.3 (NS)	0.0 (NS)

\# Increase rather than inhibition

* $p < 0.025$; ** $p < 0.01$; *** $p < 0.005$

NS = Not statistically significant

d) Scheme for theophylline biotransformation in man

On the basis of these results the scheme shown in Fig. 4 is proposed for theophylline metabolism in man. The two demethylation pathways are under common regulatory control separate from that involved in 8-oxidation to 1,3DMU. The simplest explanation is that the demethylation reactions are carried out by one form of cytochrome P-450 and the 8-oxidation pathway by a different form of this enzyme. Both pathways are enhanced by cigarette smoking but there is some selectivity for induction of demethylation.

Cimetidine selectively inhibits the demethylation reaction and thus exerts a greater effect in cigarette smokers in whom this pathway is relatively induced. In children all pathways are enhanced with possibly a greater contribution of the demethylation reaction. In premature neonates all pathways are absent but methylation to caffeine forms a minor elimination mechanism for theophylline.

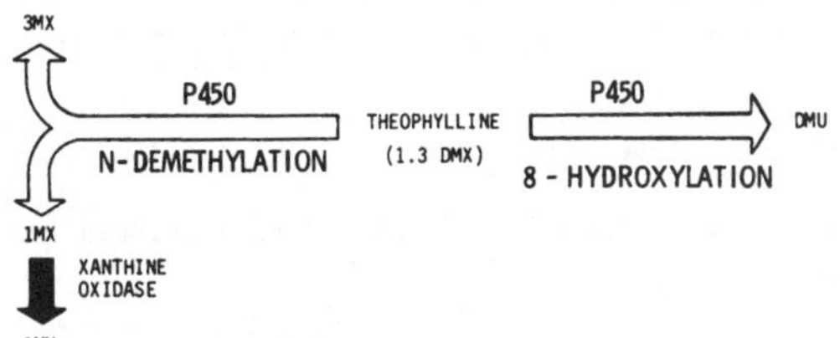

Fig. 4
Scheme for theophylline biotransformation in man

Acknowledgements

This work was supported in part by a grant from the National Health and Medical Research Council of Australia.

References

[1] Cornish, H. H., Christman, A. H.: A study of the metabolism of theobromine, theophylline and caffeine in man. *J. Biol. Chem.* **228**, 315–323 (1957).

[2] Krenitsky, T. A., Neil, S. M., Elion, G. B., Hitchings, G. M.: A comparison of specificities of xanthine oxidase and aldehyde oxidase. *Arch. Biochem. Biophys.* **150**, 585–599 (1972).

[3] Ellis, E. F., Koysooko, R., Levy, G.: Pharmacokinetics of theophylline in children with asthma. *J. Pediatrics* **58**, 542–547 (1976).

[4] Loughnan, P. M., Sitar, D. S., Ogilvie, R. I., Eisen, I., Fox, Z., Neims, A. H.: Pharmacokinetic analysis of the disposition of intravenous theophylline in young children. *J. Pediatrics* **88**, 874–879 (1976).

[5] Jenne, J., Nagasawa, M., McHugh, R., MacDonald, F., Wyse, E. L.: Decreased theophylline half-life in cigarette smokers. *Life Sci.* **17**, 195–198 (1975).

[6] Hunt, S. N., Jusko, W. J., Yurchak, A. M.: Effect of smoking on theophylline disposition. *Clin. Pharmacol. Ther.* **19**, 546–551 (1976).

[7] Kappas, A., Alvares, A. P., Anderson, K. E., Pantuck, E. J., Pantuck, C. B., Chang, R., Conney, A. H.: Effect of charcoal-broiled beef on antipyrine and theophylline metabolism. *Clin. Pharmacol. Ther.* **23**, 445–450 (1978).

[8] Kappas, A., Anderson, K. E., Conney, A. H., Alvares, A. P.: Influence of dietary protein and carbohydrate on antipyrine and theophylline metabolism in man. *Clin. Pharmacol. Ther.* **20**, 643–653 (1977).

[9] Mangione, A., Imhoff, T. E., Lee, R. V., Shum, L. Y., Jusko, W. J.: Pharmacokinetics of theophylline in liver disease. *Chest* **73**, 616–622 (1978).

[10] Piafsky, K. M., Sitar, D. S., Rangno, R. E., Ogilvie, R. I.: Theophylline kinetics in acute pulmonary edema. *Clin. Pharmacol. Ther.* 21, 310—316 (1977).

[11] Foenander, T., Birkett, D. J., Miners, J. O., Wing, L. M. H.: The simultaneous determination of theophylline, theobromine and caffeine in plasma by high performance liquid chromatography. *Clin. Biochem.* 13, 132—134, 1980.

[12] Grygiel, J. J., Birkett, D. J.: Effects of allopurinol on theophylline metabolism and clearance. *Clin. Pharmacol. Ther.* 26, 660—667 (1979).

[13] Aranda, J. V., Sitar, D. S., Parsons, D. W., Loughnan, P. M., Neims, A. H.: Pharmacokinetic aspects of theophylline in premature newborns. *New Engl. J. Med.* 295, 413—416 (1976).

[14] Bada, H. S., Khanna, N. N., Somani, S. M., Tin, A. A.: Interconversion of theophylline and caffeine in newborn infants. *J. Pediatr.* 94, 993—995 (1979).

[15] Bory, C., Baltarsat, P., Porthualt, M., Bethenod, M., Frederick, A., Aranda, J. V.: Metabolism of theophylline to caffeine in premature newborn infants. *J. Pediatr.* 94, 988—993 (1979).

[16] Boutroy, M.-J., Vert, P., Monin, P., Royer, R. J., Royer-Morrott, M.-J.: Methylation of theophylline to caffeine in premature infants. *Lancet* 2, 830 (1979).

[17] Brazier, J.-L., Renaud, H., Ribon, B., Salle, B. L.: Plasma xanthine levels in low birthweight infants treated or non-treated with theophylline. *Arch. Dis. Child* 54, 194—199 (1979).

[18] Serlin, M. J., Challiner, M., Park, B. K., Turean, P. A., Breckenridge, A. M.: Cimetidine potentiates the effect of warfarin by inhibition of drug metabolism. *Biochem. Pharmacol.* 29, 1971—1972 (1980).

[19] Hetzel, D., Birkett, D., Miners, J.: Cimetidine interaction with warfarin. *Lancet* 2, 639 (1979).

[20] Klotz, V., Reimann, I.: Delayed clearance of diazepam due to cimetidine. *New Engl. J. Med.* 302, 1012—1014 (1980).

[21] Desmond, P. V., Patwardhan, R. V., Schenker, S., Speeg. K. V.: Cimetidine impairs elimination of chlorodiazepoxide (librium) in man. *Ann. Int. Med.* 93, 266—268 (1980).

Origins of interindividual variations in theophylline metabolism in man

J. Caldwell/I. A. Cotgreave/C. A. Lawrie*/T. J. Monks**
Department of Biochemical and Experimental Pharmacology, St. Mary's Hospital Medical School, London W2 1PG, England

Zusammenfassung

Die große interindividuelle Variabilität des Theophyllinmetabolismus ist gut dokumentiert. Wir haben versucht, die dafür verantwortlichen Faktoren zu identifizieren und zu quantifizieren, um damit die Therapie mit Theophyllin sicherer zu gestalten. Nach kinetischen Befunden bei gesunden Versuchspersonen ist die Bildung von 3-Methylxanthin ein Sättigungsprozeß, während die anderen Eliminationsvorgänge nach einer Funktion 1. Ordnung verlaufen. Entfernt man Methylxanthine für 7 Tage aus der Nahrung, nimmt die Metabolisierung des Theophyllins um 29 % zu, ist dagegen die Methylxanthin-Aufnahme erhöht, so beobachtet man keine Veränderung im Ausmaß des Theophyllinstoffwechsels. Der Pool von Methylxanthinen in der Nahrung westlicher Länder ist ausreichend, um den Theophyllinstoffwechsel maximal zu hemmen. Theophyllin wird überwiegend als Aminophyllin verabfolgt, also in Kombination mit Äthylendiamin. In dieser Form wird Theophyllin schneller metabolisiert und stärker im Urin ausgeschieden. Dieses beruht weder auf Änderungen in der Plasmaproteinbildung noch auf einer erleichterten Membranpassage. Einer ausgewählten Gruppe von 60 gesunden jungen Versuchspersonen wurde Theophyllin nach einer 18-stündigen Methylxanthinkarenz oral verabreicht und die Kinetik von Theophyllin verfolgt. Jede Versuchsperson wurde nach der Ernährung, Pharmakoneinnahme u. a. befragt und mit Hilfe der multiplen Regression die ermittelten Daten mit der Theophyllin-Kinetik korreliert. Durch die Art der Befragung und die Auswahl der Personen wurden alle bekannten Einflüsse des Theophyllinmetabolismus einbezogen. Die mittlere Cl$_p$ betrug 0,74 ml/min/kg mit einer Streubreite von 0,3—1,4. 23 % der Gesamtvariabilität konnten durch die Variablen erklärt werden, 77 % verblieben unbekannt. Unter den Faktoren war die Methylxanthin-Aufnahme der wichtigste Faktor, auf die etwa 10 % entfielen, was auf die induzierende Wirkung der Methylxanthine hinweist. Die Ergebnisse zeigen die Bedeutung der Methylxanthin-Aufnahme als Determinante der Theophyllin-Kinetik und des Metabolismus. In vielen Fällen wird die hemmende Wirkung den induzierenden Effekt überwiegen. Nach anderen Ursachen, wahrscheinlich genetischen, für die Variabilität des Theophyllinmetabolismus in der Gesamtheit der Bevölkerung muß gesucht werden.

* Present address: Medical Oncology Unit, Centre Block CF93, Southampton General Hospital, Southampton S09 4XY, England.
** Present address: Laboratory of Chemical Pharmacology, National Heart, Lung and Lipid Institute, National Institutes of Health, Bethesda, Maryland 20205, U.S.A.

Summary

The occurrence of wide interindividual variation in the rate of theophylline metabolism in man is well documented. We have attempted to identify and quantify factors responsible for this, in the hope of contributing to safer and better therapy. Studies of the kinetics of theophylline metabolism in volunteers showed that its conversion to 3-methylxanthine was saturable, the other elimination routes following 1st order kinetics. When methylxanthines were removed from the diet for 7 days, the rate of theophylline metabolism rose by 29 %, but when methylxanthine intake was increased above normal levels, there was no change in the rate of theophylline metabolism. The pool of methylxanthines in the normal Western diet is thus sufficient to inhibit theophylline metabolism maximally. Theophylline is commonly administered combined with ethylenediamine, as aminophylline. When given as aminophylline, theophylline was metabolized more rapidly and extensively and excreted in the urine faster. This is not due to changes in plasma protein binding or membrane passage caused by ethylenediamine. A panel of 60 healthy young volunteers was given theophylline orally after an 18 h period without methylxanthines and plasma kinetics of theophylline assessed. Each subject answered questions about their diets, social drug use etc. and these were correlated with theophylline kinetics by multiple regression. By design of the questions and selection of the panel all known influences on theophylline metabolism were considered. The mean CLp was 0.74 ml/min/kg with a range of 0.3−1.4. Multiple regression showed that all of the subject variables accounted for 23 % of the total variation, leaving 77 % due to unknown sources. The most important factor was methylxanthine intake, accounting for 10 % which was in this case an inducing effect of methylxanthines. These results show the importance of methylxanthine intake as a determinant of theophylline kinetics and metabolism. In most cases, the inhibitory effect will outweigh the inducing effect. Other origins, most likely genetic, must be sought for the variability in theophylline metabolism in the general population.

Introduction

The occurrence of wide inter-individual variations in the human metabolism and pharmacokinetics of theophylline and consequent variations in therapeutic and toxic response, is a matter of common clinical experience [1]. Work in this laboratory has concentrated upon the recognition of factors responsible for this variation and on the assessment of their significance for the variation encountered in the population at large. This paper will review work on the influence of diet and formulation upon theophylline metabolism and pharmacokinetics in human volunteers.

Dietary methylxanthines

Early studies [2, 3] by us on the urinary metabolism and metabolic kinetics of intravenously administered [14C]-theophylline to healthy subjects confirmed the formation of three major metabolites, 3-methylxanthine, 1,3-dimethyluric acid and 1-methyluric acid and in addition showed the formation of 2 minor unknown metabolites. A small amount of unchanged theophylline was also excreted in the urine. The elimination of

160

theophylline, 1,3-dimethyluric acid, 1-methyluric acid and the 2 unknowns followed first-order kinetics. However, 3-methylxanthine was eliminated at a constant rate for the first 12 hours after theophylline administration, suggesting that its elimination was capacity-limited. Analysis of urinary excretion data by the Hanes transformation of the Michaelis-Menten equation [3, 4] confirmed this and permitted the calculation of K_m and V_{max} values describing its elimination.

When all or part of a drug's elimination involves a saturable process, it is to be expected that its disposition will exhibit dose-dependency [4, 5]. In the case of theophylline, however, this is hard to assess by simple variation of dose size, since the normal Western diet contains large amounts of caffeine and other methylxanthines related to theophylline by structure and metabolic pathways [6, 7]. The problem was therefore approached by means of manipulating the methylxanthine content of the diet, rather than varying dose size.

The volunteers who participated in the original study were therefore studied again after 2 periods of altered methylxanthine intake, (a) after 7 days of abstention from all methylxanthine-containing foods and beverages and (b) after 7 days keeping their usual methylxanthine intake with the addition of 6 bottles/day of a proprietary cola beverage, Diet Pepsi, which contains 45 mg caffeine/bottle.

In each case, after the intravenous administration of 100 mg theophylline containing $10\,\mu\text{Ci}\,^{14}\text{C}$ the volunteers collected their urine hourly for 12 h, every 2 h until 24 h and then at 36 and 48 h. After counting for ^{14}C, metabolites were separated and quantitated by ion-exchange column chromatography, ion-exchange paper chromatography and liquid scintillation counting [3]. In the diet manipulation studies, a normal diet was not resumed until after the collection of the final urine sample.

The urinary metabolites of theophylline in the volunteers on these various diets are listed in Table 1 and kinetic parameters describing their elimination are given in Table 2. These data show that abstention from dietary methylxanthines results in the faster elimination of ^{14}C and a greater and more rapid formation of 3-methylxanthine and 1,3-dimethyluric acid. Increasing the intake of caffeine in the diet, however, does not alter the disposition of theophylline as compared with the usual diet situation.

Table 1: Urinary metabolites of theophylline in human volunteers on various diets.

		% ^{14}C dose in 0–24 h urine as:	
	Usual diet	Methylxanthine-deprived diet	Methylxanthine-supplemented diet
Theophylline	7.5	8.8	12.7
3-Methylxanthine	17.1	21.0*	17.5
1,3-Dimethyluric acid	29.7	36.4*	33.1
1-Methyluric acid	18.3	18.0	14.3
Unknowns	3.8	1.3	2.3
Total ^{14}C	76.6	85.8*	80.0

* $p < 0.05$ compared with usual diet
Figures represent means of 4 volunteers
Dose 100 mg, $10\,\mu\text{Ci}[^{14}\text{C}]$ i.v.

Table 2: Pharmacokinetic parameters describing the urinary elimination of theophylline and its metabolites by human volunteers on various diets

	Usual diet	Methylxanthine-deprived diet	Methylxanthine-supplemented diet
K_{el}^{T} (h^{-1})	0.009	0.010	0.013
K_{el}^{DMU} (h^{-1})	0.028	0.039*	0.029
K_{el}^{MU} (h^{-1})	0.018	0.019	0.015
K_{el}^{U} (h^{-1})	0.004	0.002	0.004
V_{max}^{3MX} (mg/h)	1.14	2.12*	1.19
K_{m}^{3MX} (mg)	22.8	53.9*	24.6
Half time of ^{14}C excretion (h)	9.8	7.0*	9.5

* $p < 0.05$ compared with usual diet

K_{el} values are first-order rate constants for the elimination of theophylline (T), 1,3-dimethyluric acid (DMU), 1-methyluric acid (MU) and the unknowns (U).

V_{max}^{3MX} and K_{m}^{3MX} are the Michaelis-Menten parameters describing the elimination of 3-methylxanthine.

Figures represent the means of 4 volunteers.

Dose 100 mg, 10 μCi [^{14}C] i.v.

These data have been rationalized by calculating theoretical rates of theophylline elimination over the dose range 0–1000 mg, using the kinetic constants obtained on the methylxanthine-deprived diet, which are the true constants [8]. This shows that the rate of elimination falls rapidly as the dose is increased from 0 to 150 mg, but only slightly declines from 150 to 1000 mg. It is known [8] that the body pool of theophylline is approximately 300 mg, so that although removal of this enhances theophylline elimination, increasing its size has little effect. Thus, the consumption of large quantities of caffeine will have little influence on the fate of theophylline, but if the amount of caffeine taken in the diet is variable, there may be variations in the disposition of theophylline.

It is common when estimating theophylline pharmacokinetics to deprive subjects of methylxanthines for a period beforehand. In separate studies in the same volunteers, the half-life of orally administered theophylline (250 mg) on their usual diet was 10.3 h, with a plasma clearance of 0.45 ml/min/kg. When they abstained from dietary methylxanthines, the half-life fell to 7.2 h and the clearance rose to 0.67 ml/min/kg (both values $p < 0.05$).

This indicates that values obtained when subjects are deprived of methylxanthines cannot be used for the construction of dose regimes for treatment of patients who regularly consume caffeine-containing foods, and this problem must be considered whenever difficulty is encountered in the pharmacokinetic management of theophylline therapy.

Formulation

Theophylline is sparingly soluble in water and thus a variety of agents are used to facilitate its dissolution. Of these, the most commonly encountered is ethylenediamine, the combination being known as aminophylline. Although the literature in general assumes that theophylline and aminophylline are equivalent, this may not be justified since ethylenediamine is a strong base with biological properties of its own.

Three volunteers who had participated in the above studies were given 125 mg aminophylline (equivalent to 100 mg theophylline) labelled with ^{14}C in the theophylline moiety, by intravenous infusion. They kept their usual methylxanthine intake and collected urine at regular intervals for 24 h. Urinary metabolites and pharmacokinetic parameters describing their elimination were determined as outlined above [9].

Table 3 presents a metabolic and kinetic comparison of theophylline and aminophylline in these volunteers. This shows that the elimination of ^{14}C, 3-methylxanthine and 1,3-dimethyluric acid was faster and more extensive after aminophylline administration. Although the difference between the two formulations is small, it may cause problems if patients are switched from theophylline to aminophylline or *vice versa*. A variety of possible mechanisms can be proposed to account for the observed differences between theophylline and aminophylline. Ethylenediamine could perhaps displace plasma protein bound theophylline, alter its distribution across cell membranes or activate metabolizing enzymes. The first two of these possibilities have been tested [10]. The plasma protein binding and erythrocyte uptake (in blood and washed erythrocytes) of theophylline ethylenediamine and mixtures thereof have been studied, using human blood preparations and the results are shown in Table 4. The plasma protein binding of theophylline assayed

Table 3: Urinary metabolites and pharmacokinetic parameters describing their elimination in human volunteers receiving either theophylline or aminophylline.

	Theophylline		Aminophylline	
	% dose	Rate constant**	% dose	Rate constant**
Theophylline	8	0.009	10	0.010
3-Methylxanthine	16	V_{max} 1.06 K_m 19.1	21*	V_{max} 1.66* K_m 31.5
1,3-Dimethyluric acid	28	0.026	37*	0.34*
1-Methyluric acid	19	0.018	17	0.016*
Unknowns	4	0.005	2	0.001
% ^{14}C Dose in 0–24 h urine	76	–	89*	–
Half-time for ^{14}C elimination (h)	–	10.0	–	7.4*

* $p < 0.05$ compared with theophylline
** Units as in Table 2

Figures are means of 3 volunteers
Theophylline dose 100 mg, 10 μCi [^{14}C] i.v.,
aminophylline dose 125 mg (= 100 mg theophylline), 10 μCi [^{14}C] i.v.

Table 4: Plasma protein binding and distribution across the erythrocyte membrane of theophylline, ethylenediamine and combinations thereof.

	% bound to plasma protein	Supernatant concentration / total concentration	
		Blood	Washed erythrocytes
[14C]-Theophylline (0−50 µg/ml)	38	1.038	1.083
[14C]-Theophylline (0−50 µg/ml) + ethylenediamine (0−20 % W/w)	38	1.039	1.084
[14C]-Ethylenediamine (0−15 µg/ml)	n.d.	1.039	1.117
[14C]-Ethylenediamine (0−15 µg/ml) + theophylline (78 % W/w)	n.d.	1.038	1.115

n.d. = not detected

by ultrafiltration was 38 %, and this was independent of concentration over the range 0−50 µg/ml. Addition of 0−20 % ^{W}/w ethylenediamine (aminophylline contains 14 % ^{W}/w) had no influence on this result. Ethylenediamine was not bound to plasma protein. The distribution of theophylline and ethylenediamine between erythrocytes and plasma or saline showed that both compounds readily pass this typical biological membrane, being only slightly excluded from intracellular fluid, and that the behaviour of each compound was not influenced by the other.

Origins of interindividual variation in theophylline metabolism in a human population

As previously mentioned, there is considerable inter-individual variation in the disposition of theophylline in man [1]. A considerable number of factors which cause inter-individual variation have been demonstrated [1], but their relative contribution to the variation in the population is unknown. We have therefore designed a study to assess the significance of environmental variables for the variation in theophylline disposition in a study population of healthy volunteers.

A panel of 60 healthy student volunteers (37 m, 23 F) participated in the study. After 18 h abstention from all methylxanthines, they took 250 mg theophylline in 100 ml water by mouth on an empty stomach at 9. a.m. They had no food for 3 h, and did not resume methylxanthine intake until the end of the study. Venous blood samples were taken before drug administration and at intervals up to 24 h, and plasma was assayed for theophylline by HPLC. Each subject answered a questionnaire about their food intake (carbohydrate and protein), social drug use and anthropomorphic characteristics. The plasma elimination half-life, distribution volume and plasma clearance of theophylline were calculated from the plasma level time curves. These were correlated with the replies to the questionnaire by multiple regression analysis, using the Statistical Package for the Social Sciences Version 7.0 on the University of London ICL 6000 computer.

Table 5 gives some characteristics of the volunteer panel and Figure 1 shows the variation in the disposition of theophylline in the population. Multiple regression analysis gave

Table 5: Some characteristics of the volunteer panel used in the study of interindividual variation in the disposition of theophylline.

	Mean	Low	High
Age (years)	21.02	18	36
Height (cm)	171.6	155	193
Weight (kg)	64.9	45.8	92.1
Caffeine intake (cups coffee/week + 0.6 cups tea/week)	26.4	0	54
Alcohol intake ($\frac{1}{2}$ pints beer/week)	13.1	0	62

n = 60

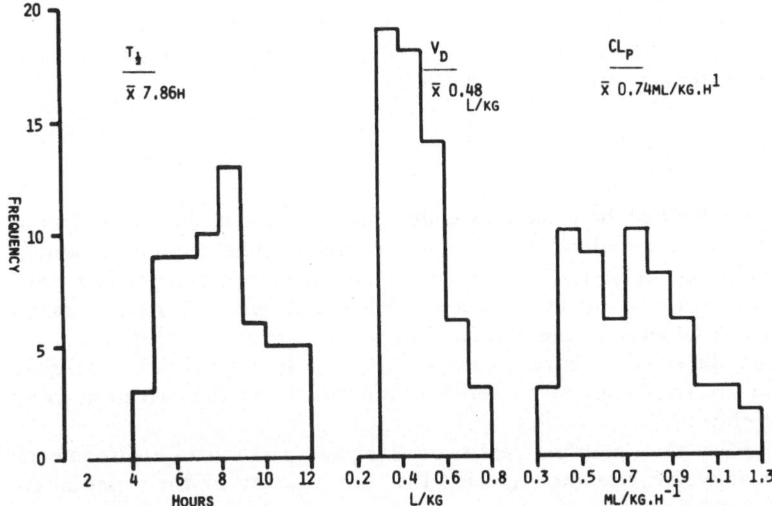

Fig. 1 Variation in the plasma elimination half-life ($t_{1/2}$) volume of distribution (V_d) and plasma clearance (CL_p) of theophylline (250 mg p.o.) in a panel of 60 volunteers

the following equation relating the characteristics of the volunteers of theophylline half-life:

$$\log \text{theophylline } t_{1/2} = 12.11 + 0.029 \text{ (height)} + 0.008 \text{ (carbohydrate intake)}$$
$$- 0.093 \text{ (log caffeine intake)} - 0.069 \text{ (weight)}$$
$$- 0.021 \text{ (protein intake)}.$$

The units used were: height, cm; weight, kg; caffeine intake, cups coffee/week; carbohydrate and protein intake, 50 g units.

The overall correlation coefficient (r^2) was 0.236, $p < 0.05$, so that only 23.6 % of the total variation seen in the population may be accounted for by all of the variables considered. Factors not mentioned in the above equation accounted for less than 1 % of the total variation.

The panel excluded volunteers with diseases and drug exposure previously shown to influence theophylline metabolism, and the design of the questionnaire considered all other known influences upon theophylline disposition. This means that the bulk of the variation observed in this population, which is similar to that reported by other workers [1], arises from factors previously unrecognized to influence theophylline disposition. These may comprise environmental factors, but it is likely that genetic factors play an important part. It is of interest to note that a study in pairs of twins [11] has suggested that genetic factors are responsible for the bulk of the variation seen in the study population, but further studies are required to explore this possibility.

Recently [12] it has been shown that the oxidation of debrisoquine and certain other drugs in man is under genetic control and that about 7 % of the British Caucasian population are deficient in the hydroxylation of these drugs. Of the 60 volunteers studied, 54 have had their hydroxylation phenotype assessed with debrisoquine and of these 6 were of the poor metabolizer phenotype [13]. The mean plasma clearance of theophylline in these 6 was 0.81 ml/kg/min, which was not significantly different from that of the 48 known extensive metabolizers (mean 0.74 ml/kg/min).

Conclusion

The various studies described here have extended previous knowledge as to factors responsible for the wide interindividual variations in theophylline disposition seen in the population. The influence of the dietary methylxanthines upon theophylline metabolism and pharmacokinetics is of note, especially when attempting to relate data obtained in experimental subjects to the clinical situation, where methylxanthine intake is uncontrolled. The differences between theophylline and aminophylline with regard to their disposition are small, but of potential significance when the two dose forms are used interchangeably.

It is perhaps surprising that multiple regression analysis to correlate environmental influences with theophylline clearance revealed that the majority of the variation encountered in the panel of volunteers was not of environmental origin. A considerable number of environmental variables have been shown to influence theophylline disposition [1] and it might be thought that the combination of these would result in the wide variation seen in the population. No individual characteristic(s) which might predict theophylline disposition emerged from this study, and it appears that until these can be found, the pharmacokinetic control of theophylline therapy must depend upon plasma level monitoring.

Acknowledgements

We thank the Medical Research Council, the Asthma Research Council, the Cilag-Chemie Stiftung and Napp Laboratories for financial support. We are grateful to Professor R. L. Smith for providing facilities.

Literature

[1] Ogilvie, R. I.: Clinical pharmacokinetics of theophylline. *Clin. Pharmacokin.* 3, 267—293 (1978).

[2] Caldwell, J., Lancaster, R., Monks, T. J., Smith, R. L.: The influence of dietary methylxanthines on the metabolism and pharmacokinetics of intravenously administered theophylline. *Br. J. Clin. Pharmacol.* 4, 637P—638P (1977).

[3] Monks, T. J., Caldwell, J., Smith, R. L.: Influence of methylxanthine-containing foods on theophylline metabolism and kinetics. *Clin. Pharmacol. Ther.* 26, 513—524 (1979).

[4] Levy, G., Tsuchiya, T., Amsel, L. P.: Limited capacity for salicylphenolic glucoronide formation and its effect on the kinetics of salicylate elimination in man. *Clin. Pharmacol. Ther.* 13, 258—268 (1972).

[5] Wagner, J. G.: A modern view of pharmacokinetics. In "Pharmacology and Pharmacokinetics" (Teorell, T., Dedrick, R. L. and Condliffe, P. G., eds.), Plenum Press, New York, pp. 27—63 (1974).

[6] Burg, A. W.: Physiological disposition of caffeine. *Drug Metab. Rev.* 4, 199—228 (1975).

[7] Cornish, H. H., Christman, A. A.: A study of the metabolism of theobromine, theophylline and caffeine in man. *J. Biol. Chem.* 228, 315—323 (1957).

[8] Monks, T. J., Lawrie, C. A., Caldwell, J.: The effect of increased caffeine intake on the metabolism and pharmacokinetics of theophylline in man. *Biopharm. Drug Disp.* 2, 31—37 (1980).

[9] Monks, T. J., Smith, R. L., Caldwell, J.: A metabolic and pharmacokinetic comparison of theophylline and aminophylline (theophylline ethylenediamine). *J. Pharm. Pharmacol.* 33, 93—97 (1981).

[10] Caldwell, J., Cotgreave, I. A.: Plasma protein binding and distribution in the blood of theophylline and aminophylline. *Br. J. Pharmacol.* 74, 876 P (1981).

[11] Miller, M. E., Opheim, K., Raisys, V. and Motulsky, A.: *Abst. 30th Meeting Am. Soc. Hum. Genet.* 161, 56a (1979).

[12] Idle, J. R., Smith, R. L.: Polymorphisms of oxidation at carbon centers of drugs and their clinical significance. *Drug Metab. Rev.* 9, 301—317 (1979).

[13] Sloan, T. P., Idle, J. R.: Unpublished data (1980).

Selective quantitative determination of methylxanthines and methyluric acids in urine

J. H. G. Jonkman[1,2] / K. T. Muir[2,3] / Dan-Shya Tang[2] / S. Riegelman[2]

[1] Laboratory for Drug Analysis, Kerkstraat 14, 9401 GW Assen, The Netherlands

[2] School of Pharmacy, Department of Pharmacy, University of California San Francisco, San Francisco, CA 94143, U.S.A.

[3] School of Pharmacy, University of Southern California, Los Angeles, CA 90033, U.S.A.

Zusammenfassung

Es wurde eine neue Ionenpaar-HPLC-Methode entwickelt, die eine simultane quantitative Bestimmung von Theophyllin und seinen Hauptmetaboliten 3-Methylxanthin, 1-Methylharnsäure und 1,3-Dimethylharnsäure erlaubt. Die Verbindungen werden aus dem Urin durch eine Kombination einer normalen und einer Ionenpaar-flüssig-flüssig-Extraktion (Ethylazetat/Chloroform/Isopropanol 45:45:10 als Extraktionsmittel; Tetrabutylammonium-Ionen (0,05 M) als Ionenpaar-Gegenion bei pH 6,5) extrahiert. Dabei werden die Methylxanthine ($pK_a = 8,5$) im nichtionisierten Zustand durch eine Flüssig-Flüssig-Extraktion, die mehr polaren Methylharnsäuren andererseits ($pK_a = 5,5$; demnach bei pH = 6,5 leicht mit den angebotenen Kationen Ionenpaare bildend) ionisiert als Ionenpaare extrahiert. Die Sättigung der Urinproben mit Ammoniumsulfat fördert die Extraktion der Methylxanthine durch einen Aussalzeffekt. Die Trennung der Verbindungen wird mittels einer reverse phase-HPLC-Methode mit einer Ultrasphere-ODS-Säule (5 µm, 25 cm x 4,6 mm Innendurchmesser, Altex) und einem Ionenpaarsystem, das Tetrabutylammonium als Gegenion (0,005 M) in Natriumazetatpuffer (pH = 4,75) und Methanol in einem ansteigenden Gradienten enthält, durchgeführt. Das Ionenpaarsystem ist erforderlich, da in Abwesenheit des Gegenions die Retentionszeit für die Methylharnsäuren für eine Trennung unbrauchbar war. Ein pH von 4,75 war optimal für die Trennung, aber bereits geringe Änderungen dieses pH-Wertes führten zu starken Änderungen der Retentionszeit für 1-Methylharnsäure und 1,3-Dimethylharnsäure durch eine scheinbare Verminderung der ionisierten Fraktion dieser Verbindungen, was die Brauchbarkeit der Ionenpaarmethode nahelegt. Die Detektion erfolgte bei 280 nm (Kompromiß des Absorptionsmaximums der Methylxanthine von 270 nm und der Methylharnsäuren von 290 nm). Eine gute Trennung von anderen Xanthinen (Xanthin, Theobromin, Koffein und dem Koffeinhauptmetabolit 1,7-Dimethylxanthin, dem möglichen Theophyllinmetaboliten 1-Methylxanthin sowie endogener Harnsäure) wurde erreicht. Die Werte für die Wiederfindung (Tabelle 1) zeigen, daß Theophyllin, 1-Methylxanthin, 3-Methylxanthin, 1-Methylharnsäure und 1,3-Dimethylharnsäure reproduzierbar aus dem Urin bis zu Konzentrationen von 150 mg/l extrahiert werden. Die Bestimmungsgrenze für die Reinsubstanzen in wässriger Lösung lagen bei 0,1 mg/l. Obwohl bei der Gewinnung von Leerurin auf eine Koffeinabstinenz von mindestens 48 Stunden geachtet wurde, fanden sich in diesen Proben kleine Restpeaks mit Retentionszeiten von 3-Methylxanthin, 1-Methylharnsäure und 1,3-Dimethylharnsäure. Diese Restpeaks wurden zur Festlegung der realen Empfindlichkeitsgrenze benutzt (1–2 mg/l). Die Gesamtresultate zeigen, daß die Methode eine für pharmakokinetische Studien ausreichende Selektivität, Empfindlichkeit, Genauigkeit und Reproduzierbarkeit aufweist.

Summary

A new ion pair high pressure liquid chromatographic assay has been developed, allowing simultaneous quantitation of urinary concentrations of theophylline and its major metabolites, 3-methylxanthine, 1-methyluric acid and 1,3-dimethyluric acid. The compounds are extracted from urine by means of a combination of a normal and an ion pair liquid-liquid extraction, using an ethylacetate/chloroform/isopropanol (45:45:10) mixture as extraction solvent and tetrabutylammonium-ion as an ion pairing counter ion. (pH = 6.5). Separation of the compounds was obtained with a reversed phase HPLC method, with an Ultrasphere ODS column and an ion pairing system with tetrabutylammonium cation as the counter ion in sodium acetate buffer (pH = 4.75) with gradient elution with increasing methanol concentration. Detection occurred by measuring UV-absorbance at 280 nm. Good separation was obtained from other xanthines (xanthine, theobromine, caffeine, caffeine's main metabolite 1,7-dimethylxanthine, 1-methylxanthine) and endogenous uric acid.

Introduction

The recent revival of the therapeutic use of theophylline in chronic obstructive lung diseases also led to a greater interest in the metabolism of the drug.
Studies on the metabolism of theophylline have shown that approximately 10 % of the drug is eliminated by renal excretion, while the remainder is metabolized to 3-methylxanthine (13 to 35 %), 1-methyluric acid (15 to 19 %) and 1,3-dimethyluric acid (35 to 40 %) [1–5]. Furthermore, 1-methylxanthine has been mentioned both as an intermediate and as metabolite (ca. 5 %) [6]. The interindividual variability in these studies was very high and the urinary recovery of the drug highly variable.
The clearance of theophylline also shows a large interindividual variability and it has been reported that the clearance is influenced by disease states, diet, smoking, genetic and environmental factors and dose (capacity-limited kinetics of theophylline in children) [7–9].
An explanation for these phenomena can probably be found in a saturation of one (or more) of the metabolic pathways. A conclusive study on the metabolism of theophylline requires a highly specific assay. The assays used in the above cited studies are tedious, difficult to reproduce or give insufficient resolution between the compounds of interest and endogenous compounds in urine [6, 10, 11].
For these reasons, a new assay for urinary theophylline and its metabolites has been developed which incorporates a combination of a normal and an ion pair extraction

followed by a reversed phase ion pair HPLC system with gradient elution, providing a high separation capacity.

Methods

Instruments and instrumental conditions. The assay was performed on an HPLC system consisting of two Altex Model 100 A pumps, driven by an Altex Model 420 System Controller (Altex, Berkeley, CA, U.S.A.) and connected to a Hitachi Model 100-30 variable wavelength UV-detector set at 280 nm.
The column was a reversed phase 5 μm Ultrasphere ODS, 25 cm x 4.6 mm I.D. (Altex). A slurry packed precolumn (4.0 cm x 2.5 mm I.D. of Lichrosorb RP-2; 10 μm) was used. Injections were made by means of a Waters Intelligent Sample Processor, Model 710 A (Waters Assoc., Milford, MA, U.S.A.). Data analysis was performed with a Spectra-Physics SP 4100 computing integrator (Spectra Physics, Santa Clara, CA, U.S.A.).
Reagents. Sources of the xanthine derivatives were: 1,3-dimethylxanthine (= 1,3-MX; theophylline) and β-hydroxyethyltheophylline from Sigma, St. Louis, MO, U.S.A.; 1,3,7-trimethylxanthine (= 1,3,7-MX; caffeine) from Eastman Kodak, Rochester, NY, U.S.A.; 3-methylxanthine (= 3-MX), 1-methylxanthine (= 1-MX), 1,7-dimethylxanthine (= 1,7-MX), 1-methyluric acid (= 1-MU) and 1,3-dimethyluric acid (= 1,3-MU) from Adams Chemicals, Round Lake, Ill., U.S.A.
All other reagents were of analytical grade; the solvents for the mobile phase were of HPLC-grade.
Solvent A was a 0.01 M solution of sodium acetate and 0.005 M tetrabutylammonium hydrogen sulphate (TBA) in distilled water, with the pH adjusted to 4.75 by 10 M NaOH. Solvent B contained the same amount of salts, but included 50 % (v/v) of methanol. The extraction solvent consisted of ethylacetate/chloroform/isopropanol (45 : 45 : 10, v/v).
Procedure. A 1.0 ml volume of the internal standard solution (50 mg/l) in methanol was evaporated to dryness, 0.5 ml of the sample was transferred to the tube and mixed with 0.5 ml of a 0.1 M TBA solution and 1.0 g of ammonium sulphate was added, followed by vortexing for 60 s. Then the pH was adjusted to about 6.5. The mixture was extracted with 10 ml of the extraction solvent by vortexing for 2 min. After centrifugation (5 min at 3000 rpm), 5 ml of the organic layer were transferred and evaporated to dryness. Reconstitution was done by vortexing for 60 s with 0.5 ml of 0.01 M sodium acetate solution containing 10 % (v/v) of methanol (pH adjusted to 4.75), followed by adding 0.5 ml of a similar solution also containing TBA (0.05 M). Elution was a five-step gradient starting with 9 % of solvent B which was increased as follows: 9 to 12 % in 10 min, 12 to 30 % in 15 min, 30 to 40 % in 5 min, 40 to 46 % in 1 min, 46 to 99 % in 2 min. Then the solvent gradient was reduced back to 9 % in 2 min followed by equilibration for 15 min.
Quantitation of the peaks was achieved by the internal standard peak area ratio method.

Results

Fig. 1 depicts a chromatogram obtained after injection of a standard mixture containing 3-MX, 1-MX, 1-MU, 1,3-MU, 1,7-MX, 1,3-MX (= theophylline), 1,3,7-MX (= caffeine) and the internal standard β-hydroxyethyltheophylline. It shows the good resolution.

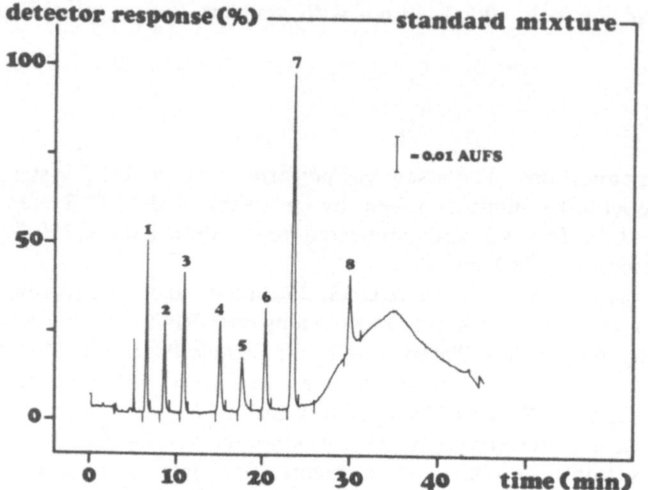

Fig. 1

Chromatogram obtained after injection of a standard mixture containing 20 µg/ml of the following compounds: (1) 3-MX, (2) 1-MX, (3) 1-MU, (4) 1, 3-MU, (5) 1, 7-MX, (6) 1, 3-MX, (= theophylline), (8) 1, 3, 7-MX (= caffeine) and 50 µg/ml of the internal standard β-hydroxyethyl-theophylline

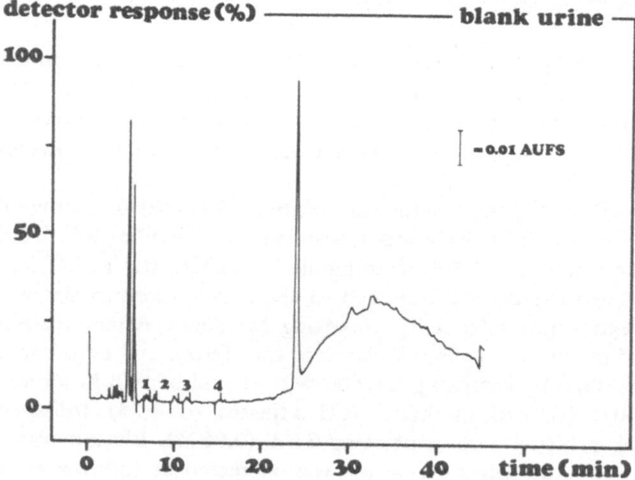

Fig. 2

Typical chromatogram of a patient's urine — collected before theophylline administration — spiked with internal standard (50 µg/ml)

Fig. 2 is a typical chromatogram of a patient's urine collected before theophylline administration (blank urine), spiked with internal standard. Recovery, assay precision and accuracy studies were performed six times for each compound at seven concentrations, varying from 2 to 150 µg/ml and the results are given in Table 1.

Table 1: Recovery and precision studies
For percentage recovery N = 6; CV = coefficient of variation.

Conc Mg/L	1,3-MX Recovery %	CV %	3-MX Recovery %	CV %	1-MU Recovery %	CV %	1,3-MX Recovery %	CV %	1-MX Recovery %	CV %
2	95.5	12.0	84.3	5.8	100.3	17.6	105.3	11.1	86.3	13.4
5	103.9	5.4	95.5	6.2	87.8	16.3	96.1	3.9	97.1	6.6
10	101.9	5.5	94.6	3.3	95.4	14.2	97.9	4.5	100.8	4.9
25	101.0	1.8	94.6	2.2	92.0	11.2	95.1	1.9	98.1	2.3
50	104.5	4.7	97.0	2.6	94.0	10.7	98.2	2.8	99.5	5.3
100	94.9	2.0	92.6	3.9	91.3	2.3	94.4	3.1	94.5	1.3
150	103.6	4.4	94.4	3.5	98.6	18.2	96.5	4.4	97.5	4.2
r^2	0.9970		0.9973		0.9592[a]		0.9975		0.9976	

[a] For individual calibration curves $r^2 > 0.998$

Discussion

Extraction procedure. Initial attempts to inject urine samples directly onto the column failed because of too much interference. Also clean up procedures, involving pre-extraction of urine samples before injection with a wide variety of organic solvents at both acid and alkaline pH-values, did not yield satisfactory results. Due to the large difference in physico-chemical properties of the methylxanthines ($pK_a \approx 8.5$) and the methyluric acids ($pK_a \approx 5.5$) it was difficult to select conditions giving optimum results with normal liquid-liquid extraction. We therefore decided to select extraction conditions that allow good extraction of methylxanthines in the unionized state by normal liquid-liquid extraction, and of the more polar methyluric acids by means of ion pair extraction. The latter type of extraction has proven to be the method of first choice for polar or ionized compounds [12–14]. A pH-value of 6.5 has proved to be a good compromise. At this pH the methylxanthines are unionized and can easily be extracted with slightly polar organic solvents or mixtures. On the other hand the methyluric acids are ionized at this pH-value and can form ion pairs with bulky, strongly charged counter ions. Optimum extraction and a minimum of interference was found with a mixture of ethylacetate/chloroform/isopropanol (45:45:10, v/v) and with tetrabutylammonium ion as counter ion (0.05 M). Saturation of the urine sample with ammonium sulphate improved the extraction of the methylxanthines substantially by a salting-out effect.

Chromatographic procedure. Similar considerations prompted the use of an ion-pairing chromatographic system. In the absence of the counter ion, the retention of the methyluric acids was inadequate for acceptable resolution. A tetrabutylammonium concentration of 0.005 M was determined to be the optimum. The pH of 4.75 was optimal for resolution. Small changes in pH produced marked changes in the retention time of 1-MU and 1,3-MU by virtue of reducing the fraction of these molecules in the ionic state, capable of ion pairing.

The use of an exhaustively silylated high efficiency column (1000 plates per cm) contributed to high resolution. In order to maximize quantitative estimation of the peaks and to elute endogenous peaks with long retention times, the gradient elution system was designed.

The detector wavelength was set at 280 nm, being an intermediate between the absorbance maximum of the methylxanthines (about 270 nm) and the methyluric acids (about 290 nm).

Quantitation, reproducibility and accuracy. The values for recovery show that theophylline, 1-MX, 3-MX, 1-MU and 1,3-MU can be extracted reproducibly at concentrations up to 150 µg/ml. The limit of sensitivity for the pure substances in aqueous solutions was approximately 100 ng/ml. However, although the subjects that provided us with blank urine, abstained from intake of caffeine for longer than 48 h, their samples still contained small residual peaks at retention times corresponding to 3-MX, 1-MU and 1,3-MU. These residual peaks, then, determine the real limit of sensitivity (about 1 to 2 µg/ml for these compounds).

The overall results indicate that the procedure has sufficient selectivity, sensitivity, precision and accuracy to be suitable for pharmacokinetic studies.

Literature

[1] Brodie, B. B., Axelrod, J., Reichenthal, J.: "Metabolism of theophylline (1,3-dimethylxanthine) in man". *J. Biol. Chem.* **194**, 215–222 (1952).

[2] Cornish, H. H., Christman, A. A.: "The metabolism of theobromine, theophylline and caffeine in man". *J. Biol. Chem.* **228**, 315–323 (1957).

[3] Thompson, R. D., Nagasawa, H. T., Jenne, J. W.: "Determination of theophylline and its metabolites in human urine and serum by high-pressure liquid chromatography". *J. Lab. Clin. Med.* **84**, 584–593 (1974).

[4] Jenne, J. W., Nagasawa, H. T., Thompson, R. D.: "Relationship of urinary metabolites of theophylline to serum theophylline levels". *Clin. Pharmacol. Ther.* **19**, 375–381 (1976).

[5] Monks, T. J., Caldwell, J., Smith, R. L.: "Influence of methylxanthine-containing foods on theophylline metabolism and kinetics". *Clin. Pharmacol. Ther.* **26**, 513–524 (1979).

[6] Grygiel, J. J., Wing, L. M. H., Farkas, J., Birkett, D. J.: "Effects of allopurinol on theophylline metabolism and clearance". *Clin. Pharmacol. Ther.* **26**, 660–667 (1979).

[7] Ogilvie, R. I.: "Clinical pharmacokinetics of theophylline". *Clin. Pharmacokin.* **3**, 267–293 (1978).

[8] Hendeles, L., Weinberger, M., Johnson, G.: "Monitoring serum theophylline levels". *Clin. Pharmacokin.* **3**, 294–312 (1979).

[9] Kadlec, G. J., Jarboe, C. H., Pollard, S. J., Sublett, J. L.: Acute theophylline intoxication. Biphasic first order elimination kinetics in a child. *Ann. Allergy* **41**, 337–339 (1978).

[10] Desiraju, R. K., Sugita, E. T., Mayock, R. L.: "Determination of theophylline and its metabolites by liquid chromatography". *J. Chromatogr. Sci.* **15**, 563–568 (1977).

[11] Aldridge, A., Aranda, J. V., Neims, A. H.: "Caffeine metabolism in the newborn". *Clin. Pharmacol. Ther.* **25**, 447–453 (1979).

[12] Schill, G.: Separation methods for drugs and related organic compounds. Apothekar Societeten, Stockholm (1978).

[13a] Jonkman, J. H. G.: "Ionpaar-extractie als isoleringsmethode bij de analyse van geneesmiddelen en metabolieten in lichaamsvloeistoffen, I". *Pharm. Weekblad* **110**, 649–655 (1975).

[13b] Jonkman, J. H. G.: "Ionpaar-extractie als isoleringsmethode bij de analyse van geneesmiddelen en metabolieten in lichaamsvloeistoffen, II". *Pharm. Weekblad* **110**, 673–689 (1975).

[14] Jonkman, J. H. G.: "Thiazinamium methylsulphate, bioanalysis and pharmacokinetics". Ph. D. Thesis, University of Groningen, The Netherlands (1977).

Limitierte Bildung der 1,3-Dimethyl-Harnsäure nach Theophyllingabe

U. Gundert-Remy/R. Hildebrandt/E. Weber
Abteilung für Klinische Pharmakologie, Medizinische Universitätsklinik Heidelberg, D-6900 Heidelberg, BRD

Summary

After both intravenous and oral administration of theophylline, each in two different doses, to four healthy volunteers the plasma concentration time curves could be described by linear pharmacokinetics. 1,3-Dimethyluric acid (DMU), the major metabolite of theophylline, was shown to be formed by a capacity limited step with saturation kinetics at theophylline concentrations above 8 μg/ml. Renal Clearance of DMU was 496.4 $\pm$ 180.7 ml/min and was found to be constant. The cumulative amounts excreted in the urine were 16.6 $\pm$ 6.5 (theophylline) and 46.66 $\pm$ 6.2 (DMU), expressed as percentage of the dose on a molar basis. The capacity limited formation of DMU explains the finding of several authors that total clearance of theophylline declined in some patients when the dose was increased.

Einleitung

Die therapeutische Anwendung von Theophyllin hat eine zunehmende Verbreitung gefunden. Die Behandlung der Apnoe von Früh- und Neugeborenen erweiterte die Indikation zur Behandlung mit Theophyllin über die bisher übliche Anwendung bei obstruktiven Atemwegserkrankungen hinaus. Die breitere Anwendung von Theophyllin stimulierte die Entwicklung von sensitiven und spezifischen Methoden, die auch zur Kontrolle von Plasmaspiegeln unter Therapie Verwendung fanden, so daß Kinetik und Biotransformation von Theophyllin ausführlich untersucht wurden. Eine dosisabhängige Kinetik wurde aus den Ergebnissen verschiedener Untersuchungen abgeleitet [3—8, 10]. Als Erklärung hierzu bot sich der Befund von Caldwell [1] an, welcher eine nicht-lineare renale Elimination von 3-Methylxanthin nach einmaliger Dosierung mit 100 mg Theophyllin gefunden hatte.
Bis auf die Arbeit von Thompson [9], der bei zwei Probanden Plasmaspiegel von 3-Methylxanthin messen konnte, wurden bislang Messungen von Theophyllinmetaboliten im Plasma nicht berichtet.
Nach Entwicklung einer spezifischen und sensitiven Methode zum Nachweis von Theophyllin und dem Hauptmetaboliten 1,3-Dimethyl-Harnsäure in Plasma und Urin war Ziel einer Untersuchung, die Metabolisierung von Theophyllin zu diesem Metaboliten zu studieren.

Methode

1. Probanden: 4 Probanden (3 weibliche, 1 männlicher) gaben nach ausführlicher Aufklärung über Risiko und Nutzen der Untersuchung ihr schriftliches Einverständnis zur Teilnahme. Sie erhielten je zwei unterschiedliche Dosen Theophyllin intravenös sowie zwei unterschiedliche Dosen Theophyllin per os an vier verschiedenen Gelegenheiten (240 mg und 480 mg Euphyllin^R, entsprechend 193,2 mg, und 386,4 mg Theophyllin sowie 200 mg und 400 mg Euphyllin^R, entsprechend 161 mg und 322 mg Theophyllin). 5 Tage vor Gabe und während der 72 Std., die die Studie dauerte, waren die Probanden auf einer xanthinfreien Diät. Die Gabe des Theophyllins erfolgte in randomisierter Reihenfolge, zwischen den verschiedenen Applikationen war ein Mindestzeitraum von einer Woche. Blutproben und Urinproben wurden in adäquaten Intervallen entnommen. Das Blut wurde zentrifugiert und das Plasma bis zur Bestimmung bei $-20\,^\circ$C aufgehoben. Urin wurde ebenfalls nach Feststellung von Volumen und pH bei $-20\,^\circ$C bis zur Bestimmung aufgehoben.

2. Bestimmungsmethode: Die Spiegel an Theophyllin und 1,3-Dimethyl-Harnsäure wurden mittels HPLC bestimmt [11]. Wegen der geringeren Sensitivität der Methode für 1,3-Dimethyl-Harnsäure und der sehr niedrigen auftretenden Plasmaspiegel konnten die Plasmaspiegel an 1,3-Dimethyl-Harnsäure lediglich nach Gabe von 386 mg Theophyllin intravenös und 322 mg Theophyllin per os quantifiziert werden.

Pharmakokinetische Berechnungen: Unter der Annahme eines Zwei-Kompartiment-Modells wurde eine Kurvenangleichung an die Plasmaspiegel von Theophyllin unter Verwendung des RIP-Programms [2] vorgenommen.

Die Plasmadaten von 1,3-Dimethyl-Harnsäure wurden graphisch analysiert. Aus der terminal logarithmisch-linearen Phase wurde die scheinbare Halbwertszeit bestimmt.

Ergebnisse und Diskussion

Die Plasmaspiegel von Theophyllin nach intravenöser Gabe von 193,2 mg und 386,4 mg Theophyllin konnten adäquat unter Annahme eines linearen 2-Kompartiment-Modells beschrieben werden. Tabelle 1 gibt die berechneten Konstanten wieder. Die Kinetik scheint linear, wie man der Fläche unter der Kurve nach Korrektur für die Dosis entnehmen kann. Nach oraler Gabe waren die terminalen Halbwertszeiten in Übereinstimmung mit den individuellen Halbwertszeiten, die nach intravenöser Applikation gefun-

Tabelle 1: Pharmakokinetische Parameter nach i.v. Applikation von Theophyllin

Parameter	Dosis*	Proband B.P.	Proband J.S.	Proband B.M.	Proband D.M.	MW ± s
β	1	0,144	0,108	0,114	0,102	0,117 ± 0,019
(h^{-1})	2	0,120	0,102	0,102	0,090	0,102 ± 0,013
AUC	1	44,2	44,8	47,4	60,4	49,2 ± 7,6
$(\mathrm{mg \times h \times L^{-1}})$	2	95,1	91,8	101,0	150,7	109,7 ± 27,6
$\mathrm{Cl_{tot}}$**	1	72,8	71,8	67,9	53,3	66,4 ± 9,0
(ml/min)	2	67,7	70,1	63,8	42,7	61,1 ± 12,5

* Dosis 1 = 193,2 mg; Dosis 2 = 386,4 mg
** $\mathrm{Cl_{tot}}$ = D/AUC

Tabelle 2: Pharmakokinetische Parameter nach p. o. Applikation von Theophyllin

Parameter	Dosis*	Proband B.P.	Proband J.S.	Proband B.M.	Proband D.M.	MW ± s
β	3	0,144	0,114	0,144	0,126	0,132 ± 0,015
(h^{-1})	4	0,132	0,096	0,126	0,090	0,111 ± 0,02
AUC	3	43,0	42,1	35,4	47,2	39,7 ± 6,7
$(mg \times h \times l^{-1})$	4	88,0	81,0	74,0	153,5	99,1 ± 37,7
AUC_{po}/D**	3	0,91	1,13	0,89	0,97	0,97 ± 0,11
$\overline{AUC_{iv}/D}$	4	1,08	1,10	0,85	1,19	1,05 ± 0,14

* Dosis 3 = 161,0 mg;   Dosis 4 = 322 mg

** $\dfrac{AUC_{po}/D}{AUC_{iv}/D}$ = Resorptionsquote;
AUC_{po}/D von Dosis 3 wurde auf AUC_{iv}/D von Dosis 1 und
AUC_{po}/D von Dosis 4 wurde auf AUC_{iv}/D von Dosis 2 bezogen.

den wurden. Die biologische Verfügbarkeit der verwendeten Formulierung wurde zu etwa 100 % berechnet (Tabelle 2).

Die Konzentration von 1,3-Dimethyl-Harnsäure, die im Plasma nach Gabe der höheren intravenösen und oralen Dosis gefunden werden konnten, lagen im Bereich zwischen 0,1 und 1 μg/ml. Meßbare Konzentrationen von Dimethylharnsäure konnten 3—7 min nach Ende der intravenösen Injektion entdeckt werden. Nach oraler Einnahme konnte der Metabolit in Plasmaproben, die 10—45 min nach Einnahme abgenommen worden waren, erstmals quantifiziert werden. 30—60 min nach Gabe erreichte die Plasmakonzentration von Dimethylharnsäure ein Plateau, welches für etwa 2—5 Std. anhielt. Danach fiel die Konzentration in einer logarithmisch-linearen Weise ab (Abb. 1). Die scheinbare terminale Halbwertszeit wurde mit 6,15 ± 0,94 Std. nach Gabe von 322 mg Theophyllin oral geschätzt. Die Flächen unter den Kurven waren nicht abhängig von der Darreichung. Die Gesamtausscheidung von Dimethylharnsäure belief sich auf 46,66 ± 6,2 % der entsprechenden Theophyllindosis und war dosisunabhängig (Tabelle 3). Die renale Clearance von Dimethylharnsäure war konstant und betrug im Mittel 496,4 ± 180,7 ml/min. Aufgrund dieser hohen renalen Clearance müssen tubuläre Sekretionsprozesse zusätzlich zur glomerulären Filtration angenommen werden.

Da die renale Clearance von Dimethylharnsäure konstant ist (Abb. 2) und gleichzeitig ein über mindestens 2 Std. anhaltendes Plateau der Plasmaspiegel beobachtet wurde, kann man annehmen, daß die Bildung von Dimethylharnsäure nicht einer first order-Kinetik folgt. Die Darstellung des Dimethylharnsäureplasmaspiegels gegen den Theophyllinplasmaspiegel zeigt, daß die Bildung von Dimethylharnsäure limitiert erfolgt, sobald die Theophyllinkonzentration über 8 μg/ml liegt (Abb. 3). Dieser Befund ist in Übereinstimmung mit Daten von Weinberger [10] und Sarrazin [7], die beide über eine abnehmende totale Clearance ab einer Konzentration von etwa 10 μg/ml berichteten.

Aus den Daten der log-linearen Phase wurden Schätzungen der scheinbaren Halbwertszeiten von Dimethylharnsäure vorgenommen. Die Werte, die resultierten, waren, wie oben aufgeführt, sehr ähnlich der Halbwertszeit von Theophyllin.

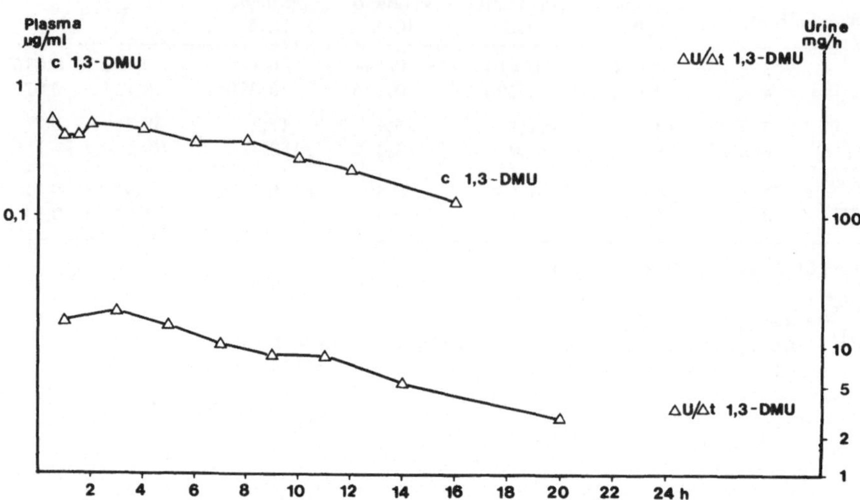

Abb. 1 Plasmakonzentrations-Zeitverlauf von DMU sowie Ausscheidungsrate von DMU im Urin nach 386.4 mg Theophyllin i.v. bei Proband B. M. als typisches Beispiel des Zeitverlaufes (DMU = 1,3 Dimethylharnsäure)

Tabelle 3: Pharmakokinetische Parameter von 1,3-Dimethylharnsäure nach Applikation von 386,4 mg (i.v.) und 322,0 mg (p.o.) Theophyllin

Parameter	Dosis*	Proband B.P.	Proband J.S.	Proband B.M.	Proband D.M.	MW ± s	
β**	i.v.	0,144	0,102	0,112	0,102	0,115 ±	0,02
(h^{-1})	p.o.	0,105	0,102	0,102	0,108	0,104 ±	0,01
$T_{1/2B}$	i.v.	4,8	6,8	6,2	6,8	6,15 ±	0,94
(h)	p.o.	6,6	6,8	6,8	6,4	6,65 ±	0,19
AUC***	i.v.	248,9	249,1	391,7	407,2	324,0 ±	87,1
$(mg \times min \times l^{-1})$	p.o.	281,2	220,0	394,1	536,6	357,9 ±	171,1
Cl_{ren}***	i.v.	393,3	838,3	570,8	433,0	558,8 ±	201,2
(ml/min)	p.o.	474,7	586,8	463,7	210,6	443,9 ±	159,0
U_{∞}	i.v.	43,8	38,8	49,5	56,4	47,1 ±	7,6
(%)	p.o.	41,8	54,3	45,9	42,8	46,2 ±	5,7

*   Dosis i.v. = 386,4 mg Theophyllin i.v.
      Dosis p.o. = 322,0 mg Theophyllin p.o.
** β graphisch bestimmt
***   AUC wurde berechnet nach der Trapezregel und Extrapolieren für $t \to \infty$ (Addition von c'/β, wobei c' die letzte gemessene Plasmakonzentration ist)
**** $Cl_{ren} = U_{0-72}/AUC_{0-\infty}$

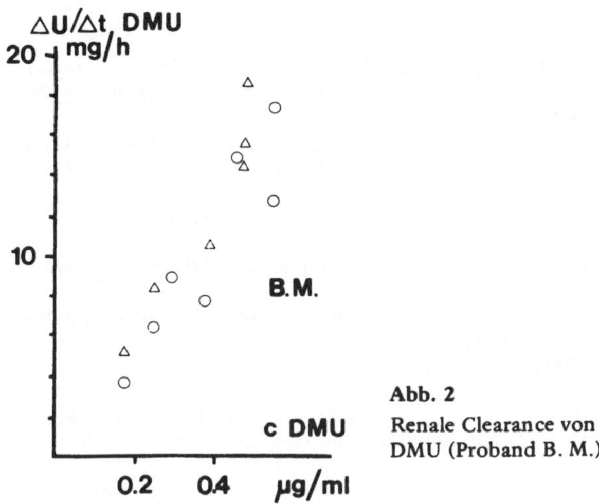

Abb. 2
Renale Clearance von
DMU (Proband B. M.)

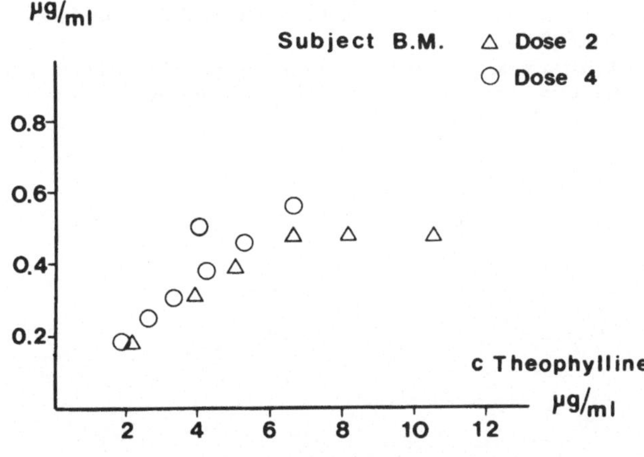

Abb. 3
Darstellung des Plasmaspiegels
von DMU gegen den Plasma-
spiegel von Theophyllin
(Proband B. M.)

Aufgrund der dargestellten Daten ist eine Bildung der Dimethylharnsäure mit einer Kinetik nullter Ordnung anzunehmen. Daher kann unter Berücksichtigung der Tatsache, daß steady-state-Spiegel innerhalb von 4—6 Halbwertszeiten erreicht werden, die wahre Eliminationshalbwertszeit von Dimethylharnsäure mit 10—15 min geschätzt werden. Die scheinbare Halbwertszeit von Dimethylharnsäure spiegelt die Bildungsrate der Dimethylharnsäure unterhalb des Theophyllinspiegels, bei dem eine Kinetik nullter Ordnung herrscht, wider. Man beobachtet somit ein sogenanntes flip-flop-Phänomen.
Die therapeutische Bedeutung des Befundes wird klar: Hendeles [3] empfahl eine vorsichtige Dosisadjustierung nach oben, wenn aus therapeutischen Gründen eine Erhöhung der Dosis notwendig würde. Die hinter dem Phänomen der Non-Linearität der Kinetik von Theophyllin stehende Ursache kann nun durch unsere Daten aufgeklärt werden.

Literatur

[1] Caldwell, J., Lancaster, R., Monks, T. J., Smith, R. L.: The influence of dietary methylxanthines on the metabolism and pharmacokinetics of intravenously administered theophylline. *Br. J. Clin. Pharmacol.* **4**, 637P–638P (1977).

[2] v. Hattingberg, H. M., Brockmeier, D., Kreuter, G.: A rotating iterative procedure (RIP) for estimating hybrid constants in multi-compartment analysis on desk computer. *Eur. J. Clin. Pharmacol.* **11**, 381–388 (1977).

[3] Hendeles, L., Weinberger, M., Johnson, G.: Monitoring serum theophylline levels. *Clin. Pharmacokinetics* **3**, 294–312 (1978).

[4] Lesko, L. J.: Dose-dependent elimination kinetics of theophylline. *Clin. Pharmacokinetics* **4**, 449–459 (1979).

[5] Ogilvie, R. J., Fernandez, P. G., Winsberg, F.: Cardiovascular response to increasing theophylline concentrations. *Eur. J. Clin. Pharmacol.* **12**, 409–414 (1977).

[6] Ogilvie, R. J.: Smoking and theophylline dose schedule. *Ann. Intern. Med.* **88**, 263–264 (1978).

[7] Sarrazin, E., Hendeles, L., Weinberger, M., Muir, K., Riegelman, S.: Dose-dependent kinetics for theophylline: Observations among ambulatory asthmatic children. *J. Ped.* **97**, 825–828 (1980).

[8] Shen, D. D., Fixley, M., Azarnoff, D. L.: Theophylline bioavailability following chronic dosing of an elixir and two solid dosage forms. *J. Pharm. Sci.* **67**, 916–919 (1978).

[9] Thompson, R. D., Nagasawa, H. T., Jenne, J. W.: Determination of theophylline and its metabolites in human urine and serum by high-pressure liquid chromatography. *J. Lab. Clin. Med.* **84**, 584–593 (1974).

[10] Weinberger, M., Ginchansky, E.: Dose-dependent kinetics of theophylline disposition in asthmatic children. *J. Ped.* **91**, 820–824 (1977).

[11] Hengen, N., Hengen, M.: Flüssigkeitschromatographische Bestimmung von Theophyllin und seinen Metaboliten in Plasma und Urin. *Proceedings Königsteiner Chromatographie-Tage* **3**, 92–101 (1978).

The metabolism of caffeine in three non-human primate species

J. Caldwell / J. O'Gorman
Department of Biochemical and Experimental Pharmacology, St. Mary's Hospital Medical School, London W2 1PG, England

R. H. Adamson
Laboratory of Chemical Pharmacology, National Cancer Institute, National Institute of Health, Bethesda, Maryland 20205, U.S.A.

Zusammenfassung

8-^{14}C-Koffein wurde an erwachsene männliche Schimpansen, Rhesusaffen und Galagos (Buschbaby) oral verabreicht und deren Urin und Faeces über 24 Stunden gesammelt. Die im Urin ausgeschiedenen Metaboliten wurden durch Ionenaustausch-HPLC aufgetrennt und im Scintillationszähler quantifiziert. Die Urinausscheidung betrug bei Schimpansen 50 % der Dosis, bei Rhesusaffen 38 % und bei Galagos 56 %; in den Faeces fanden sich in allen Fällen weniger als 1 %. Koffein wurde zu weniger als 1 % der im Urin gemessenen ^{14}C-Aktivität unverändert gefunden. Das Muster der Hauptmetaboliten variierte deutlich zwischen den untersuchten Arten. Bei Schimpansen waren die Hauptmetaboliten Harnsäuren (69 % der im Urin gemessenen Aktivität, vorwiegend Dimethylharnsäuren), Xanthine trugen mit 13 % zur Gesamtaktivität bei. Bei den Rhesusaffen lieferten die Harnsäuren 48 % der Aktivität, davon 30 % als Dimethylharnsäuren; für die Xanthine ergaben sich 41 %, zu gleichen Teilen Mono- und Dimethylxanthine. Beim Buschbaby waren 38 % der Aktivität im Urin in der Xanthinform, hauptsächlich als Monomethylxanthine, und 35 % als Harnsäuren, hauptsächlich als Dimethylharnsäuren (22 %), nachweisbar. Im Vergleich zum Metabolitenmuster bei Menschen belegen die Ergebnisse deutliche Differenzen zwischen einzelnen Primatenarten.

Summary

[8[14]C]-Caffeine was administered orally to adult male chimpanzees, rhesus monkeys and galagos and their urine and faeces collected for 24 h. Urinary metabolites were separated by ion exchange and HPLC and quantitated by scintillation counting. Urinary elimination was 50 % of dose by the chimpanzee, 38 % by the rhesus monkey, 56 % in galagos, with <1 % in the faeces of each. In all cases, caffeine was extensively metabolized accounting for <1 % of urinary [14]C. The pattern of major metabolites differed appreciably between the species. In the chimpanzee, the major products were uric acids (69 % of urinary ^{14}C) mostly as dimethyluric acids. Xanthines totalled 13 %. In the rhesus monkey uric acids accounted for 48 %, the bulk in the form of dimethyluric acids (30 %) and xanthines accounted for 41 % equally divided between the mono- and dimethylxanthines, 38 % of urinary ^{14}C in the galago was in the form of xanthines, principally as monomethyl-xanthines (26 %), and 35 % was as uric acids, mainly dimethyluric acids (22 %).

Introduction

Of all the anutrient chemicals to which man is exposed deliberately or accidentally, caffeine is probably consumed most widely and in greatest quantity. The average Western citizen consumes 500—1500 mg/day in the form of tea (50 mg/cup), coffee (90—120 mg/cup), cola beverages (55 mg/cup) and chocolate bars (50 mg/bar) [1]. In other societies these beverages are also widely consumed, and in primitive societies there is still substantial caffeine intake in the form of cola nuts and related foods [2].

It is well established that caffeine is a CNS and respiratory stimulant [3], actions arising from its ability to block cyclic AMP degradation by cyclic nucleotide phosphodiesterase. In addition to these actions, an enormous number of toxic effects of caffeine have been alluded to over the years [4], notable among which are teratogenicity [5], carcinogenicity [6] and mutagenicity [7]. However, the validity of most of these reports remains uncertain. In view of the pharmacological and toxicological interest in caffeine it is surprising that so little is known of its metabolism in animals and man.

Currently available information [8, 9] indicate that there are two major routes of caffeine metabolism occuring in mammals, 1) N-demethylation giving 1,3-; 1,7- and 3,7-dimethylxanthine and 1-, 3- and 7-methylxanthine and, 2) C-oxidation at position 8 giving mono-, di- and tri-methyluric acids. The metabolic inter-relationships between these various methylated xanthines and uric acids are complex. Complete N-demethylation to xanthine or uric acid apparently never occurs.

Only little information is available on the quantitative aspects of caffeine metabolism or concerning variation between species. The present paper gives a preliminary account of the fate of caffeine in three non-human primates, namely the chimpanzee (an ape), the rhesus monkey (an Old World monkey) and the galago, or bushbaby (a prosimian).

Experimental

[8^{14}C]-Caffeine was synthesized by N-7-methylation of [8^{14}C]-theophylline (purchased from the Radiochemical Centre, Amersham, U.K.) with dimethyl sulfate. The product after recrystallization from ethanol had specific radioactivity 1.01 µgCi/mg and radiochemical purity > 99 % by HPLC.

[8^{14}C]-Caffeine, dissolved in water with the aid of 1M acetic acid, was administered in a dose of 25 mg/kg by stomach tube to two chimpanzees (*Pan troglodytes*), weights 41 and 45 kg, four rhesus monkeys (*Macaca mulata*), weights 4—8 kg, and two galagos (*Galago senegalensis*), weight 1.2 kg. All animals were adult males and were housed in cages permitting the separate collection of urine and faeces for 24 h following the dose. The excretion of ^{14}C was monitored by liquid scintillation counting.

Urinary metabolites were separated into xanthine and uric acid fractions by ion-exchange column chromatography as described previously [11]. After concentration on the rotary evaporator, the fractions were examined by HPLC. This incorporated a Waters M6000A pump controlled by an M 720 systems controller with U6K valve loop injector, a Cecil CE2012 U.V. detector set at 275 nm and an LKB RediRac fraction collector. The column was 250 x 5 mm i.d. packed with Hypersil—ODS 5 μ (Shandon Southern Products). For the separation of xanthines, the mobile phase was 0.01 M acetate buffer pH 5.2/ acetonitrile (96 : 4) and the flow rate 0.5 ml/min for 10 min, then 1.5 ml/min thereafter. For the uric acids, the mobile phase was 0.1 M acetate buffer/acetonitrile (98 : 2) and the flow rate 0.5 ml/min for 13 min then 1.5 ml/min thereafter.

The retention times of caffeine and some of its metabolites are shown in Table 1. For examination of urinary metabolites, quantitation was achieved by collecting 0.5 ml aliquots of eluate throughout the HPLC run and counting these for ^{14}C.

Results

The elimination of ^{14}C in the urine and faeces of the three species studied is shown in Table 2. The recovery of ^{14}C ranged from 38 to 56 %, almost exclusively in the urine. The low recovery is probably due, at least in part, to the difficulties in obtaining a complete urine collection from large, mobile and aggressive animals.

The urinary metabolites have been separated into the major classes, caffeine, di- and monomethylxanthines, 1,3,7-trimethyluric acid and di- and mono-methyluric acids

Table 1: HPLC retention times of caffeine and its metabolites using the systems described in the text

	Retention time (min)	
	Xanthines	*Uric acids*
1-methyl	11	11
3-methyl	10	7
7-methyl	9	8
1,3-dimethyl	17*	17
1,7-dimethyl	17*	21
3,7-dimethyl	13	13.5
1,3,7-trimethyl	30	33

* These dimethylxanthines could not be resolved in this system.

Table 2: Elimination of ^{14}C by three non-human primates after the adminstration of [8^{14}C]-Caffeine orally

	% ^{14}C dose in 0—24 h		
	Urine	*Faeces*	*Total*
Galago	56 (40, 73)	< 1	56 (40, 73)
Rhesus monkey	38 (31—48)	< 1	38 (31—48)
Chimpanzee	50 (45, 54)	n.d.	50 (45, 54)

Figures shown represent the means of two to four animals, with ranges in parenthesis. n.d. = not determined as no sample collected.

Table 3: Urinary metabolites of caffeine in three non-human primates expressed as a percentage of urinary ^{14}C excreted (0—24 h).

	Chimpanzee	Rhesus Monkey	Galago
Caffeine	1	0	0
Total dimethylxanthines	4	20	12
Total monomethylxanthines	8	21	26
1,3,7-trimethyluric acid	5	6	3
Total dimethyluric acids	53	30	22
Total monomethyluric acids	11	12	10
Unknown metabolite(s)	18	11	27
Total of above	100	100	100

Figures shown are the means of two to four animals.

(Table 3). In each species, caffeine was almost completely metabolised, with little or no unchanged material excreted. 1,3,7-Trimethyluric acid was a minor metabolite, but there were extensive interspecies variations in the other classes or metabolites. In chimpanzees, the mono- and di-methyluric acids predominated greatly over the corresponding methylxanthines, but in the rhesus monkey and galago, these classes of metabolites were present in similar quantities. In the rhesus monkey equal amounts of di- and monomethylxanthines were formed, but in the galago, the monomethylxanthines predominated. In both species, more di- than mono-methyluric acids were excreted. Unknown metabolites, accounting for 11—27 % of urinary ^{14}C, were present in the urine of all three species.

Discussion

The results indicate that the three primate species metabolized orally administered caffeine almost completely to give products eliminated principally in the urine. The major metabolites were the dimethyluric acids in the chimpanzee and rhesus monkey and the monomethylxanthines in the galago. Smaller quantities of dimethylxanthines, 1,3,7-trimethyluric acid, monomethyluric acids, unchanged caffeine and unknown metabolite(s) were also present.

When considering the reliability with which the results of animal toxicity tests may be extrapolated to man, it is frequently found that inter-species differences in the effects of a compound arise from inter-species differences in its metabolism. It is therefore desirable that, as far as is practical, animals chosen for toxicity tests should resemble man in their metabolism of the drug in question. Experience over the years with more than 40 compounds, has shown that from the metabolic viewpoint the rhesus monkey resembles man far more closely than do common laboratory subprimate mammals [10].

The metabolism of caffeine by the human has only recently been clarified [11] and it is of interest to compare the results obtained here in three evolutionary distinct primates with available human data. The metabolic patterns of caffeine in these four species are shown (Fig. 1). They illustrate the substantial inter-primate variation. The patterns seen in the rhesus monkey and galago resemble that of man much more closely than does that of chimpanzee, although this latter species is closer to man from a taxonomic viewpoint.

184

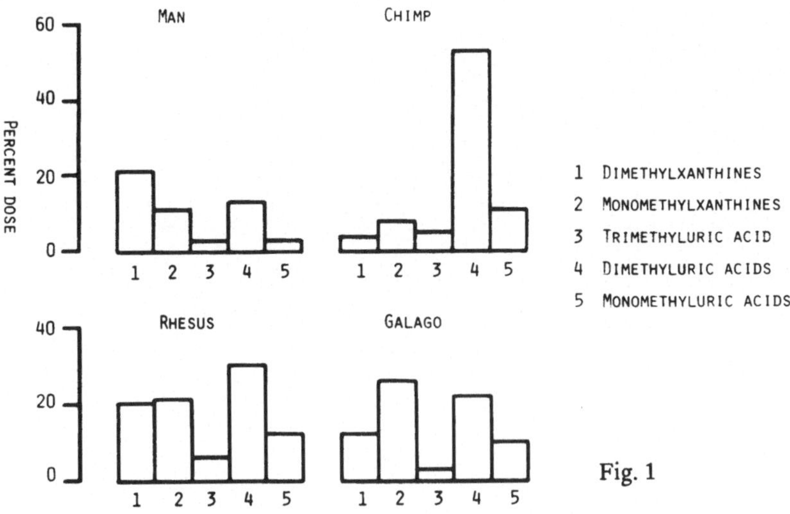

Fig. 1

In view of the continued interest in caffeine, further metabolic and pharmacokinetic studies in the rhesus monkey and galago would be of interest to assess more fully the potential usefulness of these species for toxicological investigations.

Acknowledgements

We are grateful to the University of London Central Research Fund and the Cilag-Chemie Stiftung for equipment grants.

Literature

[1] Graham, D. M.: Caffeine — its identity, dietary sources, intake and biological effects. *Nutr. Rev.* **36**, 97—103 (1978).
[2] Loffler, K. T.: Das Coffein. *Praktikantenbriefe* **15**, 83—93 (1969).
[3] Ritchie, J. M.: Central nervous system stimulants. II The xanthines. In: "Pharmacological Basis of Therapeutics" (Goodman, L. S. and Gilman, A. eds.). 5th Edn., Macmillan, New York, pp. 367—378 (1975).
[4] Boyd, E. M., Dolman, M., Knight, L. M., Sheppard, E. P.: The chronic oral toxicity of caffeine. *Can. J. Physiol. Pharmacol.* **43**, 995—1007 (1965).
[5] Bertrand, M., Schwann, E., Frandon, A., Vague, A., Alary, J.: Sur un effet teratogène systematique et spécifique de la cafeine chez les Rongeurs. *C. R. Soc. Biol.* **159**, 2199—2202 (1965).
[6] Anon: Caffeine carcinogenicity report complicates FASEB hearings. *Food Chem. News* **19**, 61—62 (1977).
[7] Weinstein, D., Maner, I., Katz, M., Kazmer, S.: The effect of caffeine on chromosomes of human lymphocytes: non-random distribution of damage. *Mutat. Res.* **20**, 441—443 (1973).
[8] Cornish, H. H., Christman, A. A.: A study of the metabolism of theobromine, theophylline and caffeine in man. *J. Biol. Chem.* **228**, 315—323 (1957).
[9] Burg, A. W.: Physiological disposition of caffeine. *Drug Metab. Rev.* **4**, 199—228 (1975).
[10] Caldwell, J.: Current status of attempts to predict inter-species variations in drug metabolism. *Drug Metab. Rev.*, (1981).
[11] Arnaud, M.: This volume.

Koffeinbildung unter Theophyllin-Therapie im ersten Lebensjahr

J. Speigl/A. H. Staib
Abteilung für Klinische Pharmakologie am Klinikum der Johann Wolfgang Goethe-Universität, D-6000 Frankfurt/M., BRD

J. Enenkel/L. Müller
Kinderklinik des Stadtkrankenhauses Offenbach, D-6050 Offenbach, BRD

Summary

The metabolism of theophylline (T) in premature neonates differs from that in adults (reduced oxidation and demethylation; elimination of unchanged T by renal excretion; a part of the administered T is even methylated to caffeine (K)). We investigated 1) the relationship between the concentration (C) of T and K in an intra- and inter-individual comparison; 2) the relationship between the ratio C_K/C_T (as an index of K-formation) and the gestational age; 3) the relationship between the ratio C_K/C_T and age; 4) the course of C_T and C_K at the beginning and after cessation of a T-application.

Up to 2 months of age C_T and C_K showed a significant correlation in the intra- as well as in the inter-individual comparison. There was also a significant correlation between C_K/C_T and the gestational age. No age-dependency of C_K/C_T in the first two months was observed. From 3 to 12 months of age only a low number of samples were determined; here the ratio C_K/C_T tended to decrease.

Beyond the first year of life K was found only sporadically and was probably of exogenous origin.

At the beginning of an oral T-therapy in 4 premature neonates C_T reached a peak concentration no earlier than after 4 h. An increase of C_K could be measured after a lag of at least 24 h.

After cessation of T-therapy, C_K decreased slower than C_T. The decrease of C_T followed first-order-kinetics ($t_{1/2}$ = 28.5 h; k_{el} = 0.024 h^{-1}, as mean values).

Einleitung

Der Stoffwechsel des Theophyllins[1] weist bei Frühgeborenen im Vergleich zu Erwachsenen Besonderheiten auf:
— die Oxidation und Demethylierung zu Di- und Monomethylxanthinen bzw. -methylharnsäuren fehlt fast völlig [1]

---

[1] Verwendete Abkürzungen:
T = Theophyllin; K = Koffein; C = Konzentration (mg/l); HPLC = Hochdruck-Flüssigkeits-Chromatographie; Fg = Frühgeborene; Ssw = Schwangerschaftswoche.

— Theophyllin wird zum überwiegenden Teil unverändert renal ausgeschieden [1]
— die Eliminationshalbwertzeit ist im Vergleich zu Erwachsenen etwa um den Faktor 5 verlängert [2, 8, 7]
— ein Teil des Theophyllins wird zu Koffein methyliert [3—5].

Fragestellung

In Hinblick auf diese Besonderheiten wurden folgende Fragen untersucht:
— Besteht eine Korrelation zwischen Theophyllin- und Koffein-Konzentration?
— Besteht eine Abhängigkeit der Koffein-Bildung vom Gestationsalter?
— Läßt sich eine Altersabhängigkeit (postnatal) der Koffein-Bildung feststellen?
— Wie verlaufen die Konzentrationen von Theophyllin und Koffein bei Beginn und nach Absetzen einer Theophyllin-Therapie?

Methoden und Material

Die Untersuchung wurde als retrospektive Studie an mit T behandelten Frühgeborenen, Kindern und Erwachsenen durchgeführt. Als Untersuchungsmaterial dienten Serum-Proben, die nach routinemäßiger T-Bestimmung (Therapiekontrolle) tiefgefroren ($-15\,^{\circ}$C) über einen Zeitraum von 2 Jahren gesammelt wurden.

Die *Bestimmung der Serum-Konzentrationen von T und K* erfolgte durch HPLC (RP 18-Säule; mobile Phase: Natriumacetat-Puffer (4mM) + 6 % CH_3CN; automatische area-Integration; Konzentrationsberechnung über Vergleich mit Serum-Standards) nach vorhergehendem Extraktions- und Konzentrationsverfahren [9].

Die *Signifikanzprüfung* von Mittelwertunterschieden erfolgte durch den t-Test für unabhängige Stichproben.

Korrelationen wurden mit Hilfe des PEARSON-BRAVAISSCHEN Maßkorrelationskoeffizienten (r) geprüft.

Der *Berechnung von kinetischen Parametern* für T wurde ein offenes Ein-Kompartiment-Modell zugrunde gelegt.

Ergebnisse

1) Korrelation zwischen T- und K-Konzentration

Im interindividuellen Vergleich von 38 Fg mit einem Alter von 8—62 Tagen fand sich eine hochsignifikante Korrelation zwischen den Konzentrationen von T und K (r = 0,85, p < 0.001, Abb. 1).

Auch im intraindividuellen Vergleich zeigte sich bei 5 untersuchten Fg mit einem Lebensalter bis zu 72 Tagen eine signifikante Korrelation zwischen T- und K-Konzentration, wie in Abb. 2 am Beispiel eines Patienten dargestellt.

Im Gegensatz hierzu fand sich bei einem Säugling während einer Theophyllinbehandlung zwischen dem 8. bis 12. Lebensmonat nur in 4 von 9 Proben Koffein, wobei die Konzentrationen von T und K nicht signifikant korrelierten. Bei einem weiteren Säugling mit einem Alter von 7—11 Monaten fand sich während einer in diesem Zeitraum durchgeführten Theophyllinbehandlung in keiner von 4 Proben K.

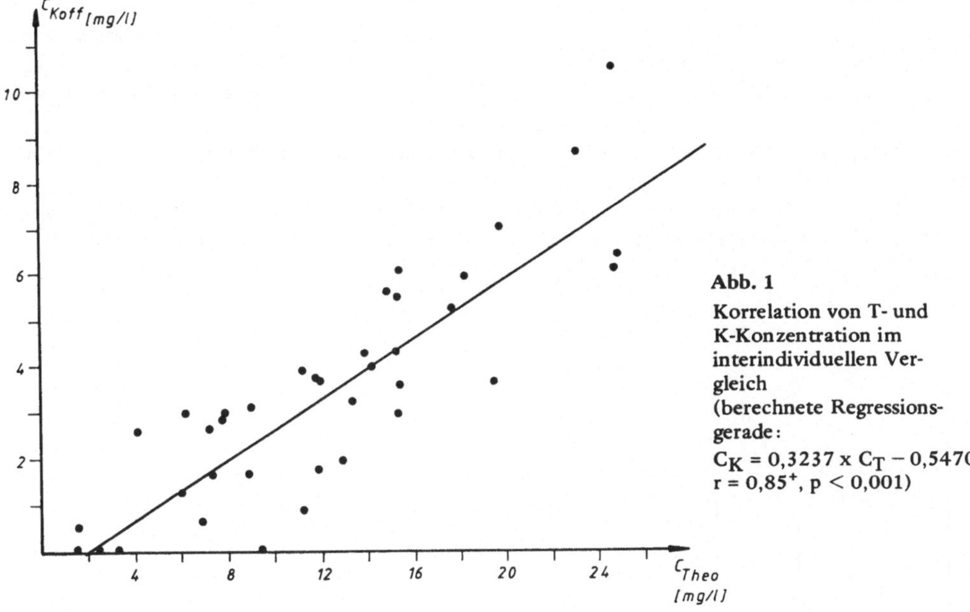

Abb. 1

Korrelation von T- und
K-Konzentration im
interindividuellen Ver-
gleich
(berechnete Regressions-
gerade:
$C_K = 0{,}3237 \times C_T - 0{,}5470$
$r = 0{,}85^+$, $p < 0{,}001$)

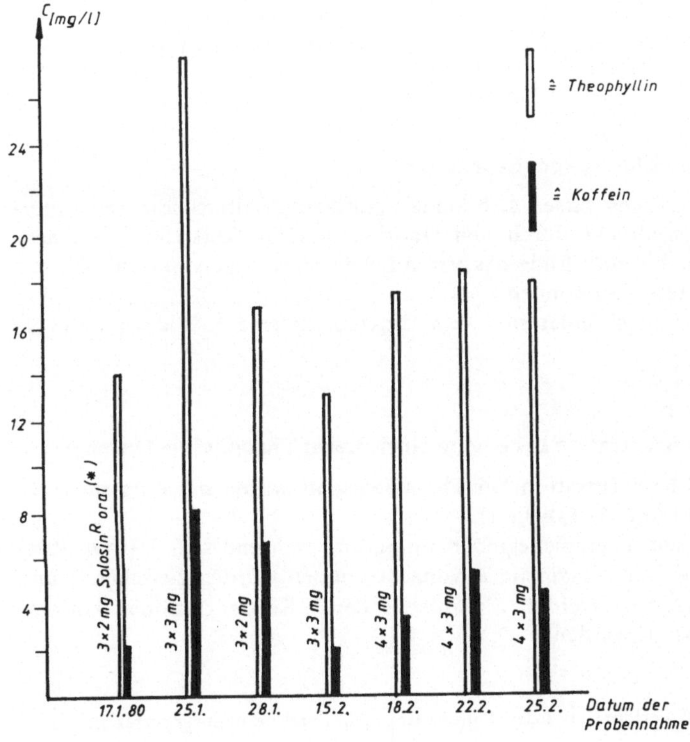

Abb. 2

Korrelation von T- und K-Konzentration im intraindividuellen
Vergleich
(Patient S.M., geb. am 1.1.80,
Frühgeb. der 26. Schwangerschaftswoche, Alter während
des Beobachtungszeitraums
16—55 Tage; T- und K-Kon-
zentration korrelieren signifikant positiv: $r = 0{,}83^+$,
$p < 0{,}05$)

2) Abhängigkeit der Koffein-Bildung vom Gestationsalter

Beim Vergleich von 33 Fg mit einem Lebensalter bis zu 62 Tagen und einem Gestationsalter von 26—37 Wochen zeigte sich eine signifikant positive Korrelation zwischen Gestationsalter und dem Quotienten K/T als Maß für die K-Bildung (n = 33, r = 0,47,
p < 0,01).
Die Abhängigkeit der K-Bildung vom Gestationsalter wird auch durch Abb. 3 verdeut-
licht.
Der Mittelwert des Quotienten K/T ist in der Gruppe mit einem Gestationsalter von
31—37 Wochen signifikant größer als in der Gruppe mit einem Gestationsalter von 26—
30 Wochen (t = 2,86 > $t_{(a = 0,01, DF = 30)}$ = 2,75).

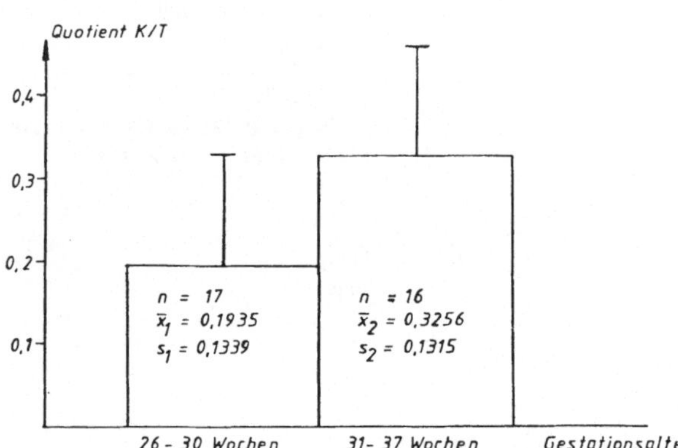

Abb. 3
Abhängigkeit der Koffein-Bildung vom
Gestationsalter
($\bar{x}_2$ ist signifikant größer als $\bar{x}_1$
t = 2,86 > $t_{(\alpha = 0,01, DF = 30,)}$ = 2,75)

3) Abhängigkeit der Koffein-Bildung vom Lebensalter

Bis zu einem Alter von 62 Tagen lassen sich keine signifikanten altersbedingten Unter-
schiede der K-Bildung, ausgedrückt durch den Quotienten K/T, feststellen. Aus dem
Altersbereich von 62 Tagen bis zum Ende des ersten Lebensjahres lagen zu wenig Proben
vor, um hierzu Aussagen machen zu können.
Jenseits des ersten Lebensjahres findet sich kein Hinweis für eine K-Bildung unter T-
Therapie (Abb. 4).

4) Verlauf von T- und K-Konzentration bei Beginn einer oralen Theophyllin-Therapie

Der Verlauf von T- und K-Konzentration bei Therapiebeginn wurde bei 4 Fg im Alter
von 1—15 Tagen untersucht (Abb. 5, Tabelle 1).
Bei 3 Fg fand sich schon vor Therapiebeginn K im Serum, während sich T (bzw. Paraxanthin[2]) nur bei einem Fg fand. Maximale T-Konzentrationen wurden zwischen 4 und
21 h nach Gabe der Initialdosis erreicht. Ein Anstieg der K-Konzentrationen konnten
nach frühestens 21 h festgestellt werden.

---

[2] Bei dem angewandten HPLC-Verfahren wurden T und Paraxanthin nicht eindeutig getrennt.

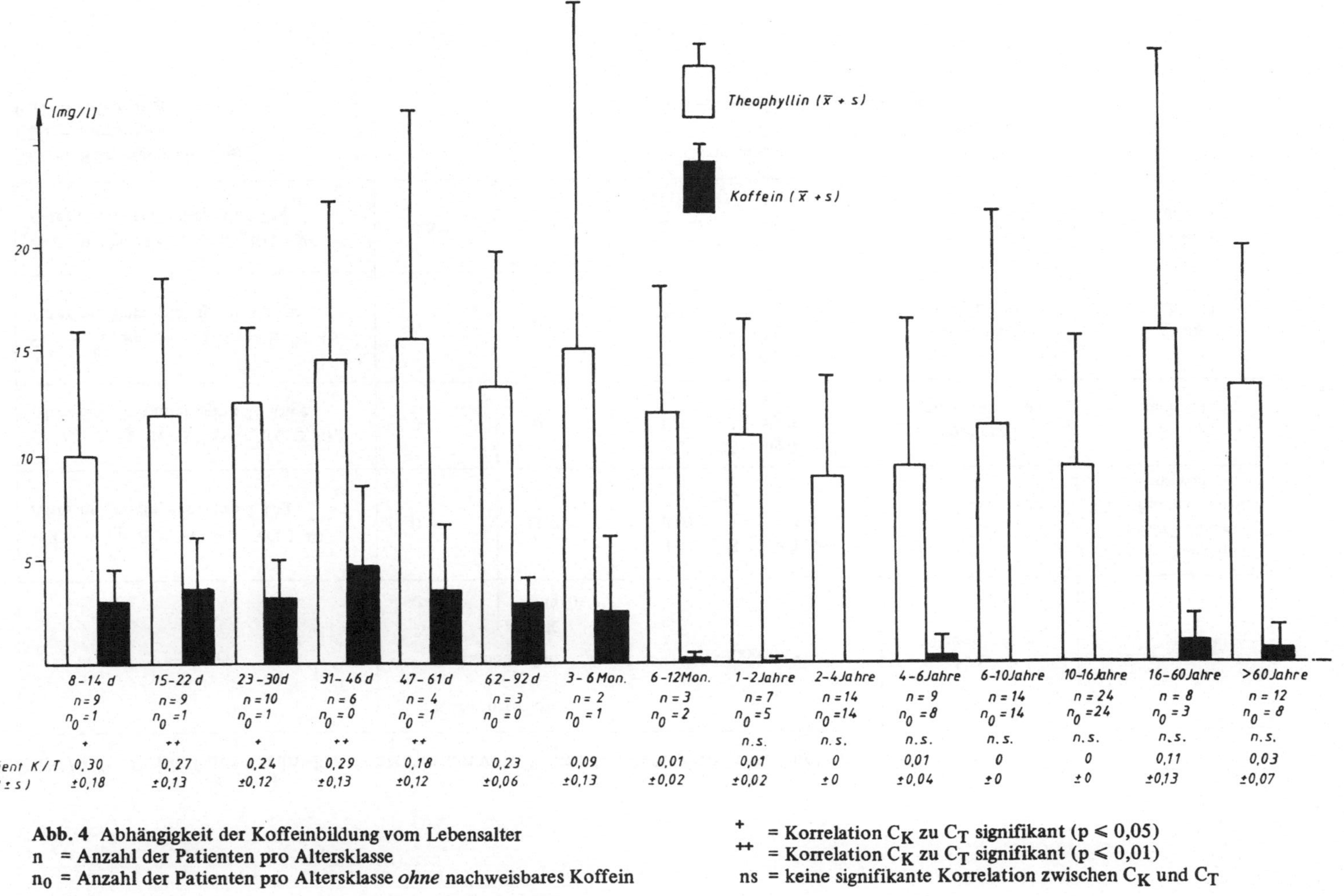

Abb. 4 Abhängigkeit der Koffeinbildung vom Lebensalter
n   = Anzahl der Patienten pro Altersklasse
n_0 = Anzahl der Patienten pro Altersklasse *ohne* nachweisbares Koffein

+   = Korrelation C_K zu C_T signifikant ($p \leqslant 0,05$)
++ = Korrelation C_K zu C_T signifikant ($p \leqslant 0,01$)
ns = keine signifikante Korrelation zwischen C_K und C_T

Tabelle 1: Verlauf der Serum-Konzentrationen von T und K bei Beginn einer Theophyllin-Therapie

Patient	Konzentration vor Therapiebeginn		Medikation*	C_{max} Theophyllin	$\Delta C_{Koffein}$
	T (mg/l)	K (mg/l)			
K.O., ♂, Fg. der 30. Ssw., KG 1,40, Alter bei Therapiebeginn 1 Tag	0	1,72	I.D.: 8,4 mg T oral E.D.: 1,4 mg T oral τ: 6 h	9,7 mg/l (nach ca. 4 h)	keine Änderung innerhalb des Beobachtungszeitraums von 6 h
Ch.A., ♂, Fg. der 35. Ssw., KG 2,50, Alter bei Therapiebeginn 15 Tage	0	0	I.D.: 20 mg T oral E.D.: 2,5 mg T oral τ: 6 h	16,6 mg/l (nach ca. 4 h)	0,5 mg/l (nach 24 h)
Sch.K., ♀, Fg. der 30. Ssw., KG 1,46, Alter bei Therapiebeginn 4 Tage	0	0,8	1. I.D.: 11 mg T oral 2. I.D.: 11 mg T oral E.D.: 1,5 mg T oral τ: 6 h	22,8 mg/l (nach ca. 6 h)	2,26 mg/l (nach 48 h)
A.F., ♀, Fg. der 33. Ssw., KG 2,20, Alter bei Therapiebeginn 1 Tag	0,8**	0,5	I.D.: 18 mg T oral E.D.: 3 mg T oral τ: 8 h	24,3 mg/l (nach ca. 21 h)	2,11 mg/l (nach 45 h)

KG = Körpergewicht (kg)
I.D. = Initialdosis
E.D. = Erhaltungsdosis

τ = Dosierungsintervall
* = Theophyllin oral (SOLOSIN®-Tropfen)
** = Theophyllin oder Paraxanthin

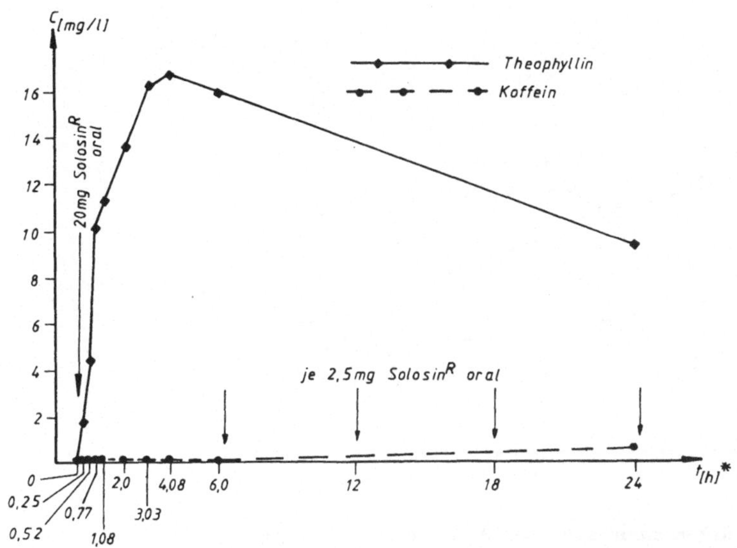

Abb. 5 Verlauf von T- und K-Konzentration bei Beginn einer oralen T-Therapie
(Patient Ch.A., Frühgeb. der 35. Schwangerschaftswoche, Körpergewicht 2,5 kg, Alter 15 Tage)

5) Verlauf von T- und K-Konzentration nach Absetzen einer Theophyllin-Therapie

Der Verlauf von T- und K-Konzentration nach Absetzen einer T-Therapie ist in Abb. 6. am Beispiel des Patienten B.E. dargestellt.

Bei zwei weiteren Fg wurden folgende Parameter für T berechnet:

Patient K.S., ♂, Fg der 34. Ssw, Körpergewicht 2,5 kg, Alter 13 Tage:

$t_{1/2} = 31,4\,h \qquad k_{el} = 0,0221\,h^{-1}$

Patient K.O., ♂, Fg der 36./37. Ssw., Körpergewicht 2,8 kg, Alter 13 Tage:

$t_{1/2} = 29,5\,h \qquad k_{el} = 0,0235\,h^{-1}$

Für K konnten keine kinetischen Parameter berechnet werden, weil eine ständige Neubildung stattfindet, solange sich noch T im Serum befindet. Der Abfall der K-Konzentration erfolgte in allen drei Fällen wesentlich langsamer als der von T.

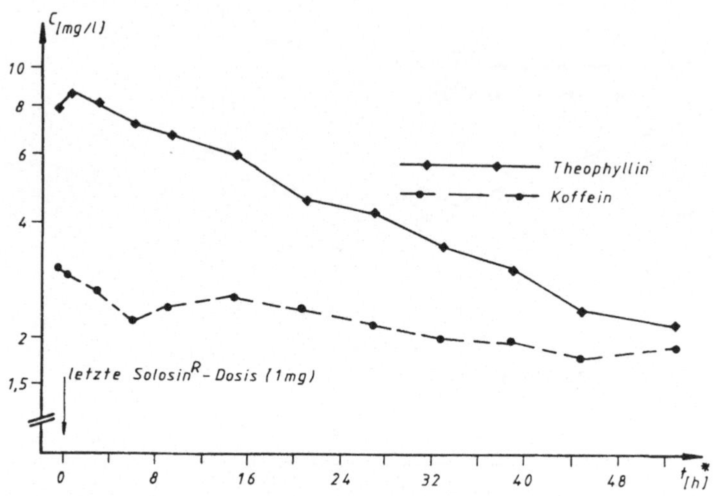

Abb. 6 Verlauf von T- und K-Konzentration nach Absetzen einer T-Therapie
(Patient B.E., Frühgeb. der 31. Schwangerschaftswoche, Körpergewicht 1,99 kg, Alter 31 Tage;
kinetische Parameter für T: $t_{1/2}$ = 25,2 h k_{el} = 0,0275 h^{-1})

Folgerungen

Bei Fg (bis zu einem Alter von 62 Tagen) findet sich sowohl im inter- als auch im intra-individuellen Vergleich eine signifikant positive Korrelation zwischen T- und K-Serum-konzentration. Dies bedeutet, daß jeweils ein bestimmter Prozentsatz des im Blut zirku-lierenden T zu K methyliert wird, die beteiligten Enzyme also nicht im Sättigungs-bereich arbeiten.

Das Ausmaß der K-Bildung (ausgedrückt durch den Quotienten K/T) nimmt mit steigen-dem Gestationsalter zu, was bedeutet, daß die für die Methylierung von T verantwort-lichen Enzyme schon während der Fetal-Periode reifen.

Die Reifung der Enzyme, die T oxidieren und demethylieren, setzt hingegen erst im Laufe des ersten Lebensjahres ein, was durch die enorme Verlängerung der Halbwert-zeit (25—31,5 h bei den hier untersuchten Fg versus 6,7 h bei Erwachsenen [8]) sowie das fast völlige Fehlen von T-Metaboliten in den ersten Lebensmonaten deutlich wird [1].

Bis zu einem Alter von 62 Tagen lassen sich keine signifikanten altersbedingten Unter-schiede der K-Bildung feststellen. Für das Alter von 62 Tagen bis Ende des 1. Lebens-jahres können wegen der geringen Probenzahl keine eindeutigen Aussagen gemacht werden, die K-Bildung scheint jedoch abzunehmen.

Jenseits des 1. Lebensjahres findet sich nur in vereinzelten Proben K, für das jedoch eine exogene Zufuhr wahrscheinlich ist (keine Korrelation zwischen K und T).

Die Resorption von oral verabreichtem T (in wässriger Lösung) scheint im Vergleich zu Erwachsenen verlangsamt (C_{max} nach 1,4 h bei Erwachsenen [6] versus 4—21 h bei den hier untersuchten Fg).

Ein meßbarer Anstieg der K-Konzentration setzt erst mit mindestens 24-stündiger Ver-zögerung nach Theophyllingabe ein.

194

Literatur

[1] Aldridge, A., Aranda, J. V., Neims, A. H.: Caffeine metabolism in the newborn. *Clin. Pharmacol. Ther.* **25** (4), 447—453 (1979).

[2] Aranda, J. V., Sitar, D. S., Parsons, W. D., Loughnan, P. M., Neims, A. H.: Pharmacokinetic aspects of theophylline in premature newborns. *N. Engl. J. Med.* **295** (8), 413—416 (1976).

[3] Bory, C., Baltassat, P., Porthault, M., Bethenod, M., Frederich, A., Aranda, J. V.: Metabolism of theophylline to caffeine in premature newborn infants. *J. Pediatr.* **94** (6), 988—993 (1979).

[4] Boutroy, M. J., Vert, P., Royer, R. J., Monin, P., Royer-Morrot, M. J.: Caffeine, a metabolite of theophylline during the treatment of apnea in the premature infant. *J. Pediatr.* **94** (6), 996—998 (1979).

[5] Brazier, J. L., Renaud, H., Ribon, B., Salle, B. L.: Plasma xanthine levels in low-birthweight infants treated or not treated with theophylline. *Arch. Dis. Child.* **54**, 194—199 (1979).

[6] Hendeles, L., Weinberger, M., Bighley, L., Absolute bioavailability of oral theophylline. *American Journal of Hospital Pharmacy* **34**, 525—527 (1977).

[7] Latini, R., Assael, B. M., Bonati, M., Caccamo, M. L., Gerna, M., Mandelli, M., Marini, A., Sereni, F.: Kinetics and efficacy of theophylline in the treatment of apnea in the premature newborn. *Eur. J. Pharmacol.* **13**, 203—207 (1978).

[8] Piafsky, K. M., Sitar, D. S., Rangno, R. E., Ogilvie, R. I.: Theophylline kinetics in acute pulmonary edema. *Clin. Pharmacol. Ther.* **21**, 310—316 (1977).

[9] Staib, A. H., Speigl, J., Enenkel, J., Müller, L.: Koffeinbildung bei Theophyllintherapie in der Perinatalperiode. *Therapiewoche* **31**, 5167—5173 (1981).

IV. Demonstration of clinical and pharmacodynamic response
IV. Wirkungsnachweis

Beitrag zur Geschichte des Theophyllins. Erster Bericht über die bronchospasmolytische Wirkung beim Menschen durch Samson Raphael Hirsch in Frankfurt (Main) 1922

G. Schultze-Werninghaus/J. Meier-Sydow
Klinikum der Johann Wolfgang Goethe-Universität Frankfurt, Zentrum der Inneren
Medizin, Abteilung für Pneumologie, D–6000 Frankfurt, BRD

Summary

In most publications on the clinical efficacy of theophylline preparations, the paper entitled "Successful Treatment of Persistent Extreme Dyspnea — Status Asthmaticus" by Hermann and Aynesworth (1937) is cited as the first report on the bronchospasmolytic action of theophylline in man. However, the first description of a successful clinical use of theophylline in bronchial asthma had been published by S. Hirsch in 1922, as pointed out by C. D. May in a review article (1974). — This contribution presents some data on the life and work of S. Hirsch and at the same time adds several details on the history of theophylline. — The first analysis of theophylline was made by A. Kossel in 1888 after extraction from tea leaves. The position of the two methyl groups of theophylline (= 1,3-dimethylxanthine) was established in 1895 by E. Fischer und L. Ach. Synthesis of theophylline was simultaneously performed around 1900 at Boehringer und Söhne, Waldhof, and at Bayer Leverkusen. Theophylline ethylenediamine was synthesised in 1908 by R. Grüter. D. I. Macht and G.-C. Ting were the first to demonstrate the bronchodilator action of theophylline, using isolated pig bronchial muscle (1921). In 1922 S. Hirsch reported the first four cases of bronchial asthma which responded to the rectal administration of a mixture of 66.7 % theophylline and 33.3 % theobromine. He confirmed his clinical observations by experiments in isolated bovine bronchial muscle, observing bronchial muscle relaxation comparable to the effects of atropine. S. Hirsch was born on November 17th, 1890 in Hannover, Germany. From 1909 to 1914 he studied medicine in Heidelberg, Munich and Berlin. His doctoral thesis was completed in May 1914 at the University of Heidelberg. He participated in the first World War as a volunteer in the German Medical Corps. In 1919 Hirsch became chief resident at the "Städtische Krankenhaus Sandhof, Frankfurt/M." in the Department of Internal Medicine, at the same time assuming direction of the Department of Radiology. He published a considerable number of papers on angiography, geriatric disease and chest disease. The article on clinical and pharmacological effects of theophylline of 1922 remained his only contribution to this topic. After having established a private practice for internal medicine in Frankfurt, he was forced to emigrate in 1938 to Belgium, where he survived in the underground after occapion of Belgium by German troops. From 1945 to 1960 he practised as a private physician in Brussels, at the same time publishing more than 50 papers mainly on cardiologic subjects. He died on May 2nd, 1960 in Rome.

In zahlreichen Arbeiten über die klinische Wirksamkeit des Theophyllins wird eine Arbeit von Herrmann und Aynesworth [11] über „Successful Treatment of Persistent Extreme Dyspnea — Status Asthmaticus" aus dem Jahre 1937 als erster Bericht über die bronchospasmolytische Wirkung des Theophyllins beim Menschen genannt. Es gibt jedoch eine Reihe vorausgegangener Arbeiten, wie von C. D. May in seiner 1974 erschienenen „History of the Introduction of Theophylline into the Treatment of Asthma" herausgestellt wurde [21]. In diesem Übersichtsartikel, der auch ältere deutsche Arbeiten berücksichtigt, gab May an, daß die Erstbeschreibung der erfolgreichen klinischen Anwendung von Theophyllin bei Asthma bronchiale 1922 durch Samson Hirsch erfolgt sei [12]. Da es May nicht gelungen war, Informationen über das Leben und die weitere Arbeit von Hirsch zu erhalten, gab er in seinem Artikel der Hoffnung Ausdruck, ein Leser könne die fehlenden Informationen übermitteln. Im vorliegenden Beitrag möchten wir einige Daten aus dem Leben und der Arbeit von S. Hirsch (Abb. 1) mitteilen und gleichzeitig mit weiteren Details der Theophyllingeschichte die Arbeit von May ergänzen.

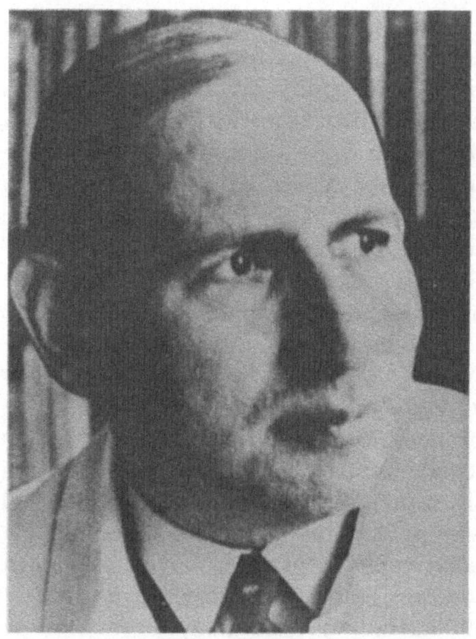

Abb. 1
S. R. Hirsch, um 1930

Historische Daten zur Entdeckung und Anwendung des Theophyllins

Der erste Nachweis des Xanthin-Derivats Theophyllin wurde von A. Kossel 1888 publiziert [19]. Zu dieser Zeit arbeitete Kossel in der chemischen Abteilung des Physiologischen Institutes in Berlin. Es gelang ihm zu zeigen, daß zusätzlich zu Koffein ein weiteres Xanthinderivat, ein Dimethylxanthin, in Spuren aus Teeblättern extrahierbar war. Er schlug den Namen Theophyllin für diese basische Verbindung vor. Die Position der 2 Methylgruppen des Theophyllins (= 1,3-Dimethylxanthin) wurde 1895 von E. Fischer und L. Ach beschrieben [6].
Die Theophyllinsynthese gelang etwa gleichzeitig, um 1900, in 2 großen pharmazeutischen Firmen, bei Boehringer und Söhne, Waldhof, und bei Bayer Leverkusen [9]. Aus

einer Reihe von Theophyllinderivaten fand Theophyllin-Äthylendiamin das größte Interesse, vor allem bedingt durch seine gute Wasserlöslichkeit. Diese Verbindung wurde 1908 durch R. Grüter synthetisiert [8].

In den ersten Jahrzehnten nach der Entwicklung der Xanthinderivate waren ihre diuretischen und vasodilatierenden Eigenschaften von besonderem therapeutischem Interesse. Noch 1930 führt der U.S.-amerikanische „Council on Pharmacy and Chemistry" [4] in einem Übersichtsartikel folgende Wirkungen für Theobromin und Theophyllin an: a) diuretische Wirkung, b) myokardiale Stimulation, c) gelegentliche Verringerung des pectanginösen Schmerzes. Eine Indikation für die Behandlung des Asthma bronchiale mit Theophyllin wurde zu jener Zeit nicht angegeben.

Um 1860 bereits wurde jedoch Kaffee für die Verminderung der Dyspnoe bei Asthma bronchiale empfohlen, z.B. durch H. Salter [24]. Die günstige Wirkung des Kaffees dürfte wahrscheinlich auf seinem Koffeingehalt (= 1,3,7-Trimethylxanthin) beruhen. In einigen experimentellen Arbeiten an Versuchstieren wurde der bronchodilatierende Effekt von Koffein nachgewiesen, z.B. von Trendelenburg 1912 [26] an isolierter Bronchialmuskulatur des Rindes oder durch Baehr und Pick 1913 [2] an der Meerschweinchenlunge (Peptonbronchospasmus). An diesem Modell wurde ferner auch die bronchodilatierende Wirkung des Theobromins durch J. Pal 1912 gezeigt [22].

D. I. Macht und G.-C. Ting vom Pharmakologischen Laboratorium der John Hopkins-Universität beschrieben 1921 als erste die bronchodilatierende Wirkung des Theophyllins an isolierter Bronchialmuskulatur des Schweines [20]. Ihre Arbeit und Lebensgeschichte ist ausführlich in dem Artikel von May dargestellt [21].

Zur gleichen Zeit wie Macht und Ting berichtete S. R. Hirsch 1922 über die ersten 4 Fälle von Asthma bronchiale — davon 2 mit eindeutigem exogen-allergischem Asthma bronchiale, die überraschend gut auf die rektale Verabreichung einer Mixtur von Theophyllin und Theobromin reagiert hatten [12]. Diese Darreichungsform (Spasmopurin) bestand aus 66,7 % 1,3-Dimethylxanthin (Theophyllin) und 33,3 % 3,7-Dimethylxanthin (Theobromin) als Natriumsalicylat. Hirsch stützte seine klinischen Beobachtungen durch Experimente an isolierter Bronchialmuskulatur des Rindes (Trendelenburg-Methode). Er beobachtete eine Bronchialmuskelrelaxation nach Zugabe der Kombination von Theobromin und Theophyllin (Abb. 2). Die Wirkung war vergleichbar den Effekten des Atropins, jedoch ausgeprägter als die des Koffeins.

Hirsch schloß aus seinen klinischen Beobachtungen und experimentellen Befunden, daß Dimethylxanthine über eine Bronchialmuskelrelaxation bei Asthma bronchiale wirksam sind, und empfahl die Anwendung dieser Substanzen bei Dyspnoe durch Spasmen der Bronchialmuskulatur. Er gab an, daß in Ergänzung zu den analeptischen und diuretischen Wirkungen der Xanthinderivate auch ihre bronchodilatierenden Effekte klinisch genutzt werden sollten. Von besonderem Interesse ist seine Bemerkung, daß „die Harmlosigkeit der Purinkörper im Gegensatz zu stark wirkenden Alkaloiden gestattet...", diese „auch zu prophylaktischen Zwecken und über längere Zeit..." zu verwenden. Die Idee der prophylaktischen Behandlung bei Asthma bronchiale erscheint durchaus modern, zumal in den vergangenen Jahren die Bedeutung einer Dauermedikation mit Theophyllin bei ausreichenden Blutspiegeln vielfach gezeigt werden konnte. Darüberhinaus ist die prophylaktische Wirkung des Theophyllins bei allergeninduzierter Bronchialobstruktion auch experimentell bestätigt worden [25].

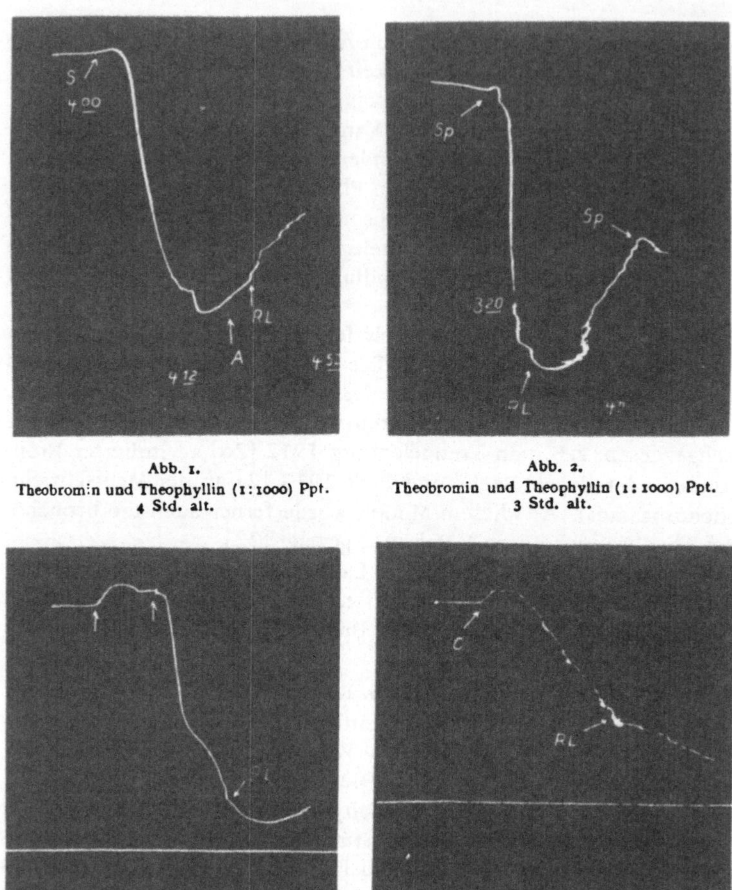

Abb. 2 Originalkurven aus der Arbeit von S. R. Hirsch (12). Wirkung des Theobromins und Theophyllins auf die isolierte Bronchialmuskulatur des Rindes (oben li.: 4 Stunden nach Muskelpräparation, oben re.: 3 Stunden nach Muskelpräparation); Wirkung des Atropins (unten li.) und Koffeins (unten re.) im gleichen experimentellen Modell

Biographische Daten

Samson Raphael Hirsch (junior) wurde am 17. November 1890 in Hannover geboren. Er war der Urenkel des Samson Raphael Hirsch, einer der bedeutendsten deutsch-jüdischen Theologen des 19. Jahrhunderts (1808 bis 1880). S. R. Hirsch junior war der Sohn des Dr.med. Raphael Hirsch, der in Hannover praktizierte. Darüber hinaus sind weitere Mitglieder der Familie als prominente Mediziner in Erscheinung getreten, unter anderem sein jüngerer Bruder Julius (geb. 1892).

S. R. Hirsch junior zog nach dem Tode seines Vaters nach Frankfurt/Main, wo er auch die höhere Schule besuchte. Von 1909 bis 1914 studierte er Medizin in Heidelberg, München und Berlin. Seine Dissertation wurde im Mai 1914 an der Universität Heidelberg abgeschlossen.

Am ersten Weltkrieg nahm er als kriegsfreiwilliger Arzt teil. 1919 wurde Hirsch Oberarzt am Städtischen Krankenhaus Sandhof, Frankfurt, in der Abteilung für Innere Medizin. Zur gleichen Zeit wurde er mit der Leitung der Röntgenabteilung im gleichen Hospital beauftragt. Während dieser Jahre veröffentlichte Hirsch eine Reihe von Arbeiten über unterschiedliche Themen. Der Artikel über die klinische und pharmakologische Wirkung von Xanthinderivaten von 1922 [12] ist unseres Wissens sein einziger Beitrag zu diesem Thema. Seine bekannteste Arbeit aus dieser Zeit ist der 1923 gemeinsam mit E. Berberich veröffentlichte Bericht über die erste Angiographie von arteriellen und venösen Gefäßen beim Menschen [3, 13]. Diese Arbeit wird bis heute in jeder Monographie über Angiographie als eine der Pionierarbeiten herausgestellt. In den folgenden Jahren beschäftigte sich Hirsch mit gutachterlichen Fragen, unter anderem über geriatrische Erkrankungen und Lungenkrankheiten [14]. Von 1927 bis 1933 war Hirsch als beratender Arzt für die Reichsversicherungsanstalt für Angestellte und für die Kriegsgeschädigtenversorgung tätig. Hirsch ließ sich schließlich als Internist in Frankfurt nieder.

1938 war Hirsch durch die politischen Umstände gezwungen, nach Belgien zu emigrieren. Er überlebte nach dem Einmarsch der deutschen Truppen in Belgien im Untergrund.

1945 eröffnete Hirsch eine Praxis in Brüssel. In den darauf folgenden 15 Jahren veröffentlichte er mehr als 50 Arbeiten, hauptsächlich über kardiologische Themen (z. B. [15—17]). Er starb am 2. Oktober 1960 während des 3. Europäischen Kongresses für Kardiologie in Rom.

S. R. Hirsch hat sich über seine beruflichen Interessen hinaus mit einer Vielzahl von Themen beschäftigt, unter anderem mit Fragen der Philosophie und der Musik [1].

Weitere Geschichte des Theophyllins

In den Jahren nach Hirschs Erstbeschreibung der Wirksamkeit von Theophyllin bei Asthma bronchiale wurden gelegentlich ähnliche Beobachtungen publiziert. Eine Untersuchung über die Wirkung von Theophyllin-Äthylendiamin nach intravenöser oder rektaler Applikation bei 10 Patienten mit Asthma bronchiale wurde 1927 von Rischawy veröffentlicht [23]. Jedoch blieb die Hauptindikation des Theophyllins die Herzinsuffizienz oder die Angina pectoris, bis seit 1936 zunehmend die günstige Wirkung bei Asthma bronchiale in den Vordergrund des Interesses trat, unter anderem angeregt durch Arbeiten aus Deutschland und den Vereinigten Staaten von 1936 bzw. 1937 [5, 7, 10, 11, 18, 27], von denen die Untersuchungen von Herrmann und Aynesworth am bekanntesten geworden sind.

Dank

Die Autoren danken allen jenen, die zu den Daten über Leben und Werk von S. R. Hirsch junior beigetragen haben. Wertvolle Informationen wurden vermittelt durch Dr. Paul Arnsberg, Frankfurt, einschließlich der meisten biographischen Angaben und des Portraitfotos. Einige historische Details wurden durch Herrn Dr. J. Ahrens, Konstanz, vermittelt. Weiteres Material trugen bei: M. Willner, Frankfurt; Frau Raue, Dipl.-Bibliothekarin, Senckenbergisches Institut für Geschichte der Medizin, Frankfurt, und Prof. Dr. A. H. Staib, Abteilung für klinische Pharmakologie am Klinikum der Universität Frankfurt.

Literatur

[1] *Allg. Wochenzeitung der Juden in Deutschland* 15, No. 35, S. 9 (1960).

[2] Baehr, G., Pick, E. P.: Pharmakologische Studien an der Bronchialmuskulatur der überlebenden Meerschweinchenlunge. *Arch. exp. Path. Pharmakol.* 74, 40–64 (1913).

[3] Berberich, J., Hirsch, S.: Die röntgenographische Darstellung der Arterien und Venen am lebenden Menschen. *Klin. Wschr.* 2, 2226–2242 (1923).

[4] Council on Pharmacy and Chemistry: Therapeutic claims for theobromine and theophylline preparations. *J. Amer. med. Assoc.* 94, 1306 (1930).

[5] Efron, B. G.: Diskussion zu [27], *J. Allergy* 7, 249 (1936).

[6] Fischer, E., Ach, L.: Synthese des Caffeins. *Ber. dtsch. chem. Ges.* 28, 3135–3137 (1895).

[7] Greene, J. A., Paul, W. D., Feller, A. E.: The action of theophylline with ethylenediamine on intrathecal and venous pressures in cardiac failure and on bronchial obstruction in cardiac failure and in bronchial asthma. *J. Amer. med. Assoc.* 109, 1712–1715 (1937).

[8] Grüter, R.: Über leichtlösliche Verbindungen des Theophyllins. *Therap. Monatshefte* 24, 613–616 (1910).

[9] Grüter, R.: Entstehungsgeschichte bekannter Heilmittel. Um das Theophyllin-Aethylendiamin. *Münch. med. Wschr.* 80, 1091–1092, 1198 (1936).

[10] Hajós, K.: Erfahrungen über Asthmatherapie. *Wien. klin. Wschr.* 49, 737–739 (1936).

[11] Herrmann, G., Aynesworth, M. B.: Successful treatment of persistent extreme dyspnea "status asthmaticus". *J. Lab. Clin. Med.* 23, 135–148 (1937).

[12] Hirsch, S.: Klinischer und experimenteller Beitrag zur krampflösenden Wirkung der Purinderivate. *Klin. Wschr.* 1, 615–618 (1922).

[13] Hirsch, S.: Die peripheren Blutgefäße im Röntgenbild unter Berücksichtigung der Injektionsmethode am lebenden Menschen (nach Berberich und Hirsch). Keim und Nemnich, Frankfurt, 1924 (Radiologische Praktika, Vol. 1).

[14] Hirsch, S.: Erkrankungen der Atmungsorgane, Der Schlaganfall, in: Lininger, Weichbrodt, Fischer (Hrsg.): Handbuch der ärztlichen Begutachtung. Leipzig, 1930.

[15] Hirsch, S.: L'artériosclérose dans la cadre de la gérontologie moderne. *Rev. méd. Liège* 5, 633–634 (1950).

[16] Hirsch, S.: Present aspect of arteriosclerosis problem: critical review, outlook, needs. *Acta cardiol.* 6, 73–92 (1951).

[17] Hirsch, S.: Considérations sur la signification clinique actuelle de l'artériosclérose. *Arch. mal. coeur* 44, 303–311 (1951).

[18] Heyer, K.: Zum Atmungs- und Kreislaufmechanismus des Asthmatikers und über seine therapeutische Beeinflussung. *Münch. med. Wschr.* 20, 808–810 (1936).

[19] Kossel, A.: Über eine neue Base aus dem Pflanzenreich. *Ber. dtsch. chem. Ges.* 21, 2164–2167 (1888).

[20] Macht, D. I., Ting, G.-C.: A study of antispasmodic drugs on the bronchus. *J. Pharmacol. exp. Ther.* 18, 373–398 (1921).

[21] May, C. D.: History of the introduction of theophylline into the treatment of asthma. *Clinical Allergy* 4, 211–217 (1974).

[22] Pal, J.: Über toxische Reaktionen der Koronararterien und Bronchien. *Dtsch. med. Wschr.* 38, 5–7 (1912).

[23] Rischawy, E.: Zur Therapie des Asthma bronchiale. *Med. Klinik* 23, 282–283 (1927).

[24] Salter, H.: Asthma. Its Pathology and Treatment. Nach: Schadewald, H.: Geschichte der Allergie, Dustri, München, 1980.

[25] Schultze-Werninghaus, G., Gonsior, E., Meier-Sydow, J.: Vergleichende Untersuchungen über die bronchospasmolytischen und protektiven Eigenschaften von Fenoterol, Ipratropiumbromid, Theophyllin-Äthylendiamin und Dinatrium cromoglicicum im inhalativen Antigen-Provokationstest. *Prax. Pneumol.* 33, 312–316 (1979).

[26] Trendelenburg, P.: Physiologische und pharmakologische Untersuchungen an der isolierten Bronchialmuskulatur. *Arch. exp. Pathol. Pharmakol.* 69, 79–107 (1912).

[27] Tuft, L., Brodsky, M. L.: The influence of various drugs upon allergic reactions. *J. Allergy* 7, 238–248 (1936).

Methoden zum Nachweis der pulmonalen Wirkung der Theophylline

H. Magnussen
Pneumologische Funktionseinheit, Medizinische Univ.-Poliklinik, Wilhelmstr. 35—37, D-5300 Bonn 1, BRD

Summary

In modern lung function laboratories several tests are available to describe the mechanics of breathing. As in patients with obstructive lung diseases, e.g. bronchial asthma, the symptoms are related to the impairment of airflow. Lung function tests therefore are suitable to document spontaneous and therapeutically induced changes of the disease. The most important methods in the study of mechanical aspects of breathing are spirometry and body-plethysmography. Spirometric measurements are simple to perform and yield a number of valuable parameters. They are dependent on the interaction of alveolar pressure, pleural pressure and hence the change in intrabronchial pressure occurring within the bronchial tree. As these relationships are critically dependent on lung volume, intrathoracic gas volume determined by body-plethysmography is suggested to be of great value. Though lung function measurements are important in characterizing patients with obstructive lung disease their interpretation has to take into account the peculiar features of the patient studied. The effectiveness of a therapeutic regime, e.g. theophylline, will not only depend on the diagnosis of the disease but also on the momentary state of the disease. The bronchodilating effect of theophylline is thought to be altered whether or not the patient is suffering acute illness.
The above mentioned changes of symptomatology are further parameters which should be taken into account when interpreting the effect of pharmacologic treatment.

Zusammenfassung

1. Die Einschränkung der Lungenfunktion, die bei Patienten mit Asthma bronchiale beobachtet werden kann, läßt sich mit Hilfe verschiedener Methoden qualitativ und quantitativ beschreiben. Die Spirometrie zeichnet sich durch die Einfachheit der Durchführung und die Fülle der Informationen aus. Da die exspiratorische Stromstärke, die am Mund des Probanden gemessen wird, von dem Lungenvolumen abhängig ist, stellt die Ganzkörperplethysmographie eine wünschenswerte Ergänzung der Untersuchungsverfahren dar.

2. Die Interpretation der Lungenfunktionsteste ist nur bei einer genauen Beachtung der klinischen Besonderheiten des Patienten verläßlich. So kann die bronchodilatorische Wirkung von Pharmaka durch die Akuität der Beschwerden, die spontanen Änderungen der funktionellen Parameter und durch ihren Bezug zu dem circadianen Rhythmus beeinflußt werden.

Einleitung

Die Theophylline werden vornehmlich in der Therapie obstruktiver Lungen- und Atemwegserkrankungen eingesetzt. Ein wichtiges pathophysiologisches Merkmal dieser Krankheitsgruppe ist die Erschwerung der Luftströmung in den Atemwegen, deren Ausmaß mit Hilfe verschiedener Lungenfunktionsteste nachgewiesen werden kann. Da eine Beziehung zwischen dem Beschwerdebild und den Strömungsbedingungen in den Atemwegen besteht, sind Lungenfunktionsteste zur Dokumentation spontaner und therapeutisch bedingter Änderungen der Krankheitsbilder geeignet.

Die Fülle der Methoden, die zur Messung verschiedener Aspekte der Lungenfunktion zur Verfügung stehen, erschwert gelegentlich die geeignete Auswahl. Im Folgenden werden die physiologischen Grundlagen der Lungenfunktionsteste geschildert, die zum Nachweis der pulmonalen Wirkung von Pharmaka geeignet erscheinen.

Meßverfahren

1. Spirometrie

Die Spirometrie ist das klassische Verfahren der Lungenfunktionsprüfung. Sie zeichnet sich durch den geringen methodischen Aufwand, die Einfachheit der Durchführung und einen großen Informationsgehalt aus.

Bei der Durchführung einer spirometrischen Messung atmet der Proband zunächst ruhig ein und aus. Der langsamen Ausatmung bis zum Residualvolumen folgt die langsame Einatmung bis zur Totalkapazität, so daß die inspiratorische Vitalkapazität, VK, bestimmt werden kann, der sich die forcierte Ausatmung anschließt. Die Bestimmung des in der ersten Sekunde der forcierten Ausatmung exspirierten Volumens, $FEV_{1,0}$, ist der bekannteste und vielleicht auch wichtigste Parameter der spirometrischen Analyse. Sein Bezug auf die inspiratorische Vitalkapazität führt zur relativen Sekundenkapazität (oder Tiffeneau-Wert). Mit Hilfe der drei Größen VK, $FEV_{1,0}$ und deren Verhältnis ist eine Unterscheidung der obstruktiven und restriktiven Ventilationsstörungen sowie die Angabe ihres Schweregrades in den meisten Fällen möglich.

Da viele neuere Spirometer Pneumotachographen zur Messung verwenden, kann neben dem Volumen und der Zeit auch die Stromstärke gemessen werden (Abb. 1). Ein bestimmtes Atemmanöver kann daher sowohl in den Koordinaten Volumen—Zeit als auch Stromstärke—Volumen dargestellt werden.

Die spirometrische Untersuchung eines Patienten mit einem symptomatischen Asthma bronchiale ist dadurch gekennzeichnet, daß ein Volumen nicht in einer bestimmten Zeit ausgeatmet werden kann. Im Volumen-Zeit-Diagramm ist $FEV_{1,0}$ gegenüber der VK eingeschränkt, während im Stromstärke-Volumen-Diagramm die Strömungsgeschwindigkeiten erniedrigt sind.

Physiologische Grundlagen der Spirometrie

Die Interpretation der spirometrisch gemessenen, forcierten Ausatmung beruht auf der Kenntnis wichtiger Zusammenhänge der Physiologie der Atemmechanik.

In Abb. 2 ist dem Stromstärke-Volumen-Diagramm ein Stromstärke-Druck-Diagramm gegenübergestellt (der Druck entspricht der Druckdifferenz zwischen dem Alveolarraum und der umgebenden Atmosphäre). Die Meßgrößen Stromstärke und Druck können

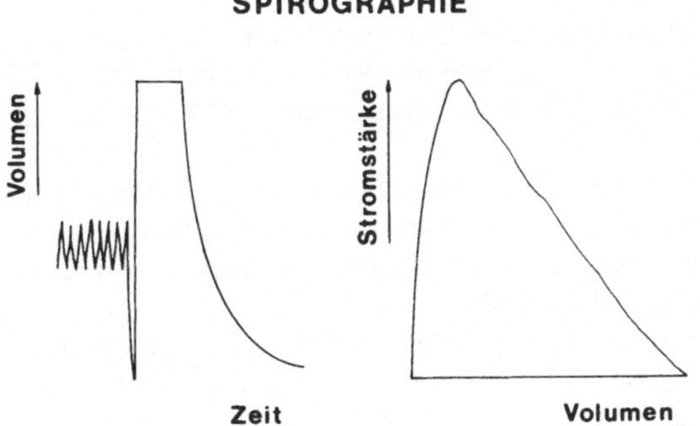

Abb. 1
Schematische Darstellung spirometrischer Kurven im Volumen-Zeit und Stromstärke-Volumen Diagramm (siehe Holle und Magnussen, 1980)

$$\text{Stromstärke} = \frac{\text{Volumen}}{\text{Zeit}}$$

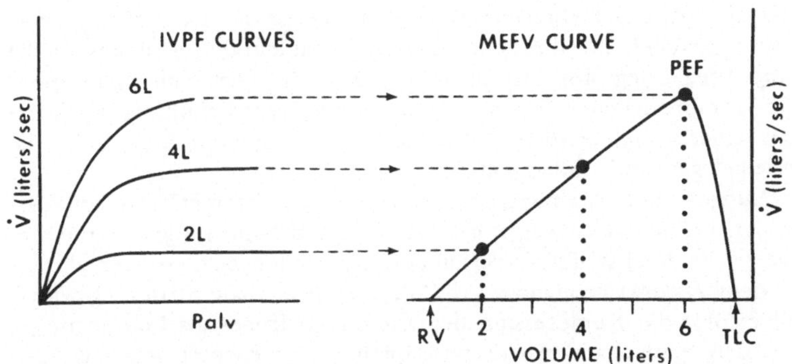

Abb. 2 Vergleichende Darstellung des Stromstärke-Druck und Stromstärke-Volumen Diagramm. Erläuterung im Text

während mehrerer Ausatmungen registriert werden, die bei verschiedenen Lungenvolumina begonnen und mit unterschiedlicher Anstrengung durchgeführt werden. Die graphische Darstellung der Daten im Stromstärke-Druck-Diagramm, welches für identische Lungenvolumina gezeichnet wurde (iso-volume pressure curves) zeigt folgende Besonderheiten: bei 100 % der Vitalkapazität führt jede Steigerung der treibenden Druckdifferenz zu einer Zunahme der am Mund gemessenen Strömungsgeschwindigkeit. Bereits bei einem Lungenvolumen, welches 60 % der Vitalkapazität entspricht, führt eine über einen bestimmten Betrag hinausgehende Steigerung der Druckdifferenz zu keiner Zunahme der exspiratorischen Strömungsgeschwindigkeit, und dies gilt auch für alle kleineren Lungenvolumina. Die exspiratorische Strömungsgeschwindigkeit ist also bei denjenigen Lungenvolumina, die nahe der Totalkapazität sind, von der aufgewendeten Anstrengung abhängig (effort dependant), während dies bei kleineren Lungenvolumina nicht der Fall ist (effort independant). Die Plateau-Bildung der exspiratorischen Strömungsgeschwindigkeit bei niedrigen Lungenvolumina bedeutet also, daß jede Zunahme der treibenden Druckdifferenz mit einer proportionalen Zunahme der Strömungswiderstände vergesellschaftet ist.

Der Vergleich des Stromstärke-Druck-Diagramms mit dem Stromstärke-Volumen-Diagramm zeigt, daß ein einzelnes Atemmanöver auch ohne Kenntnis der treibenden Druckdifferenz zwischen dem Alveolarraum und dem Mund des Probanden wichtige Aufschlüsse über die volumenabhängige Strömungsentwicklung erlaubt.

Diese Beobachtung wird mit einem Lungenmodell erklärt, welches die gegenseitige Beeinflussung des Intrapleuraldruckes, des Alveolardruckes und des intrabronchialen Druckes berücksichtigt. Während forcierter Ausatmung übersteigt der Alveolardruck den Intrapleuraldruck um den Betrag, der durch die elastische Retraktion des Lungengewebes ausgeübt wird. Da innerhalb der Atemwege der Druck in Richtung der Luftströmung abnimmt, muß an irgendeiner Stelle der Atemwege der intrabronchiale Druck dem intrapleuralen Druck gleich sein (equal pressure point). Bei großen Lungenvolumina liegt aufgrund der hohen elastischen Retraktionskraft und des niedrigen Atemwegswiderstandes dieser Punkt im Bereich der relativ stabilen (knorpelhaltigen) zentralen Atemwege. Jede weitere Steigerung des Intrapleuraldruckes führt hier zu einer Zunahme der Stromstärke (effort dependant). Im Verlauf der weiteren Exspiration nehmen die elastische Retraktionskraft sowie der Querschnitt der Atemwege ab. Dies bedingt eine Verlagerung des Punktes gleichen intrabronchialen und intrapleuralen Druckes in die Lungenperipherie. Eine Steigerung des intrapleuralen Druckes führt nun nicht mehr zu einer Zunahme der intrabronchialen Strömung, da jede weitere Erhöhung des intrapleuralen Druckes mit einer zunehmenden Kompression der kleineren Atemwege, die in der Lungenperipherie gelegen sind, einhergeht.

Bei den obstruktiven Lungen- und Atemwegserkrankungen sind die mechanischen Verhältnisse vor allem in den kleinen Atemwegen gestört. Während beim Lungenemphysem unter anderem die elastische Rückstellkraft vermindert ist, finden sich bei der chronischen Bronchitis und dem Asthma bronchiale erhöhte endobronchiale Strömungswiderstände. In jedem Fall erfolgt die Kompression der Atemwege früher als bei einem gesunden Probanden, so daß eine charakteristische Abnahme der exspiratorischen Strömungsgeschwindigkeiten mit dem Lungenvolumen bei der Analyse des Stromstärke-Volumen-Diagramms resultiert.

2. Ganzkörperplethysmographie

Mit Hilfe der Ganzkörperplethysmographie können zwei wichtige physiologische Größen gemessen werden: (a) das intrathorakale Gasvolumen, IgV, und (b) der Atemwegswiderstand, Raw. Der Strömungswiderstand der Atemwege wird unter der Annahme eines Widerstandsverhaltens in einem Gleichstromkreis nach dem Ohmschen Gesetz aus dem Quotienten der Druckdifferenz zwischen dem Alveolarraum und der Außenluft und der Atemstromstärke berechnet. Die Messung erfolgt in einer allseitig verschlossenen Kammer, deren Druck- und Volumenänderungen entsprechend dem Boyle-Mariotschen Gesetz den intrathorakalen Druck- und Volumenänderungen proportional sind. Mit dem technisch recht aufwendigen Verfahren gelingt die Abschätzung des erforderlichen, aber nicht direkt meßbaren Alveolardruckes.

Die Kenntnis des intrathorakalen Gasvolumens ist von großer Bedeutung, da die Strömungswiderstände eine ausgeprägte Abhängigkeit vom Lungenvolumen aufweisen. Da pharmakologisch-induzierte Änderungen der Atemmechanik sowohl zu einer Änderung des Atemwiderstandes als auch des Lungenvolumens führen können, empfiehlt es sich, beide Größen aufeinander zu beziehen. Eine derartige Meßgröße stellt der spezifische Atemwegswiderstand dar, der das Produkt aus Atemwegswiderstand und intrathorakalem Gasvolumen ist.

Der ganzkörperplethysmographisch bestimmte Atemwegswiderstand ist in sehr viel stärkerem Maße von dem Widerstand der großen Atemwege abhängig als die Volumen- und Strömungsentwicklung, die spirometrisch gemessen wird. Da gerade die häufigen, obstruktiven Lungen- und Atemwegserkrankungen in ihrer frühen Krankheitsentwicklung morphologische Läsionen in den kleinen Atemwegen setzen, kann der Ganzkörperplethysmograph hinsichtlich der frühzeitigen Erkennung der funktionellen Folgen der Erkrankungen der Spirometrie unterlegen sein.

Der kombinierte Einsatz der Spirometrie und Ganzkörperplethysmographie stellt daher eine wünschenswerte Ergänzung dar, mit deren Meßdaten eine klinisch relevante Deutung der spontanen oder therapeutisch induzierten Änderung der Atemmechanik gelingt.

3. Oszillationsverfahren

Der Widerstand des gesamten Atemapparates, Atemwiderstand, kann auch gemessen werden, indem der Spontanatmung des Probanden ein Wechselstromsignal überlagert wird. Die oszillatorische Atemwiderstandsmessung liefert einen Widerstand, der nach dem Prinzip der Wechselstromtechnik analysiert werden muß. Trotz der recht komplizierten mathematischen und physikalischen Zusammenhänge, die diesem Verfahren zugrundeliegen, ist in jüngster Zeit in Deutschland ein Gerät entwickelt worden (Siregnost FD 5, Siemens), welches einfach zu handhaben ist. Trotz der Frequenzabhängigkeit des Atemwiderstandes verwendet dieses Gerät jedoch nur eine Oszillationsfrequenz. Diese methodische Einschränkung schmälert jedoch kaum den praktischen Nutzen in der Verwendung dieses Gerätes.

Schwierigkeiten bei der Interpretation funktioneller Daten

Die Deutung der Meßergebnisse, die mit einer Lungenfunktionsuntersuchung gewonnen werden, kann gelegentlich Schwierigkeiten bereiten.

1. Variabilität der Krankheitsbilder

Eine Erschwerung der Luftströmung, die in den Atemwegen von Patienten mit Asthma bronchiale auftreten kann, ist in der Regel sowohl mit Sympathikomimetika als auch mit Theophyllin-Präparaten therapeutisch günstig zu beeinflussen.

Wir haben in einer Versuchsreihe Patienten, die an einem chronischen symptomatischen Asthma bronchiale litten, mit einer Theophyllin-Infusion (0,48 g/15 min) behandelt, um die Wirkung des Präparates auf verschiedene Aspekte der Atemmechanik zu untersuchen.

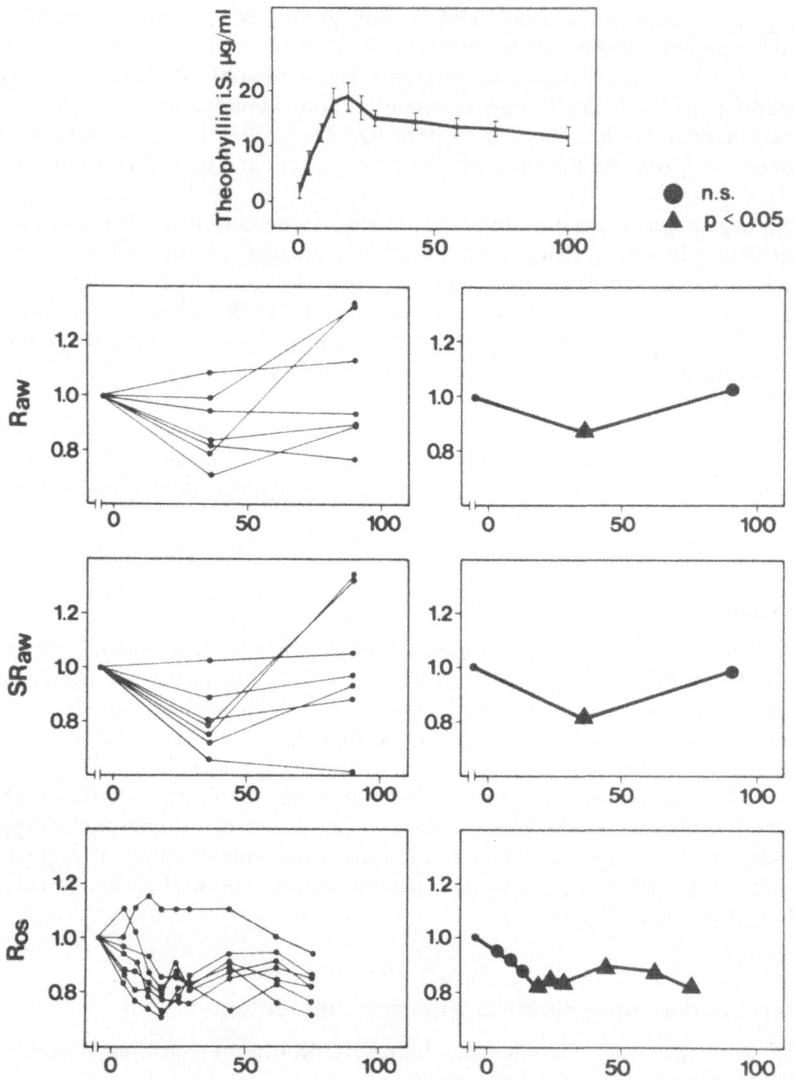

Abb. 3 Änderung des Atemwegwiderstandes Raw, des spezifischen Atemwegwiderstandes SRaw, und des oszillatorischen Atemwiderstandes Ros, nach intravenöser Gabe von 0.48 g Theophyllin-Aethylendiamin bei 7 Patienten mit chronischem Asthma bronchiale (aus: Magnussen und Mitarbeiter, 1980)

In Abb. 3 sind einige der Lungenfunktionsergebnisse widergegeben. Obwohl die verwendete Dosierung während der gesamten Versuchsdauer zu therapeutischen Serum-Konzentrationen des Theophyllins führte, zeigten die meisten Meßgrößen nur eine vorübergehende Besserung.

Diese Ergebnisse belegen jedoch nicht die Wirkungslosigkeit der Theophylline beim Asthma bronchiale, vielmehr demonstrieren sie, daß sich die Reversibilität der funktionellen Einschränkung beim chronischen Asthma bronchiale von der des akut verlaufenden Anfalls unterscheidet. Die Daten zeigen weiterhin, daß die alleinige Kenntnis des Blutspiegels des Theophyllins noch keine Entscheidung über seine therapeutische Effektivität zuläßt.

2. Verum- gegen Placeboeffekt

Der Verlauf der Beschwerden eines Patienten mit Asthma bronchiale unterliegt großen Schwankungen, die sich innerhalb verschiedener Zeitabschnitte ändern können. Eine Aussage, die die Wirkung einer therapeutischen Maßnahme beinhaltet, sollte daher derartige spontane Änderungen berücksichtigen. In Abb. 4 sind einige Lungenfunktionsgrößen eines Patienten mit Asthma bronchiale aufgetragen, die an einem therapiefreien Tag und nach der morgendlichen Gabe einer Kombination eines Betasympathikomimetikums und eines Theophyllin-Präparates erhalten wurden. Es fällt auf, daß die untersuchten Größen in beiden Fällen eine ausgeprägte Besserung zeigten.

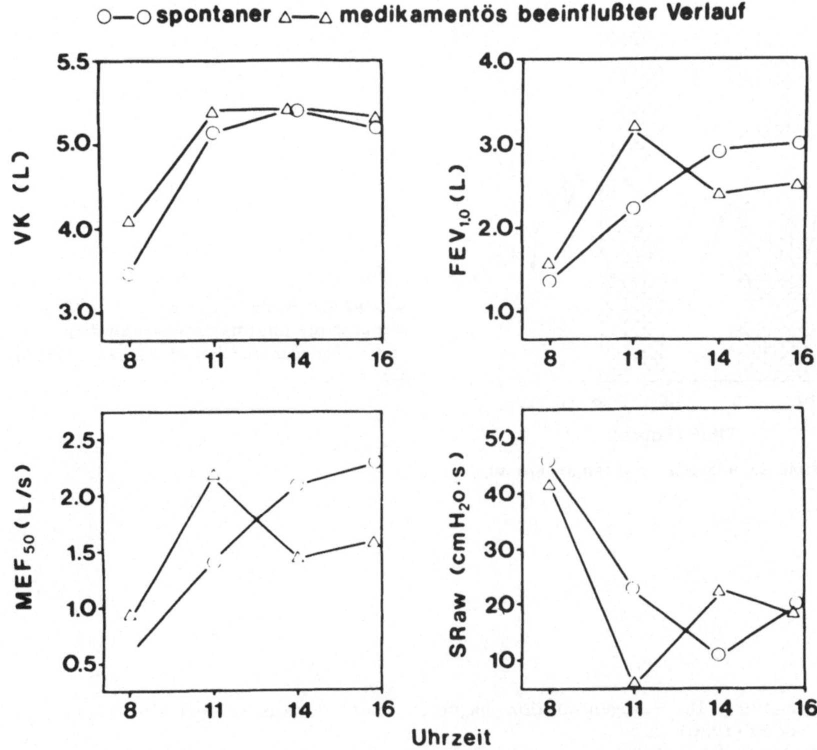

Abb. 4 Vergleich der tageszeitlichen Änderung einiger Lungenfunktionswerte ohne und mit bronchodilatatorischer Therapie bei einem Patienten mit Asthma bronchiale

Diese Darstellung demonstriert eindrucksvoll, daß ohne Kenntnis des spontanen Verlaufs die Wirkung der Medikation auf die funktionellen Parameter nicht beurteilt werden kann.

3. Tageszeitliche Schwankungen

Die circadiane Rhythmik der Atembeschwerden zeigt innerhalb der Gruppe der Patienten mit Asthma bronchiale große Unterschiede. In Abb. 5 sind FEV-Werte aufgetragen, die bei einem Patienten in zwei- bis vierstündlichen Abständen gemessen wurden. In diesem Falle wurde in den frühen Morgenstunden eine besonders ausgeprägte Einschränkung des $FEV_{1,0}$-Wertes gemessen, die zunächst eine spontane und dann eine medikamentösbedingte Besserung zeigte. Das nächtliche Beschwerdemaximum vieler Patienten mit Asthma bronchiale ist eine geläufige klinische Beobachtung, die die Frage nach der zeitlichen Gabe eines bronchodilatorisch wirkenden Pharmakons aufwirft.

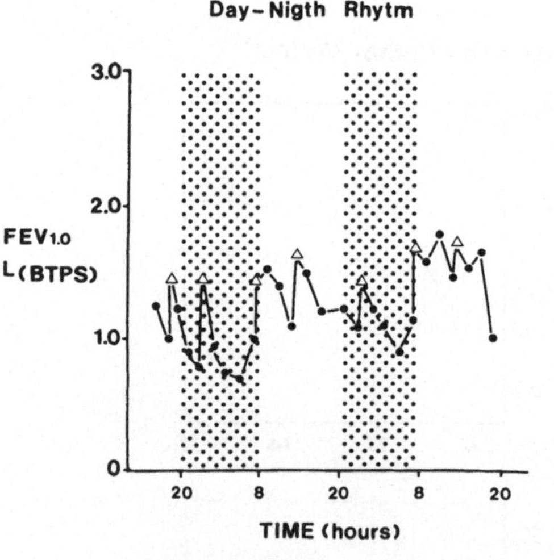

Abb. 5

Circadiane Änderung der $FEV_{1,0}$-Werte. Beachte die minimalen Werte in den frühen Morgenstunden und deren spontane Besserung

Literatur

[1] Holle, J. P., Magnussen H.: Lungenfunktionsdiagnostik beim Asthma bronchiale. *Therapiewoche* 30, 6646–6657 (1980).
[2] Magnussen, H., Holle, J. P., Hartmann, V., Ahrens, J.: Die Wirkung von intravenösem Theophyllin-Äthylendiamin auf die Atemmechanik und den Gasaustausch bei Patienten mit Asthma bronchiale. *Prax. Pneumol.* 34, 750–757 (1980).

Diskussionsbemerkung* H.-G. Weiser, Wiesbaden: Risiko bei Arzneimittelprüfungen

Die Prüfung des therapeutischen Nutzens eines neuen Arzneimittels ist ebenso mit Risiken verbunden wie das Anwenden einer bekannten therapeutischen oder diagnostischen Maßnahme. Im Einklang mit dem Arzneimittelgesetz und der Deklaration von Helsinki/Tokio gelten für das Hinnehmen ärztlich vertretbarer Risiken folgende Regeln:

1. Das Risiko muß kalkulierbar sein, d.h. nach Art, Verlauf und Schweregrad aufgrund von Vorversuchen abschätzbar,
2. es muß als beherrschbar gelten, d.h. unter intensivmedizinischen Bedingungen zeitlich begrenzbar, durch Gegenmaßnahmen aufhebbar,
3. es muß im Verhältnis zu den individuellen Umständen des Probanden zumutbar und im Hinblick auf die erwartete Bedeutung des Mittels ethisch und wissenschaftlich vertretbar sein,
4. es muß im Aufklärungsgespräch mit dem Probanden nach Art, Bedeutung und Tragweite in verständlicher Sprache erörtert worden sein, und der Proband muß eingewilligt haben.

---

* Die Diskussionsbemerkung im Anschluß an den Vortrag Magnussen wurde wegen ihres grundsätzlichen Inhalts in den Symposiumsband aufgenommen.
Die Herausgeber

Non-invasively determined cardiovascular actions and plasma concentrations of theophylline in man

G. Neugebauer / S. Kaumeier / J. A. Schwarz
BASF Aktiengesellschaft, UB Pharma, Knoll AG, Department Humanpharmakologie, D-6700 Ludwigshafen/Rhein, FRG

D. Schuppan / A. H. Staib
Klinikum der Johann Wolfgang Goethe-Universität, Abteilung für Klinische Pharmakologie, Theodor-Stern-Kai 7, D-6000 Frankfurt/Main 70, BRD

Zusammenfassung

Bis zu 90 min nach iv. Injektion einer therapeutischen Dosis von 208 mg Theophyllin-Base wurden bei 8 freiwilligen, gesunden männlichen Nichtrauchern Kreislaufmessungen im Liegen mit gleichzeitiger Bestimmung der Plasmakonzentrationen von Theophyllin mittels HPLC durchgeführt. Durch simultane Registrierung von EKG, Phonokardiogramm und Carotispuls wurden die systolischen Zeitintervalle (STI), elektromechanische Systolendauer ($QS2_c$), Anspannungszeit (PEP_c), linksventrikuläre Austreibungszeit ($LVET_c$) und der Quotient PEP/LVET bestimmt. Weiterhin wurden Blutdruck gemessen und das Schlagvolumen aus dem Impedanzkardiogramm ermittelt, so daß Schlagvolumenindex (SVI), Herzminutenvolumenindex (CI) und peripherer Gesamtwiderstand (TPR) berechnet werden konnten. 5 min nach Injektion war die Herzfrequenz um 7 % erniedrigt, während der systolische Blutdruck bis zu 1 h kontinuierlich um 11,5 % abfiel, um dann wieder anzusteigen. Der diastolische Blutdruck änderte sich nicht. Die anderen Kreislaufgrößen änderten sich kontinuierlich bis 90 min: PEP_c (+ 10 ms), $LVET_c$ (− 15 ms), PEP/LVET (+ 15,2 %), SVI (− 19,3 %), CI (− 22,7 %), TPR (+ 28,7 %). Bei 7 Probanden ließen sich kinetische Parameter aus den Konzentrationszeitkurven bis 24 h durch Anpassung an ein offenes 2-Kompartiment-Modell berechnen. Nach einer raschen Verteilungsphase mit einer Halbwertszeit von 4 min erfolgte ein langsamerer Abfall der Konzentration mit einer β-Phase von 6,55 Stunden. Ein unmittelbarer Zusammenhang zwischen Plasmakonzentrationsverlauf und Kreislaufänderungen bestand nicht. Dagegen konnte für die Verteilungsphase eine schwache, aber signifikante Korrelation zwischen Konzentration im 2. Kompartiment (hypothetisches Gewebskompartiment) und Abnahme von CI (r = 0,47) bzw. SVI (r = 0,49) gefunden werden. Nach einmaliger iv. Injektion von 208 mg Theophyllin-Base sind also bei gesunden Probanden noch keine positiv chronotropen und inotropen Wirkungen erkennbar. Die Änderung der STI und die Abnahme von SVI und CI sind mit einer Kapazitätszunahme des venösen Systems, d.h. Abnahme des Preload, zu erklären. Die Ergebnisse sprechen dafür, daß in der gegebenen Dosis durch Theophyllin vorwiegend die Phophodiesterase der glatten Venenmuskulatur gehemmt wird. Eine Hemmung von Adenosinwirkungen steht nicht in Einklang mit den Befunden.

Summary

In a group of 8 volunteers systolic time intervals (STIs), thoracic impedance stroke volume, blood pressure and plasma concentrations were simultaneously determined up to 90 min after an iv. dose of 208 mg of theophylline.
In spite of a decrease in stroke volume index (SVI), cardiac index (CI) and systolic blood pressure, possibly induced by a decrease in preload, heart rate also decreased. No positive inotropic effect could be observed from changes in STIs. The mean concentration time course in the 2nd compartment (hypothetical tissue compartment) calculated from kinetic parameters in 7 subjects, showed a significant linear correlation with the decrease in SVI (r = 0.49) and CI (r = 0.47) when theophylline concentrations were increasing.
The peripheral effects of theophylline are compatible with a selective phosphodiesterase inhibition of venous smooth muscle.

Introduction

Correlations between plasma concentrations of theophylline and bronchodilator effects have been well established [1, 2]. Though cardiovascular actions of theophylline have been known for decades, only little knowledge exists about these effects and the corresponding plasma concentrations. Thus, some authors [3] were unable to find a positive relationship between plasma theophylline concentrations and right or left ventricular ejection fraction in patients with chronic obstructive pulmonary disease. Others [4], however, found good correlations between both increase in venous capacity and positive inotropic effects and plateau of plasma concentrations of theophylline reached by stepwise increase of iv. infusion. Therefore, the purpose of our study was

1. to measure cardiovascular effects of a therapeutic dose of intravenous theophylline by non-invasive techniques and
2. to compare the resulting data with regard to possible correlations to plasma concentrations of theophylline, determined by HPLC.

These investigations were performed during a study of the absolute bioavailability of different theophylline preparations [5].

Methods

Eight healthy volunteers, who were non-smokers, participated in the study after being informed as regards to its purpose and after having given their written consent. Hemodynamics were allowed to stabilize during a period of 20 min with the subjects in the supine position after which the following procedure was performed:
208 mg theophylline base were injected iv. over a 4 min period. Before, and at different time intervals up to 90 min after injection, high speed ECG (CM5), phonocardiogram (m2 = 140 Hz), external carotid pulse and impedance cardiogram were recorded on a 6 channel writer simultaneously with withdrawal of blood through an antecubital iv.

cannula for determination of plasma concentrations of theophylline by HPLC. The following parameters were determined from 5 consecutive beats: RR interval (RRI; ms) heart rate from the RRI (HR; beats/min), systolic, mean and diastolic arterial pressure (SBP, MABP, DBP; mmHg), preejection period (PEP_c; ms), left ventricular ejection time ($LVET_c$; ms), electromechanical systole ($QS2_c$; ms), corrections for heart rate were done according to Weissler [6], the PEP/LVET ratio, stroke volume (SV) from the impedance cardiogram [7] by the formula $SV = p (L/Zo)^2 \cdot (dZ/dt_{min}) \cdot LVET$, where the resistivity of blood is $p (\Omega \cdot cm) = 56.8 \cdot e^{0.025 \cdot haematocrit (\%)}$ [8] and L the shortest distance of the inner electrode tapes, stroke index (SVI; ml/m^2), cardiac index (CI; $l/min/m^2$) and total peripheral resistance (TPR; $mmHg \cdot min/l$). Plasma concentrations of theophylline were determined by HPLC (RP18, sodium acetic acid buffer/acetonitrile 95:5, v/v) and expressed as mg/l theophylline.

Results

Immediately after injection of theophylline HR decreased by 7 % and remained so in a plateau-like manner (Fig. 1). While DBP remained constant throughout, SBP decreased over 1 h by 15 mmHg and then rose again but did not reach the control level. TPR increased continuously up to a maximum of 29 %.
Systolic time intervals (STIs) are shown in Fig. 2. The RR interval was significantly lengthened. Because the $QS2_c$ did not change, the fall in HR occurred with increasing diastolic time only. PEP_c was prolonged after 30 min and increased further by 10 ms overall. Because of the unchanged $QS2_c$, $LVET_c$ was shortened by 15 ms. Consequently the PEP/LVET ratio was increased by 15.2 %.
The main cardiovascular effects of 208 mg theophylline iv. (Fig. 3) consisted of a gradual fall in SBP over 1 h with a tendency to return thereafter, an immediate and nearly stable reduction in HR and a continuous decrease in SVI (-19.3 %). The time course of CI reduction (-22.7 %) consisting of an initial rapid and slow later phase was a combined effect of the decreases in HR and SV. It may be assumed that the increase in the calculated parameter TPR is not caused by vasoconstriction. This is supported by the unchanged DBP. TPR increased because cardiac output was more reduced than MABP (Fig. 1).
Mean plasma concentrations of theophylline in 7 subjects are shown in Fig. 4. Plasma concentrations determined for up to 24 h after administration could be described by a 2-compartment open model in 7 volunteers, from which kinetic data were derived. After a rapid phase of distribution with a half-life of 4 min the plasma concentration declined during the β-phase with a half-life of 6.5 h. As is evident from this time course there is no direct relationship with any of the pharmacodynamic changes described earlier. Therefore, concentrations of theophylline in the 2nd compartment were calculated from the kinetic parameters. These hypothetical tissue concentrations (TC) are also shown in Fig. 4. The relationship between some circulatory effects and mean values of tissue concentrations in 7 subjects are given in Fig. 5. No linear correlation can be seen between the fall in heart rate or systolic blood pressure and the hypothetical tissue concentration. With regard to CI ($r = 0.47$, $p < 0.05$) and SVI ($r = 0.49$, $p < 0.01$), a significant, but not very close, linear correlation was found between these parameters and the hypothetical tissue concentration curve for the region where concentrations were increasing, indicated by the dashed line in Fig. 5. No such relation existed in the post distribution phase.

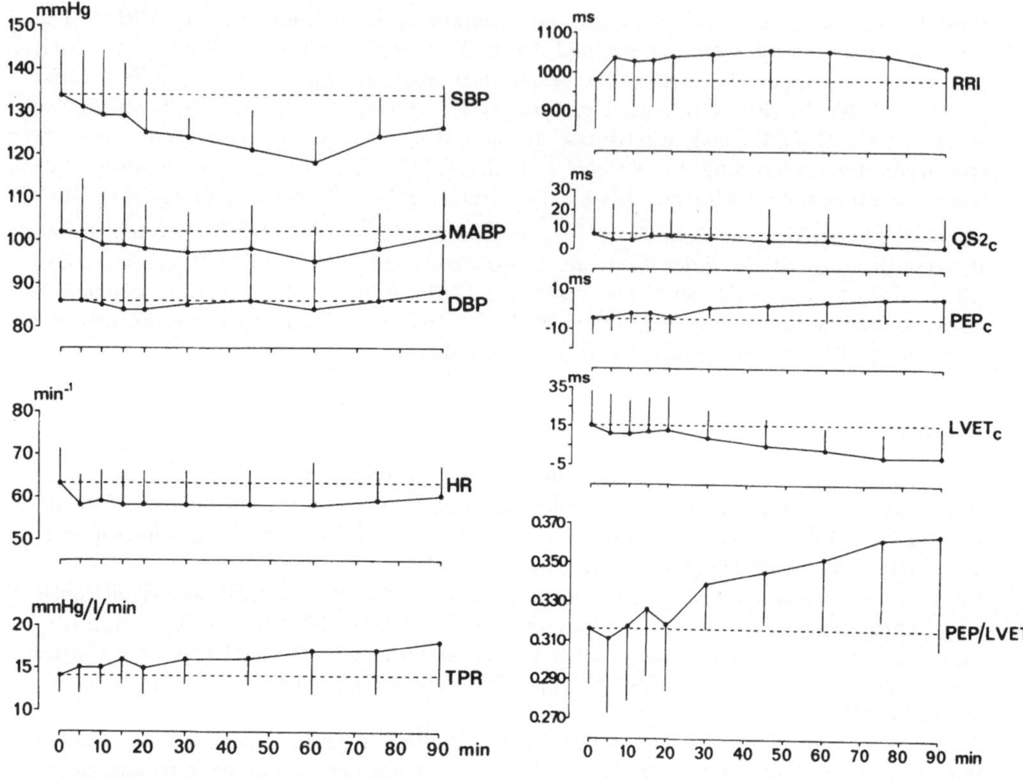

Fig. 1 Mean values ± SD after 208 mg
theophylline iv. in 8 male volunteers of arterial
blood pressures, heart rate and total peripheral
resistance. Significant changes from control
(paired t-test, p < 0.05): SBP 45—75 min, MABP
60—75 min, HE 5—75 min, TPR 5—90 min.

Fig.2 Time curves after theophylline iv. of RR
interval and STIs. Significant changes (p < 0.05):
RRI 5—75 min, PEP$_c$ 30—75 min, LVET$_c$ 30—
90 min, PEP/LVET 30—90 min (cf. Fig. 1).

Discussion and Conclusion

The effects of theophylline may be related to
1. inhibition of phosphodiesterase resulting in a rise in intracellular cAMP [9, 10],
2. antagonism of the effects of endogenous adenosine [11],
3. release of catecholamines [12],
4. increase of the slow inward calcium current during the cardiac action potential [13]
   and
5. stimulation of respiratory, vasomotor and vagus centres in the CNS [14, 15].

The present investigations did not reveal a positive inotropic effect after theophylline
administration iv. in a single therapeutic dose of 208 mg, i.e. an effect attributable
to numbers one to four of the above mechanisms was not observed in healthy volunteers.
We found a reduction of SVI, CI and arterial blood pressure without the expected reflex
increase in HR, which on the contrary was even reduced. Whether this was due to an

218

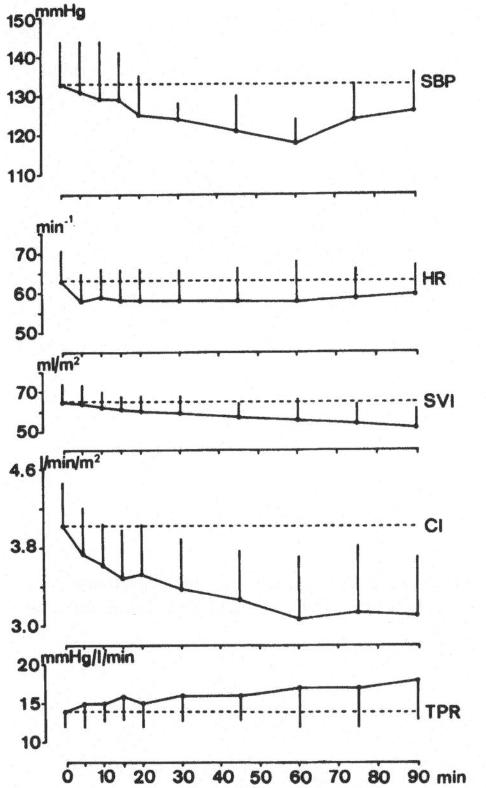

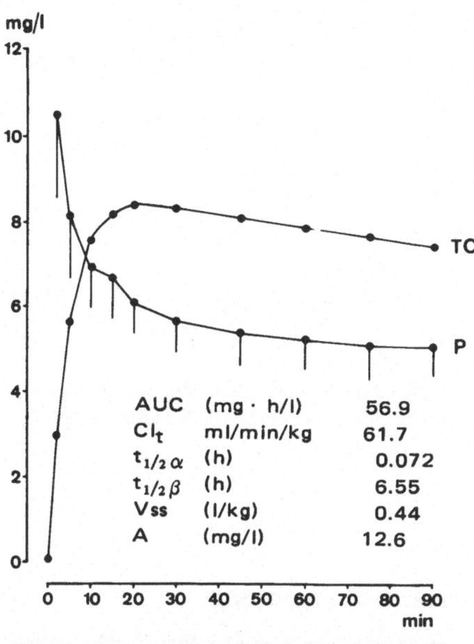

Fig. 3 Synopsis of essential cardiovascular effects of theophylline iv. Significant changes (p < 0.05): SVI 15—90 min CI 10—90 min, other parameters cf. Fig. 1

Fig. 4 Mean concentration time curves of 7 male volunteers after 208 mg anhydrous theophylline iv. in the central compartment (P ± SD), the 2nd compartment (hypothetical tissue compartment (TC)) and kinetic parameters

increased central vagus tone or not cannot be decided. The diminished SV in conjunction with a decrease in pulse pressure, the constant DBP and the change of the STIs indicating "negative inotropic effects" strongly suggest a decrease in preload [16] by venous pooling, i.e. a reduction of the tone of the capacity system. These effects are consistent with an inhibition of smooth muscle phosphodiesterase but not of adenosine effects, which would lead to opposite actions.

In conclusion a single therapeutic dose of 208 mg theophylline iv. in healthy subjects does not lead to any positive inotropic and chronotropic effects. The predominant effects included an increase in the capacity of the venous system followed by a fall in SV, SBP and change of STIs indicating "negative inotropic effects". The decrease in HR occurred in spite of the diminished venous return. The peripheral effects are compatible with an inhibition of venous smooth muscle phosphodiesterase but not of adenosine effects. The results indicated a weak positive correlation between pharmacodynamic effects (reduction in SVI and CI) and theophylline concentrations in the hypothetical tissue compartment during the distribution phase.

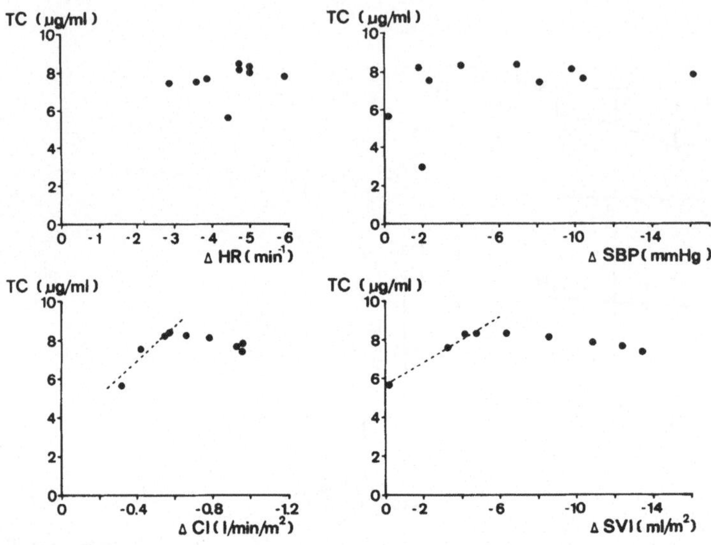

Fig. 5 Plot of mean values of theophylline concentrations in the hypothetical tissue compartment (TC) against change in HR, SBP, CI and SVI in 7 volunteers. Dashed line indicates significant linear correlation

Acknowledgement

We greatly appreciate Mr. O. H. Kehrhahn, Division of Biometrics, Knoll AG, for providing kinetic data of theophylline.

Literature

[1] Mitenko, P. A., Ogilvie, R. I.: Rational Intravenous Doses of Theophylline. *N. Engl. J. Med.* **298**, 600—603 (1973).

[2] Piafsky, K. M., Ogilvie, R. I.: Drug Therapy. Dosage of Theophylline in Bronchial Asthma. *N. Engl. J. Med.* **292**, 1218—1222 (1975).

[3] Matthay, R. A., Berger, H. J., Loke, J., Gottschalk, A., Zaret, B. L.: Effects of Aminophylline Upon Right and Left Ventricular Performance in Chronic Obstructive Pulmonary Disease. *Am. J. Med.* **65**, 903—910 (1978).

[4] Ogilvie, R. I., Fernandez, P. G., Winsberg, F.: Cardiovascular Response to Increasing Theophylline Concentrations. *Europ. J. Clin. Pharmacol.* **12**, 409—414 (1977).

[5] Staib, A. H., Schuppan, D., Kaumeier, S., Neugebauer, G., Schwarz, J. A.: Quantitative Differences of Theophylline Metabolites in Urine of Humans: The Role of Route of Administration. *Arch. Pharmacol.* **313**, Suppl.: R 58 (1980).

[6] Weissler, A. M., Harris, W. S., Schoenfeld, C. G.: Systolic Time Intervals in Heart Failure in Man. *Circulation* **37**, 149—159 (1968).

[7] Kubicek, W. G., Karnegis, J. M., Patterson, R. P., Witsoe, D. A., Mattson, R. H.: Development and Evaluation of an Impedance Cardiac Output System. *Aerospace Med.* **37**, 208—212 (1966).

[8] Geddes, L. A., DaCosta, C. P.: The Specific Resistance of Canine Blood at Body Temperature. *IEEE Trans. Bio-med. Eng.* **20**, 51—53 (1973).

[9] Butcher, R. V., Baird, C. E., Sutherland, E. W.: Effects of Prostaglandins on Adenosine 3'5'-Monophosphate Levels in Isolated Fat Cells. *J. Biol. Chem.* 243, 1705–1712 (1968).

[10] Skelton, C. L., Levey, G. S., Epstein, S. E.: Positive Inotropic Effects of Dibutyryl Cyclic Adenosine 3'5'-Monophosphate. *Circul. Res.* 26, 35–43 (1970).

[11] Fredholm, B. B.: Are Methylxanthine Effects due to Antagonism of Endogenous Adenosine? *TIPS* 1, 129–132 (1980).

[12] Atuk, N. O., Blaydes, M. C., Vesterwelt jr., F. B., Wood jr., J. E.: Effect of Aminophylline on Urinary Excretion of Epinephrine and Norepinephrine in Man. *Circulation* 35, 745–753 (1967).

[13] Scholz, H.: Über den Mechanismus der positiv inotropen Wirkung von Theophyllin an Warmblüterherzen. III. Wirkung von Theophyllin auf Kontraktion und Ca-abhängige Membran-Potentialänderungen. *Naunyn-Schmiedeberg's Arch. Pharmacol.* 271, 410–429 (1971).

[14] Ritchie, J. M.: Central Nervous System Stimulants. In: The Pharmacological Basic of Therapeutics, 5th ed., edited by Goodman, L. S., Gilman, A., New York, McMillan, 1975, pp 376–387.

[15] Cardinale, D. P.: Methylxanthines: Possible Mechanisms of Action in Brain. *TIPS* 1, 405–407 (1980).

[16] Lewis, R. B., Leighton, R. F., Forester, V. F., Weissler, A. M.: Systolic Time Intervals. In: Non-Invasive Cardiology, ed. A. M. Weissler, Grune & Stratton, 1974, pp 308–368.

Klinisch-experimentelle Untersuchungen zur Interaktion von Theophyllin-Äthylendiamin mit Sympathomimetika

B. Kaik
2. Medizinische Abteilung des Kaiser Franz Josef-Spitales Wien, Österreich

G. Kaik
I. Medizinische Universitätsklinik Wien, Abteilung für klinische Pharmakologie, Österreich

Summary

In 7 single-blind clinical pharmacological trials carried out in healthy volunteers the combination of theophylline ethylene diamine with several sympathomimetic bronchodilators was tested in regard to possible interaction concerning heart rate. The drugs were administered by intravenous infusion (theophylline ethylene diamine, hexoprenaline, orciprenaline, reproterol, salbutamol, terbutaline) or by subcutaneous injection (terbutaline). The trials with hexoprenaline and orciprenaline are reported in detail. The combination of theophylline ethylene diamine with reproterol, salbutamol and especially that with orciprenaline resulted in a stronger increase of heart rate in contrast to the single administration of the respective sympathomimetics. This phenomenon was most obvious following the combination with orciprenaline and a potentiating effect can be assumed. The combination of theophylline ethylene diamine and hexoprenaline in one infusion produced an extreme reduction in the positive chronotropic effect in comparison to the administration of the sympathomimetic alone. The combination of theophylline ethylene diamine and terbutaline showed no difference concerning the increase of heart rate when compared to terbutaline given alone intravenously and terbutaline given alone subcutaneously.

Zusammenfassung

In 7 Untersuchungen an gesunden Probanden wurde die Herzfrequenz-Beeinflussung im Hinblick auf eine mögliche Interaktion von Theophyllin-Äthylendiamin mit verschiedenen Sympathomimetika geprüft. Über 2 Untersuchungen wird ausführlich berichtet. Die Pharmaka wurden intravenös (Theophyllin-Äthylendiamin; Orciprenalin, Reproterol, Salbutamol, Terbutalin) oder subkutan (Terbutalin) verabreicht. Die Kombinationen von Theophyllin-Äthylendiamin mit Reproterol, Salbutamol und besonders mit Orciprenalin ergaben gegenüber der alleinigen Applikation des jeweiligen Sympathomimetikums eine stärkere Steigerung der Herzfrequenz. Dieses Phänomen war bei Orciprenalin am ausgeprägtesten. Hier kann von einem potenzierenden Effekt gesprochen werden. Nur bei Hexoprenalin ließ die Kombination mit Theophyllin-Äthylendiamin in einem Infusionsbesteck eine Beeinflussung dahingehend erkennen, daß der positiv chronotrope Effekt von Hexoprenalin stark vermindert wurde. Die Kombinationen von Theophyllin-Äthylendiamin und Terbutalin zeigten im Vergleich zur alleinigen Infusion bzw. subkutanen Injektion des Sympathomimetikums keinen Unterschied im Ausmaß der Herzfrequenz-Beeinflussung.

Einleitung

In der Literatur finden sich Hinweise über Interaktionen von Sympathomimetika mit Theophyllin bzw. Theophyllin-Äthylendiamin [1−25]. Neben verschiedenen experimentellen Gesichtspunkten kann dies den bronchospasmolytischen Effekt bei obstruktiver Atemwegserkrankung aber auch Nebenwirkungen wie Tremor und Beeinflussung der Herzfrequenz betreffen [1−25].
An gesunden Probanden wurde eine mögliche Interaktion bezüglich der Herzfrequenz-Beeinflussung als Folge einer gleichzeitigen parenteralen Verabreichung von Theophyllin-Äthylendiamin und Sympathomimetika untersucht, wobei über Hexoprenalin und Orciprenalin berichtet werden soll.

Methodik

Die Probanden nahmen freiwillig an den Untersuchungen teil, waren voll informiert, von intern-klinischer Seite gesund (klinische Untersuchung, laborchemische Hilfsbefunde, EKG, Thoraxröntgen, Lungenfunktion) und standen, teilweise mit Ausnahme von Kontrazeptiva, unter keinerlei regelmäßiger Medikation.
Theophyllin-Äthylendiamin ist ein Methylxanthin-Abkömmling, der zur Bronchospasmolyse verwendet wird [9]. Orciprenalin ist ein älteres Sympathomimetikum, Hexoprenalin, Reproterol, Salbutamol und Terbutalin sog. β_2-Sympathomimetika, die — außer zur Bronchospasmolyse — nur in der Geburtshilfe (zur Tokolyse) verwendet werden; zu dieser Gruppe werden auch Clenbuterol, Carbuterol, Fenoterol, Ibuterol, Soterenol, Tretoquinol, Tolbuterol, Bitolterol und andere gerechnet [9].
Die Prüfungen erfolgten einfach-blind und in cross-over-Anordnung mit randomisierter Zuteilung der Pharmaka. Die Registrierung der Herzfrequenz wurde mittels kontinuierlicher EKG-Schreibung am liegenden Probanden mit einer Papiergeschwindigkeit von 5 mm/s vorgenommen. Zur Auswertung wurden alle R-Zacken pro Minute ausgezählt. Nach einer 10 min dauernden „Stabilisierungsperiode" erfolgte die Medikation als 15 min dauernde Infusion (die Pharmaka waren jeweils in insgesamt 250 ml physiologischer NaCl-Lösung enthalten). Vom Beginn der Medikation an wurde wiederum die Herzfrequenz kontinuierlich während einer Dauer von 30 min registriert.
Die Frequenz am Ende der Stabilisierungsperiode wurde als „angenommener Bezugswert" für die Interpretation und die statistische Auswertung herangezogen.

Untersuchung 1: Es sollte der Einfluß von Theophyllin-Äthylendiamin alleine, von Hexoprenalin alleine und der gleichzeitigen Verabreichung beider Pharmaka geprüft werden. Die Pharmaka wurden immer gleichzeitig infundiert, einmal aus einem Infusionsbesteck, das andere Mal getrennt aus zwei Infusionsbestecken in je eine Vene des rechten und linken Armes.
Die Medikation wurde einmal mit 0,36 g Theophyllin-Äthylendiamin vorgenommen und einmal mit 0,005 mg Hexoprenalin. Am 3. Prüftag wurden dieselben Dosen beider

Pharmaka aus getrennten Infusionsbestecken in je eine Vene des rechten und linken Armes infundiert und am 4. Prüftag dieselben Dosen beider Pharmaka aus einem Infusionsbesteck.

Diese Prüfung erfolgte an 12 Probanden, 9 Männern und 3 Frauen, mit einem Durchschnittsalter von 25,3 Jahren (s ± 4,4; 20 bis 37) und einem mittleren Körpergewicht von 70,1 kg (s ± 7,4; 58 bis 83).

Untersuchung 2: Es sollte der Einfluß von Orciprenalin (0,5 mg) allein und bei gleichzeitiger Verabreichung von Orciprenalin (0,5 mg) und Theophyllin-Äthylendiamin (0,36 g) geprüft werden. Die beiden Pharmaka wurden immer gleichzeitig infundiert, einmal aus einem Infusionsbesteck, das andere Mal getrennt aus zwei Infusionsbestecken in je eine Vene des rechten und linken Armes.

Die Prüfung erfolgte an 6 Probanden, 3 Männern und 3 Frauen, mit einem Durchschnittsalter von 22,7 Jahren (s ± 6,4; 26 bis 38) und einem mittleren Körpergewicht von 72,2 kg (s ± 10,4; 55 bis 83).

Ergebnisse

In Tab. 1 und 2 sind die absoluten arithmetischen Mittelwerte mit Standardabweichungen, in Abb. 1 und 2 in Form der arithmetischen Mittelwerte wiedergegeben. Um den Umfang der Tabellen zu verringern, sind nur einzelne Meßpunkte aufgeführt.

Untersuchung 1: Hexoprenalin (Tab. 1, Abb. 1).
Nach 0,36 g Theophyllin-Äthylendiamin änderte sich die Herzfrequenz nicht wesentlich, statistisch bestand kein signifikanter Unterschied gegenüber dem Bezugswert (p > 0,05).
Nach 0,005 mg Hexoprenalin fand sich ein deutlicher Anstieg, die stärkste Zunahme wurde nach 17 min erreicht, im Mittel 16 Schläge/min. Ab der 7. min bestand ein signifikanter Unterschied zum angenommenen Bezugswert (p < 0,05).
Nach 0,36 g Theophyllin-Äthylendiamin und 0,005 mg Hexoprenalin — jedes Pharmakon aus einem Infusionsbesteck in je eine Vene des rechten und linken Armes infundiert — zeigte sich ein deutlicher Frequenzanstieg; die stärkste Zunahme wurde nach 17 min erreicht, das mittlere Ausmaß betrug 13 Schläge/min. Ab der 7. min bestand ein gegenüber dem Bezugswert signifikanter Unterschied (p < 0,05).
Nach 0,36 g Theophyllin-Äthylendiamin plus 0,005 mg Hexoprenalin — beide Pharmaka in derselben Infusion — zeigte sich nur ein geringer Frequenzanstieg, die stärkste Zunahme wurde nach 13 min erreicht, das mittlere Ausmaß betrug 5 Schläge/min. Statistisch gesehen bestand kein signifikanter Unterschied gegenüber dem Bezugswert (p > 0,05).

Untersuchung 2: Orciprenalin (Tab. 2, Abb. 2).
Nach 0,5 mg Orciprenalin fand sich ein deutlicher Frequenzanstieg, die stärkste Zunahme wurde nach 18 min erreicht, das mittlere Ausmaß betrug 25 Schläge/min. Statistisch war die jeweilige Differenz zum Bezugswert ab der 5. min zu sichern (p < 0,05).
Nach 0,36 g Theophyllin-Äthylendiamin und 0,5 mg Orciprenalin — jedes Pharmakon wurde aus einem Infusionsbesteck in je eine Vene des rechten und linken Armes infundiert — konnte ein ausgeprägter Frequenzanstieg festgestellt werden; die stärkste Zunahme wurde nach 16 min erreicht, das mittlere Ausmaß betrug 38 Schläge/min. Ab der 3. min bestand ein gegenüber dem Bezugswert signifikanter Unterschied (p < 0,05).

Tabelle 1: Untersuchung 1: Herzfrequenz (Schläge/min) als Mittelwert ($\bar{x}$) mit Standardabweichung (s) von 12 Probanden an je 4 Prüftagen. Die Dauer der Infusion betrug jeweils 15 min. Am 3. Prüftag erfolgte die Medikation beider Pharmaka aus 2 verschiedenen Infusionsflaschen (getrennt) in je eine Vene des rechten und linken Armes, am 4. Prüftag waren beide in einer Infusionsflasche enthalten (kombiniert).

	$\bar{x}$	s	$\bar{x}$	s	$\bar{x}$	s	$\bar{x}$	s
1 min	74,39	12,02	75,41	14,05	77,41	8,27	78,08	11,75
10 min	71,25	11,36	73,38	13,18	74,50	7,57	73,75	10,06
Medikation	*Theophyllin-Äthylendiamin 0,36 g Infusion*		*Hexoprenalin 0,005 mg Infusion*		*Hexoprenalin 0,005 mg Infusion Theophyllin-Äthylendiamin 0,36 g Infusion*		*Hexoprenalin 0,005 mg* **plus** *Theophyllin-Äthylendiamin 0,36 g Infusion*	
1 min	68,09	10,06	72,42	13,17	71,08	8,15	70,16	8,90
3 min	69,95	10,27	75,70	11,85	72,33	9,11	71,16	9,05
5 min	71,17	10,77	79,40	13,25	74,91	10,09	73,66	10,58
7 min	71,43	12,17	80,85	13,01	78,91	8,91	75,41	9,53
9 min	71,30	11,46	82,89	13,26	80,83	9,51	76,00	10,47
11 min	71,27	11,42	84,17	13,48	83,25	9,53	76,91	11,43
13 min	72,09	11,09	85,46	13,68	86,00	9,44	78,41	10,61
15 min	70,84	10,39	88,43	13,71	86,16	9,46	75,41	10,14
20 min	70,48	11,15	85,07	14,27	82,66	10,81	75,58	11,56
25 min	69,75	10,38	79,68	13,26	81,50	12,87	74,83	11,91
30 min	71,34	11,35	78,39	13,21	80,00	10,28	72,66	11,40

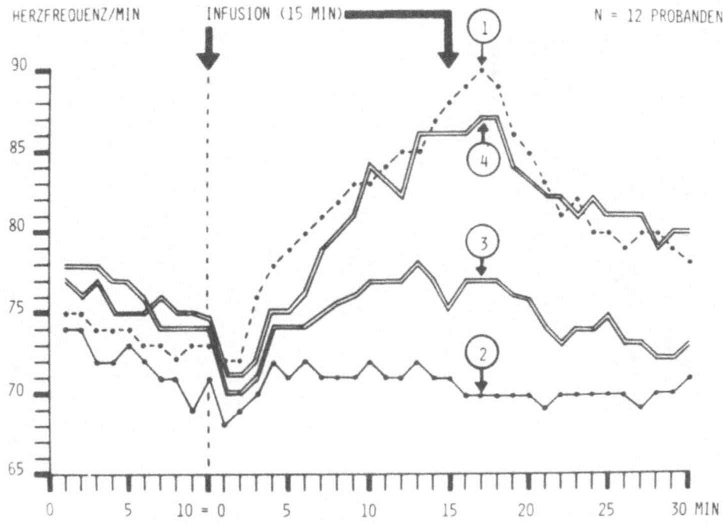

Abb. 1 Untersuchung 1: Herzfrequenz (Schläge/min) als Mittelwert von 12 gesunden Probanden. Die Infusionsdauer betrug jeweils 15 min.
1 = 0,005 mg Hexoprenalin
2 = 0,36 g Theophyllin Äthylendiamin
3 = 0,005 mg Hexoprenalin plus 0,36 g Theophyllin-Äthylendiamin aus einem Infusionsbesteck
4 = 0,005 mg Hexoprenalin aus einem Infusionsbesteck und 0,36 g Theophyllin-Äthylendiamin aus einem anderen Infusionsbesteck

Tabelle 2: Untersuchung 2: Herzfrequenz (Schläge/min) als Mittelwert ($\bar{x}$) mit Standardabweichung (s) von 6 Probanden an je 3 Prüftagen. Die Dauer der Infusion betrug jeweils 15 min. Am 2. Prüftag erfolgte die Medikation beider Pharmaka aus 2 verschiedenen Infusionsflaschen (getrennt) in je eine Vene des rechten und linken Armes, am 3. Prüftag waren beide in einer Infusionsflasche enthalten (kombiniert).

	$\bar{x}$	s	$\bar{x}$	s	$\bar{x}$	s
1 min	70,50	6,50	74,33	11,27	74,33	7,45
10 min	71,50	8,50	74,50	8,57	74,83	5,85
Medikation	*Orciprenalin*		*Orciprenalin*		*Orciprenalin*	
	0,5 mg Infusion		*0,5 mg Infusion*		*0,5 mg* plus	
			Theophyllin-		*Theophyllin-*	
			Äthylendiamin		*Äthylendiamin*	
			0,36 g Infusion		*0,36 g Infusion*	
1 min	70,83	8,89	96,50	8,89	70,83	4,83
3 min	78,17	6,94	80,67	12,32	82,50	6,02
5 min	83,33	7,71	86,00	11,78	86,33	6,80
7 min	85,17	6,82	95,00	15,27	92,50	6,75
9 min	87,67	10,15	99,83	14,85	96,67	7,23
11 min	92,17	9,24	104,67	16,13	103,00	10,15
13 min	91,00	11,98	108,83	16,80	107,83	9,87
15 min	94,33	11,55	112,16	18,49	110,83	13,18
20 min	94,00	11,85	107,83	16,31	108,17	12,45
25 min	92,00	10,58	100,33	13,89	102,67	10,75
30 min	90,17	10,03	95,16	13,73	94,67	8,76

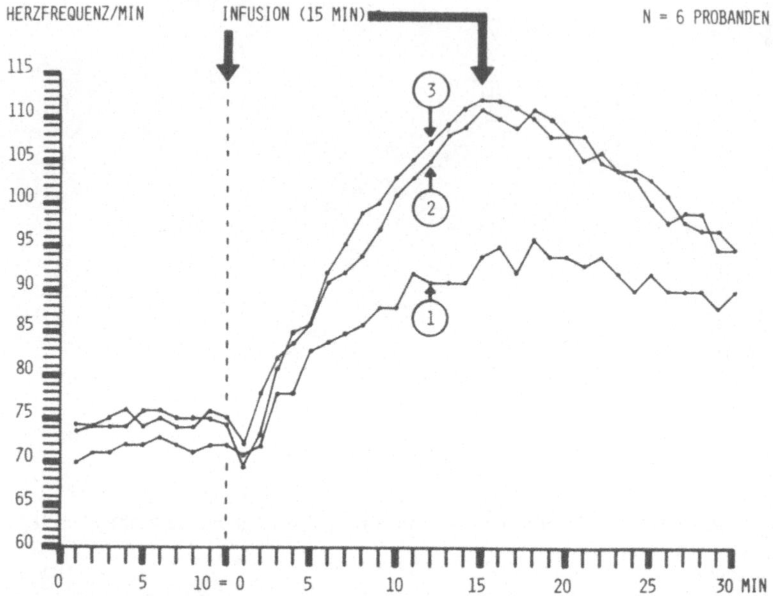

Abb. 2 Untersuchung 2: Herzfrequenz (Schläge/min) als Mittelwert von 6 gesunden Probanden. Die Infusionsdauer betrug jeweils 15 min.
1 = 0,5 mg Orciprenalin
2 = 0,5 mg Orciprenalin plus 0,36 g Theophyllin Äthylendiamin aus einem Infusionsbesteck
3 = 0,5 mg Orciprenalin aus einem Infusionsbesteck und 0,36 g Theophyllin-Äthylendiamin aus einem anderen Infusionsbesteck

Nach 0,36 g Theophyllin-Äthylendiamin plus 0,5 mg Orciprenalin — beide Pharmaka in derselben Infusion — zeigte sich ebenfalls eine ausgeprägte Zunahme; das Maximum wurde nach 15 und 18 min erreicht, die mittlere Zunahme betrug jeweils 36 Schläge/min. Die Differenz zum Bezugswert war ab der 3. min signifikant ($p < 0,05$).

Diskussion

Bei der Behandlung der obstruktiven Atemwegserkrankung werden heute neben Sympathomimetika wieder zunehmend Pharmaka aus der Gruppe der Methylxanthine verwendet. Schon früher waren in vielen Asthma-Kombinationspräparaten Sympathomimetika (besonders Ephedrin) und Methylxanthine wie Theophyllin, Theophyllin-Äthylendiamin, Proxyphyllin, Diprophyllin und Etophyllin enthalten [9].
Neuere Untersuchungen über mögliche Interaktionen veranlaßten uns, unter anderem die synergistische Wirkung dieser Pharmaka auf das cAMP (Adenylzyklasestimulierung und Phosphodiesterasehemmung) zu überprüfen. Das Modell der Herzfrequenzbeeinflussung bei gesunden Probanden erschien für unsere Fragestellung geeigneter als z.B. die Beeinflussung der Bronchospasmolyse [8, 9]. Dies deshalb, weil bei der Verwendung therapeutischer Dosen die Herzfrequenz eine bessere Dosis-Wirkungs-Relation erkennen läßt als die Bronchospasmolyse [8, 9].

Bei den vorliegenden Untersuchungen ergab die alleinige Applikation der Sympathomimetika einen deutlich positiv chronotropen Effekt. Die Ausmaße sind jedoch nur bedingt vergleichbar, weil nicht äquieffektiv bronchospasmolytische Dosen, sondern nur die in den vorliegenden Handelspräparaten enthaltenen Mengen verwendet wurden [9, 10]. Die alleinige Infusion von 0,36 g Theophyllin-Äthylendiamin bewirkt keinen ausgeprägten Anstieg der Herzfrequenz. In entsprechenden Untersuchungen bei gesunden Probanden konnte eine mittlere maximale Zunahme von nur 1,3 bzw. 1 Schlägen/min nachgewiesen werden [9, 10]. Ein durch Theophyllin-Äthylendiamin bewirkter additiver Effekt bezüglich der Zunahme der Herzfrequenz sollte das geschilderte Ausmaß nicht oder nicht wesentlich übertreffen.

Prinzipiell muß aber berücksichtigt werden, daß Theophyllin zusammen mit dem Lösungsmittel Äthylendiamin verabreicht wurde und daß bei den nachgewiesenen Interaktionen bzw. Inkompatibilitäten immer Theophyllin, Äthylendiamin und/oder die Kombination beider verantwortlich gemacht werden müssen.

Bemerkenswert bei der Untersuchung 1 war die Tatsache, daß die Kombination von Theophyllin-Äthylendiamin mit Hexoprenalin in einer Infusion die Herzfrequenz im Gegensatz zur alleinigen Hexoprenalin-Infusion nicht oder nicht wesentlich steigerte. Dies könnte durch eine gegenseitige Beeinflussung der Pharmaka in der Infusionslösung (pH-Wert, galenische Ursachen etc) möglich sein. Es wäre auch zu diskutieren, ob der positiv chronotrope Effekt dieser Hexoprenalin-Dosis durch Theophyllin-Äthylendiamin erst im Organismus aufgehoben wird. Um diese Frage zu prüfen, wurden beide Pharmaka auch gleichzeitig, aber getrennt aus verschiedenen Infusionsbestecken in je eine Vene des rechten und linken Armes infundiert. Dabei zeigte sich, daß die positiv chronotrope Wirkung von Hexoprenalin wie gewohnt in Erscheinung tritt. Dies spricht dafür, daß Theophyllin-Äthylendiamin und Hexoprenalin sich bereits in der Infusion gegenseitig „negativ beeinflußt" haben. Eine ähnliche, aber doch etwas weniger ausgeprägte Minderung des positiv chronotropen Effektes der jeweiligen Kombination im Vergleich zur getrennten Gabe beider Pharmaka fand sich auch bei Reproterol, während sich bei Terbutalin und Salbutamol bzw. Orciprenalin eine solche „negative Beeinflussung" nicht nachweisen ließ [10].

Bei der Untersuchung 2 war die Kombination von Orciprenalin mit Theophyllin-Äthylendiamin in einer Infusion wesentlich stärker positiv chronotrop wirksam als bei Gabe von Orciprenalin allein. Daneben war auch die deutlich stärker ausgeprägte Frequenzsteigerung an jenem Prüftag, an dem Orciprenalin und Theophyllin-Äthylendiamin getrennt infundiert wurden, bemerkenswert. Hier kann sicher von einer potenzierenden Wirkung der beiden Pharmaka oder einem überadditiven Effekt gesprochen werden; diese Interaktion dürfte erst im Organismus erfolgen.

In einer andernorts im Detail angeführten Untersuchung ergab sich kein Hinweis auf eine Interaktion zwischen Theophyllin-Äthylendiamin einerseits und Terbutalin (als Infusion und als subkutane Injektion verabreicht) [10] andererseits.

Sollte eine gegenseitige „negative Beeinflussung" der Pharmaka in einer Infusionsflasche, wie bei der Untersuchung 1 mit Hexoprenalin, nur die β_1-adrenerge Wirkung betreffen, so wäre das bei der Therapie der obstruktiven Atemwegserkrankung möglicherweise ein Vorteil. Sollte aber auch der bronchospasmolytische Effekt, also die β_2-adrenerge Wirkung des Sympathomimetikums, beeinflußt werden, so würde natürlich die therapeutische Wirksamkeit einer solchen Kombination vermindert. Im Falle von Orciprenalin könnte hier eine Verstärkung erwartet werden. Aus unseren Untersuchungen über die Beeinflussung der Herzfrequenz an gesunden Probanden kann nicht abgeleitet werden, ob diese Gesichtspunkte auch für eine bronchospasmolytische Wirkung der Sympathomimetika gelten, denn für diesbezügliche Aussagen sind natürlich entsprechende Untersuchungen an Patienten erforderlich.

Prinzipiell müßten Untersuchungen über solche Interaktionen bzw. Inkompatibilitäten mit verschiedenen Medikationsformen und mit verschiedenen Dosierungen für alle Sympathomimetika und alle Methylxanthine durchgeführt werden. Ein Rückschluß von der parenteralen Applikation auf eine orale oder eine Aerosol-Medikation ist sicher nicht statthaft.

Literatur

[1] Bertelli, A., Biachi, C., Baeni, L.: Interaction between beta-adrenergic stimulant and phosphodiesterase inhibiting drugs on the bronchial muscle. *Experientia* **29**, 300 (1973).

[2] Campell, I. A.: Interaction between salmefamol and choline theophyllinate/theophylline in asthma. *Brit. J. Dis. Chest* **70**, 276 (1976).

[3] Campbell, I. A., Middleton, W. G., McHardy, G. J. R., Shotter, M. V., McKenzie, R., Kay, A. B.: Interaction between isoprenaline and aminophylline in asthma. *Thorax* **32**, 424 (1977).

[4] Chick, T. W., Jenne, J. W., Strickland, R. D., Wall, F. J.: A single oral dose comparison of aminophylline and terbutaline, separately and in combination. *Amer. Rev. Resp. Dis.* **113**, 165 (1976).

[5] Dyson, A. J., Campbell, I. A.: Interaction between choline theophyllinate and salmefamol in patients with reversible airways obstruction. *Brit. J. Clin. Pharmacol.* **4**, 677 (1977).

[6] Evans, W. V., Monie, R. D. H.: Aminophylline, salbutamol and combined intravenous infusions in acute severe asthma. *Brit. J. Dis. Chest* **73**, 423 (1979).

[7] Feldman, C. H., Haddad, G. G., Davis, W. J., Feldman, B. R., Southern, D. L., Mellins, R.: Comparison of bronchodilator effects of oral theophylline and terbutaline singly and in combination in asthmatic children. *Amer. Rev. Resp. Dis.* **117**, 64 (1978).

[8] Kaik, G.: Die kombinierte Anwendung von Aminophyllin und Hexoprenalin zur Bronchospasmolyse bei Patienten mit chronisch obstruktiver Atemwegserkrankung. *Therapiewoche* **28**, 379 (1978).

[9] Kaik, G.: Bronchospasmolytika und ihre klinische Pharmakologie. Urban & Schwarzenberg, München – Wien – Baltimore 1980.

[10] Kaik, G., Laggner, A.: Zur Interaktion von Sympathomimetika mit Theophyllin-Äthylendiamin. Klinisch-pharmakologische Untersuchungen mit den Bronchospasmolytika Hexoprenalin, Reproterol, Orciprenalin, Terbutalin und Salbutamol. *Therapiewoche* im Druck.

[11] Kolbeck, R. C., Speir, W. A. jr., Carrier, G. O., Bransome, E. D.: Theophylline and isoproterenol: Their combined effects on calcium and cyclic nucleotide metabolism in tracheal smooth muscle. *Amer. Rev. Resp. Dis.* **117**, 358 (1978).

[12] Lefcoe, N. M., Toogood, J. H., Jones, T. R.: In vitro pharmacological studies of bronchodilator compounds: Interactions and mechanisms. *J. Allerg.* **55**, 94 (1975).

[13] Leopold, D., Handslip, P.: Additive interaction of aminophylline and salbutamol in asthma: An in vivo study using dose-response curves. *J. Int. Med. Res.* **7**, 52 (1979) Suppl. 1.

[14] Olsson, O. A. T.: The interaction between theophylline and some adrenergic alpha- and beta-receptor agonists evaluated as effect on the LD50 of mice. *Acta Pharmacol. Toxicol.* **31**, 49 (1972).

[15] Pihlajamäki, K., Kanto, J.: Respiratory and circulatory interactions of salbutamol and theophyllamine in asthmatic patients. *Int. J. Clin. Pharmacol.* **17**, 435 (1979).

[16] Pihlajamäki, K., Kanto, J., Iisalo, E.: Human and animal studies on the interactions between glyphylline and isoprenaline. *J. Asthma Res.* **9**, 255 (1972).

[17] Plummer, A. L., Cassidy, B. A.: A comparison of the bronchodilator effects of terbutaline, tedral and the simultaneous use of both agents. *Ann. Allerg.* **42**, 218 (1979).

[18] Rall, T. W., West, T. C.: The potentiation of cardiac inotropic responses to norepinephrine by theophylline. *J. Pharmac. Exp. Ther.* **139**, 269 (1963).

[19] Roddick, L. G., South, R. T., Mellis, C. M.: Value of combining an oral sympathomimetic agent with oral theophylline in asthmatic children. *Med. J. Aust.* **2**, 118, 153 (1979).

[20] Svedmyr, K., Svedmyr, N.: Combined therapy with theophylline and β_2-adrenostimulants in asthmatics. *Brit. J. Dis. Chest* **73**, 424 (1979).

[21] Trembath, P. W., Shaw, J.: Potentiation of isoprenaline-induced plasma cyclic AMP response by aminophylline in normal and asthmatic subjects. *Brit. J. Clin. Pharmacol.* **6**, 499 (1978).

[22] Trotman, C. J., Thomas, P., Broder, I., Mintz, S., Silverman, F.: Effect of oxtriphylline and terbutaline alone in combination on pulmonary function and methacholine response of asthmatics. *Curr. Ther. Res.* **23**, 436 (1978).

[23] Weinberger, M., Bronsky, E., Bensch, G. W., Bock, G. N., Yecies, J. J.: Interaction of ephedrine and theophylline. *Clin. Pharmacol. Ther.* **17**, 585 (1975).

[24] Wolfe, J. D., Tashkin, D. P., Calvarese, B., Simmons, M.: Bronchodilator effects of terbutaline and aminophylline alone and in combination in asthmatic patients. *N. Engl. J. Med.* **298**, 263 (1978).

[25] Ziment, I., Steen, S. N.: Synergism of metaproterenol and theophylline. *Chest* **73** (Suppl.), 1016 (1978).

Central haemodynamics and coronary artery blood flow after administration of pentoxifylline to patients with coronary artery disease. A preoperative study

S. Ekeström/L. Liljeqvist/O. Nordhus
Thoracic Surgical Clinic, Karolinska Hospital, Stockholm, Sweden

Zusammenfassung

Pentoxifyllin, 3.7-dimethyl-1-(5-oxo-hexyl)-xanthin, ist ein wirksames Xanthinderivat mit positiven hämorheologischen Eigenschaften, das besonders bei der Behandlung peripherer arterieller Durchblutungsstörungen eingesetzt wird. Da diese Erkrankung besonders bei älteren Patienten mit fortgeschrittener Koronarsklerose auftritt, ist die Abklärung von Begleitwirkungen auf die zentrale Hämodynamik, den koronaren Durchfluß und den myokardialen Widerstand von Bedeutung. In der Studie werden die Wirkungen der Substanz auf die Herzfrequenz, das EKG, den systemischen Blutdruck, den Druck im rechten Vorhof, den Pulmonalkapillardruck, den Pulmonalarteriendruck, das Herzzeitvolumen, coronary bypass flow, Schlagvolumen, C. I., sowie den pulmonalen, systemischen und myokardialen Gefäßwiderstand untersucht. Die Untersuchungen erfolgten intraoperativ an zehn Patienten, bei denen aorto-coronare bypass-Operationen oder andere Anastomosenoperationen bei schwerer obliterativer Erkrankung der Koronararterien durchgeführt wurden. Die Ergebnisse zeigen, daß die Substanz die untersuchten Parameter nicht signifikant beeinflußt; lediglich der Pulmonalkapillardruck war 60 Minuten nach Applikation signifikant gesunken. Da auch der systemische Gefäßwiderstand unbeeinflußt war, ist anzunehmen, daß Pentoxifyllin nicht als Vasodilatator wirkt. Die Untersuchung belegt, daß Pentoxifyllin keine akuten negativen Wirkungen auf die zentrale Hämodynamik und die koronare Durchblutung bei Patienten mit schwerer koronarer Herzkrankheit hat.

Summary

Pentoxifylline, 3,7-dimethyl-1-(5-oxo-hexyl)-xanthine is a potent vasoactive xanthine derivative with positive haemorheological properties and is used extensively in the treatment of peripheral artery obliterative disease. This disease predominates in elderly patients, who in addition often have advanced coronary artery atherosclerosis. It is therefore of great importance to rule out any adverse drug effect on central haemodynamics, coronary blood flow and myocardial vascular resistance. In the present study, the drug effect on heart rate, ECG, systemic blood pressure, right atrial and pulmonary capillary pressures, pulmonary artery pressure, cardiac output, coronary bypass flow, stroke volume, cardiac index, pulmonary, systemic and myocardial vascular resistance were studied. The studies were performed preoperatively in 10 patients, who underwent aorto-coronary vein bypass or internal mammary-coronary artery anastomosis for severe obliterative disease of the coronary arteries. The results show that the drug did not significantly influence the variables studied, except for the pulmonary capillary pressure, where a significant ($p < 0.05$) decrease was found 60 minutes after drug administration. As the systemic vascular resistance was also unaffected, it is probable that pentoxifylline does not act as a vasodilator. The study also shows that pentoxifylline has no acute negative effects on central haemodynamics and coronary blood flow in patients with severe coronary artery disease.

Introduction

Whole blood viscosity is dependent on haematocrit, concentration of plasma constituents, status of the fibrinolytic system, degree of platelet aggregation and red cell deformability. Pentoxifylline, 3,7-dimethyl-1-(5-oxo-hexyl)-xanthine is a potent vasoactive xanthine derivative with positive haemorheological properties. It inhibits platelet cAMP phosphodiesterase [16, 17], but also prostacyclin synthesis and release [20]. These effects produce a subsequent rise in intracellular cyclic 3,5 AMP, which has been demonstrated in incubated platelets. The raised levels of cAMP inhibit prostaglandin-cyclo-oxygenase and thus reduce the synthesis of the aggregation-stimulating agent thromboxane. Experimental studies have shown that pentoxifylline decreases platelet adhesion and aggregation [21]. Clinical research has shown a decrease in ADP — induced platelet aggregation in patients treated with pentoxifylline [9]. Various investigators have reported reduction in fibrinogen concentration [18] and increase of fibrinolytic activity [10] during treatment with pentoxifylline. Pentoxifylline has a beneficial effect on impaired red cell function and fluidity [5]. In arterial occlusive disease, red cell deformability is significantly reduced [13, 4]. Conditions such as tissue hypoxia may induce hypercoagulability [12] and increase platelet aggregation [14, 19]. Due to its effect on red cell deformability, thrombocyte adhesiveness and the fibrinolytic system, pentoxifylline has been successfully used in patients with arteriosclerotic disease [1, 2, 15].
Pentoxifylline is used extensively in the treatment of peripheral artery obliterative disease. As this disease occurs most frequently in elderly patients who in addition often have advanced coronary artery atherosclerosis, it is important to investigate if the drug has a negative effect or not on central haemodynamics, coronary artery blood flow or myocardial resistance. In the present report, the effect of pentoxifylline was investigated peroperatively in patients undergoing coronary artery bypass surgery for obliterative disease of the coronary arteries. The effect was studied on the following parameters: heart rate (HR), systemic mean blood pressure (P_{BrAm}), right atrial mean pressure (P_{RA}), pulmonary artery mean pressure (P_{PA}), pulmonary capillary mean pressure (P_{PC}), cardiac output ($\dot{Q}_{PA}$), coronary bypass flow ($\dot{Q}_{bp}$), stroke volume (SV), cardiac index (CI), pulmonary vascular resistance index (PVR), systemic vascular resistance index (SVR) and myocardial vascular resistance (MVR).

Material

Ten patients, age range 38—67 (mean 55) years were included in the study. Nine of the patients were male. All suffered from intractable angina pectoris due to severe obliterative disease of the coronary arteries verified by selective coronary angiography. The disease was progressive with durations of 1—10 years. Three patients had had one, and two patients, two myocardial infarctions. One patient had mitral insufficiency, aortic stenosis and a pacemaker in situ for 6 months. Two patients had diabetes and were on oral anti-diabetic drugs, one patient had duodenal ulcer disease and the other patients were free from intercurrent diseases. The physical working capacity determined on a bicycle exercise test was 60—120 (mean 89) Watts.

Methods

Anaesthesia. The anaesthetic procedure was similar in all patients. Pre-medication generally consisted of morphine-scopolamine given 1.5—2 hours before induction of the anaesthesia. After induction with pentothal sodium and/or diazepam and suxamethonium or pancuronium bromide (Pavulon®) for endotracheal intubation, anaesthesia was maintained with N_2O-O_2 1:1 and intermittent doses of fentanyl (Leptanal®) combined with d-tubocurarine or pancuronium bromide. Ventilation was controlled with an Engstrom respirator[1] 200 with a non-rebreathing circuit.

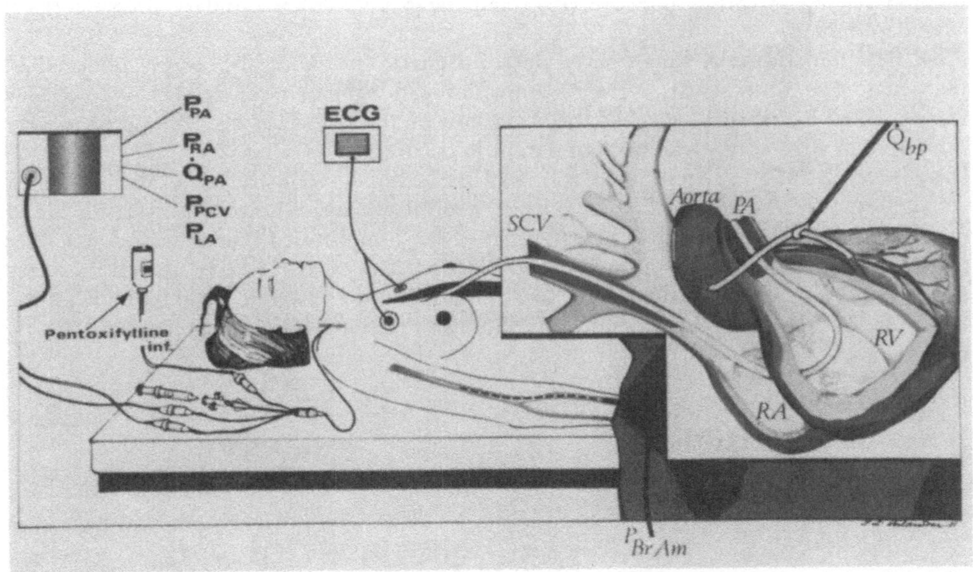

Fig. 1 The drawing shows the experimental model. The measurements were performed with the cest open. The Swan-Ganz thermodilution technique was used for pressure (P_{RA}, P_{PA}, P_{PC}) and cardiac output ($\dot{Q}_{PA}$) measurements. Mean blood pressure (P_{BrAm}) was measured invasively and the coronary bypass blood flow directly with electromagnetic flowmetry. ECG was monitored continuously.

1   LKB Medical AB, Stockholm, Sweden

Surgical procedures. The surgical procedures employed were either the creation of aorto-coronary vein bypass or a mammary coronary anastomosis, or a combination of both methods with the aid of extracorporeal circulation, hypothermia and cardioplegia. All studies were performed at the end of the operation after extracorporeal circulation had been terminated for more than 15 minutes. Blood from the heart-lung machine was emptied into the patient until the central haemodynamics were normalized as judged from central and peripheral blood pressures and minute volume. During the measurements the patients were kept continuously under general anaesthesia with the thoracic cavity open. The measurements (Fig. 1) were performed, normal body temperature was maintained and no cardiac manipulations were made.

Electrocardiogram (ECG) and heart rate (HR). Standard ECG was continuously registered peroperatively and at least 24 hours postoperatively.

Blood pressure. Systemic mean blood pressure (P_{BrAm}) was measured with a mechano-electrical Elema pressure transducer[2] from a catheter advanced through the radial artery to the level of the brachial artery.

Cardiac catheterisation. Cardiac output ($\dot{Q}_{PA}$) was measured by thermodilution technique using a Swan-Ganz flow-directed thermodilution catheter model 93-118-7F[3] connected to a model 9500 Cardiac output computer[3]. The catheter was inserted through the right external jugular vein by cut-down and was advanced to the right ventricle and pulmonary artery, the correct position being checked by measurement of pulmonary artery and wedge pressures [6, 7]. The mean value of 5 consecutive determinations of cardiac output was used for further calculations. Besides cardiac output, right atrial mean pressure (P_{RA}), pulmonary arterial mean pressure (P_{PA}) and mean pulmonary capillary pressure (P_{PC}) were determined.

Flow determinations. A square-wave electromagnetic flowmeter, Nycotron model 372* was used. The flow signals were recorded on a mingograph, Elema 81**. Zero flow was obtained by repeated mechanical occlusions of the blood vessels. Flow probes were calibrated in vitro at intervals of 2 to 3 months, as described earlier [3].

Drug administration. After completion of the arterial reconstructions and obtaining a steady-state in the case of cardiac output, central pressures, heart rate, systemic blood pressure and actual blood flow, pentoxifylline was administered into a central vein over ten minutes at a dosage of 4.0 mg/kg/body-weight. The cardiac output, central pressures (P_{RA}, P_{PA}, P_{PC}) were measured every five minutes and the systemic mean blood pressure, heart rate and coronary bypass flow continuously, for 60 minutes after drug administration.

Calculations:

1) Stroke volume (SV) ml

$$SV = \frac{\dot{Q}_{PA}}{HR}$$

2 Elema EMT 34, Elema-Schönander, Stockholm, Sweden
3 Edwards Lab., Santa Ana, CA, USA
* Nycotron A/S, Drammen, Norway
** Elema-Schönander AB, Stockholm, Sweden

2) Cardiac index (CI)

$$CI = \frac{\dot{Q}_{PA}}{BSA}$$

where BSA = body surface area

3) Pulmonary vascular resistance index (PVR)

$$PVR = \frac{P_{PA} - P_{PC}}{\dot{Q}_{PA}/BSA}$$

4) Systemic vascular resistance index (SVR)

$$SVR = \frac{P_{BrAm} - P_{RA}}{\dot{Q}_{PA}/BSA}$$

5) Myocardial vascular resistance (MVR)

$$MVR = \frac{P_{BrAm}}{\dot{Q}_{bp}}$$

Statistics. Conventional statistical methods e.g. mean and standard error were used for each variable and time measurement. The results are shown graphically in the diagrams (mean ± standard error). In order to evaluate the difference between the observations before, 5 and 60 minutes after, Wilcoxon's matched signed rank sum test was used. P-values less than 0.05 were considered significant.

Results

Ten subjects were included in the study, but as shown in the tables some measurements and calculations could not be performed due to technical difficulties.
The mean value of the rate was 78 beats/minute before administration of pentoxifilline. After 5–10 minutes, it increased to 81 beats/min and after 60 minutes, it was 83 beats/min (Table 1, Fig. 2). The changes in heart rate before and after administration of pentoxifylline were not statistically significant.

ECG

No changes of ECG complexes or rhythm were observed either during the infusion of pentoxifylline or during the following 24 hours.

Systemic mean blood pressure (P_{BrAm})

Before administration of the drug, the mean systemic blood pressure was 78 mm Hg. After 5 minutes, it increased to 82 mm Hg, and after 60 minutes, it was 83 mm Hg (Table 1, Fig. 3). There were no stastistically significant differences.

Central venous pressure (CVP) or right atrium mean pressure (P_{RA})

The mean value of the central venous pressure was 5.1 mm Hg before drug administration. Five minutes later, it decreased to 5.0 mm Hg and after 60 minutes, the pressure was 4.8 mm Hg (Table 1, Fig. 4). The decrease of the pressure was not statistically significant.

Table 1: Heart rate (HR) in beats/min, systemic mean blood pressure (P_{BrAm}) in mmHg, right atrium mean pressure (P_{RA}) in mmHg, pulmonary artery mean pressure (P_{PA}) in mmHg, pulmonary capillary pressure (P_{PC}) in mmHg, cardiac output ($\dot{Q}_{PA}$) in L/min and coronary bypass flow ($\dot{Q}_{bp}$) in ml/min before, 5 and 60 minutes after administration of pentoxifylline.

	HR	P_{BrAm}	P_{RA}	P_{PA}	P_{PC}	$\dot{Q}_{PA}$	$\dot{Q}_{bp}$
Before							
$\bar{x} \pm$ S.E.M.	78.4 ± 4.0	77.8 ± 5.2	5.1 ± 1.0	15.9 ± 1.7	10.1 ± 0.7	5.6 ± 0.4	60.8 ± 4.5
n	10	10	9	8	8	9	15
After 5 min							
$\bar{x} \pm$ S.E.M.	81.0 ± 4.8	81.7 ± 5.3	5.0 ± 1.0	14.1 ± 0.9	9.6 ± 0.9	5.9 ± 0.4	64.9 ± 5.5
n	10	10	9	8	8	9	15
p	–	–	–	–	–	–	–
sign.	n.s.	n.s.	n.s.	n.s.	n.s.	n.s.	n.s.
After 60 min							
$\bar{x} \pm$ S.E.E.	82.8 ± 5.0	83.1 ± 6.1	4.8 ± 1.0	15.4 ± 1.2	7.1 ± 1.0	5.3 ± 0.4	60.3 ± 4.2
n	10	10	9	8	8	9	15
p	–	–	–	–	< 0.05	–	–
sign.	n.s.	n.s.	n.s.	n.s.	*	n.s.	n.s.

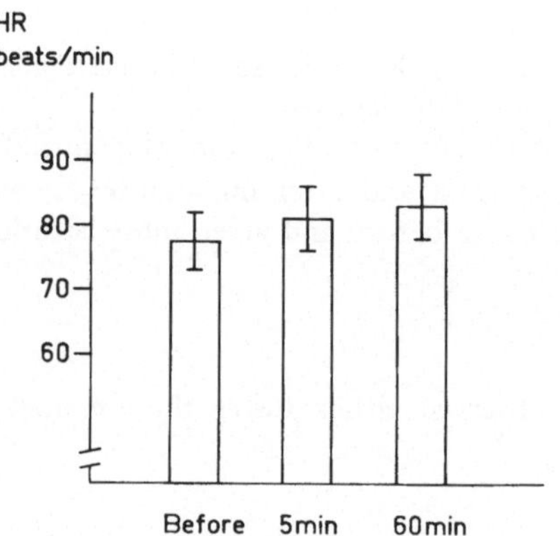

Fig. 2 Heart rate (HR) before, 5 and 60 minutes after pentoxifylline

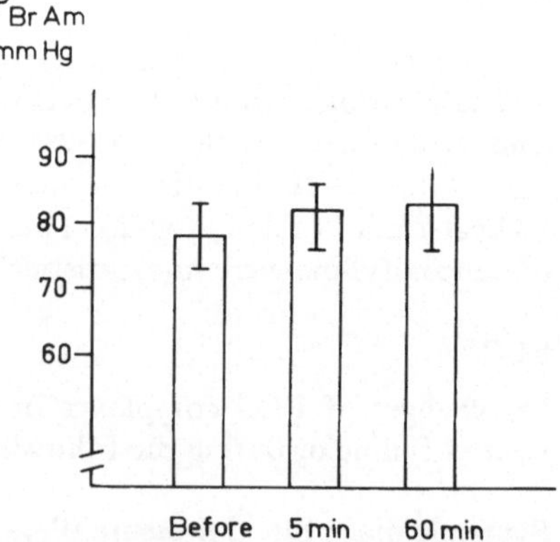

Fig. 3 Systemic mean blood pressure (P_{BrAm}) before, 5 and 60 minutes after pentoxifylline

Pulmonary artery mean pressure (P_{PA})

Before administration of pentoxifylline, the mean value of the pressure in the pulmonary artery was 15.9 mmHg. Five minutes later, it decreased to 14.1 mmHg and after 60 minutes, it was 15.4 mmHg (Table 1, Fig. 5). The change was not statistically significant.

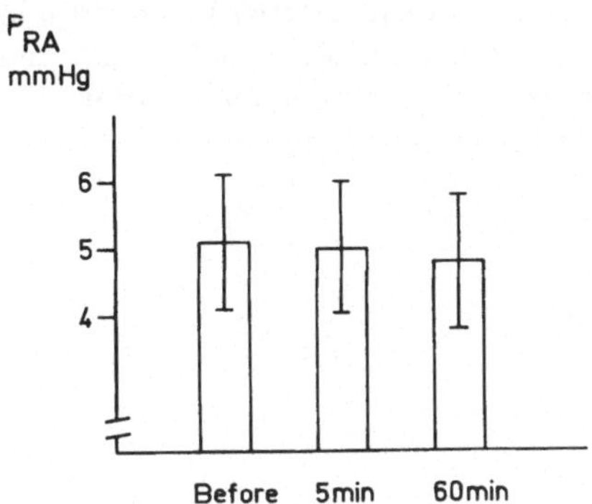

Fig. 4 Right atrial pressure (p_{RA}) before, 5 and 60 minutes after pentoxifylline

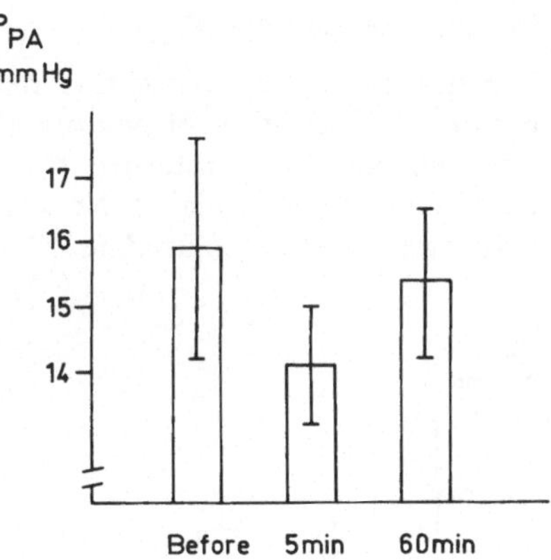

Fig. 5 Pulmonary artery pressure (p_{PA})
before, 5 and 60 minutes after pentoxifylline

Pulmonary capillary pressure (P_{PC})

The mean value of the PC pressure before administration of pentoxifylline was 10.1 mmHg.
It decreased to 9.6 mmHg after 5 minutes and after 60 minutes, it was 7.1 mmHg
(Table 1, Fig. 6). The decrease of the PC pressure after 60 minutes was statistically signif-
icant ($p < 0.05$).

Cardiac output ($\dot{Q}_{PA}$)

Five minutes after drug administration, an increase of the cardiac output from 5.6 to
5.9 l/min was found. The cardiac output decreased after 60 minutes to 5.3 l/min (Table
1, Fig. 7). The differences were not significant.

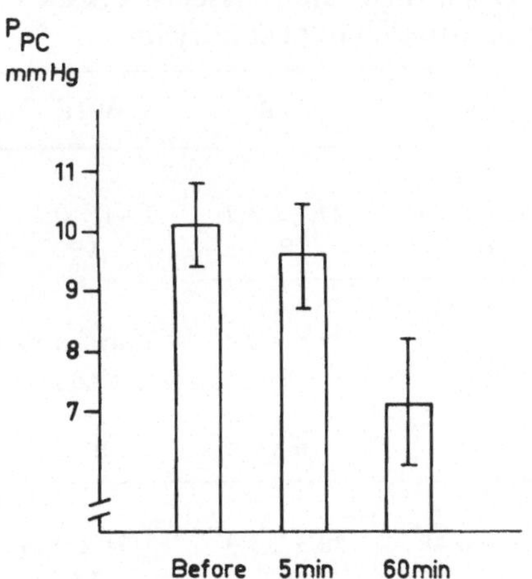

Fig. 6 Pulmonary capillary pressure (P_{PC})
before, 5 and 60 minutes after pentoxifylline

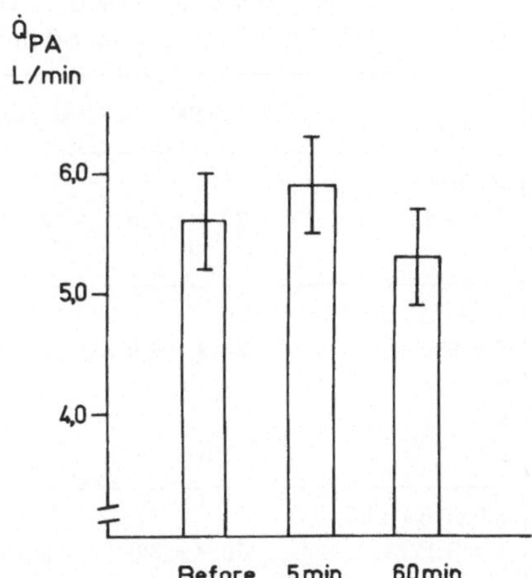

Fig. 7 Cardiac output ($\dot{Q}_{PA}$) before, 5
and 60 minutes after pentoxifylline

Coronary blood flow ($\dot{Q}_{bp}$)

The average coronary blood flow measured in 15 different coronary arteries was 61 ml/min
before administration of pentoxifylline. After 5 minutes, it increased to 65 ml/min and
after 60 minutes, it returned to the values measured before drug administration, i.e.
60 ml/min (Table 1, Fig. 8). No significant change of the coronary blood flow was found
before and after pentoxifylline.

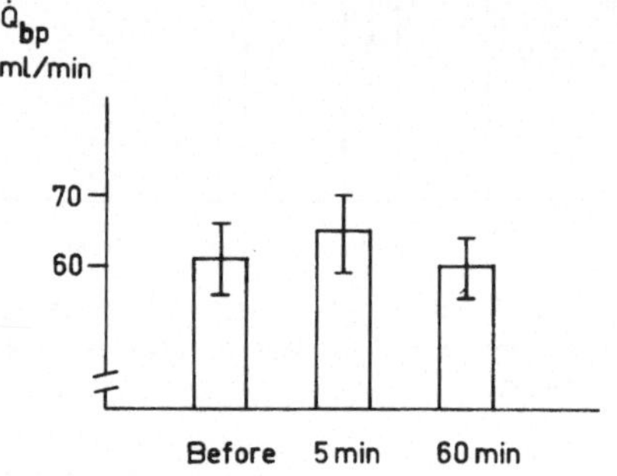

Fig. 8 Coronary bypass blood flow ($\dot{Q}_{bp}$) before,
5 and 60 minutes after pentoxifylline

Stroke volume (SV)

The mean stroke volume was 72 ml before and 74 and 67 ml, 5 and 60 minutes after
administration of pentoxifylline. The differences were not significant (Table 2).

Cardiac index (CI)

The cardiac index was 2.9 before and 3.1 and 2.8, 5 and 60 minutes after administration of pentoxifylline. The differences were not significant (Table 2).

Table 2: Stroke volume (SV) in ml, cardiac index (CI), pulmonary vascular resistance
(PVR), systemic vascular resistance (SVR) and myocardial vascular resistance
(MVR) before, 5 and 60 minutes after administration of pentoxifylline.

	SV	CI	PVR	SVR	MVR
Before					
$\bar{x} \pm$ S.E.M.	72.1 ± 6.6	2.92 ± 0.22	2.32 ± 0.39	27.7 ± 3.7	1.41 ± 0.10
n	9	9	6	8	15
After 5 min					
$\bar{x} \pm$ S.E.M.	74.3 ± 5.9	3.10 ± 0.24	1.63 ± 0.39	27.2 ± 3.6	1.40 ± 0.12
n	9	9	6	8	15
p	—	—	—	—	—
sign	n.s.	n.s.	n.s.	n.s.	n.s.
After 60 min					
$\bar{x} \pm$ S.E.M.	66.9 ± 7.0	2.83 ± 0.22	3.10 ± 0.48	30.5 ± 3.3	1.51 ± 0.11
n	9	9	6	8	15
p	—	—	—	—	—
sign	n.s.	n.s.	n.s.	n.s.	n.s.

Pulmonary vascular resistance index (PVR)

The index was 2.3 before, 1.6 and 3.1, 5 and 60 minutes after administration of pentoxifylline, respectively. The differences were not significant (Table 2).

Systemic vascular resistance index (SVR)

The index was 27.7 before, 27.2 and 30.5, 5 and 60 minutes after administration of pentoxifylline, respectively. None of the differences were significant (Table 2).

Myocardial vascular resistance (MVR)

The calculated resistance of the myocardium was on average 1.4 before and 5 minutes after administration of pentoxifylline and increased to 1.5 after 60 minutes (Table 2, Fig. 9). No significant change in the resistance of the myocardium was found.

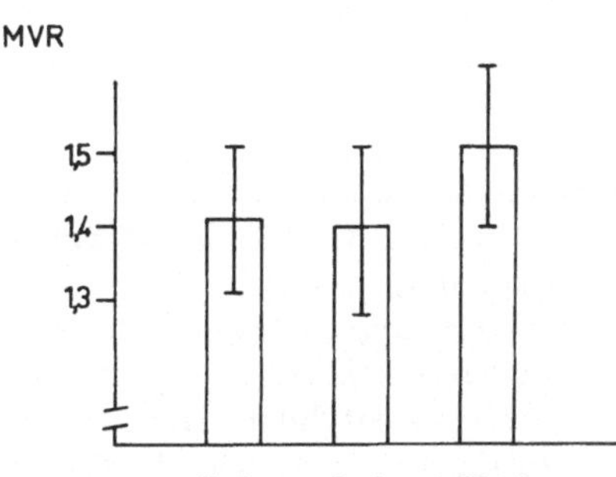

Fig. 9 Myocardial vascular resistance (MRV) before, 5 and 60 minutes after pentoxifylline

Discussion

Pentoxifylline is a xanthine derivative, which is used increasingly in the treatment of patients with peripheral artery obliterative disease because of its positive haemorheological properties. As this disease occurs most often in elderly people who often have advanced arteriosclerosis of their coronary arteries, it is important to investigate the effect on central haemodynamics, coronary artery blood flow and myocardial vascular resistance. This is of particular importance, as the actions of other methyl-xanthines on the circulatory system are complex and sometimes antagonistic.

For instance, therapeutic concentrations of theophylline produce a modest increase in heart rate in normal individuals [11]. In higher concentrations, both theophylline and caffeine produce definite tachycardia. Sensitive individuals may experience arrhythmias, such as premature ventricular contractions. It is also known that theophylline at a plasma concentration of $10-20\,\mu g/ml$ reduces the left ventricular ejection time index and isovolumetric contraction time, consistent with an increase in contractile force and a decrease in cardiac preload [11]. In patients with heart failure, the lowering of venous pressure produced by theophylline, leads to a marked increase in cardiac output which occurs almost immediately and persists for 30 minutes or more after intravenous administration. In an earlier study [8], pentoxifylline was found to cause an increase of cardiac output and a decrease in the peripheral resistance in patients with normal myocardial function, but not in patients with myocardial insufficiency. No effect on heart rate, central venous, pulmonary artery, pulmonary capillary or systemic blood pressures were found.

The aim of the present study was to determine whether a therapeutic dose of pentoxifylline had any adverse effect on the central haemodynamics, coronary bypass flow or myocardial vascular resistance.

One important question concerns possible objections to peroperative measurements, because they are performed on patients suffering from disabling angina pectoris, who generally have low total blood volumes due to physical inactivity and because the general anaesthesia impairs cardiac output. The situation is, however, compensated for by the extracorporeal circulation technique used in the present study. After termination of extracorporeal circulation and before measurements were made, blood was perfused from the heart-lung machine into the patient until the cardiac output, central venous pressure and systemic blood pressure were stabilized at normal levels and the A-VO$_2$ differences were normal. These conditions correspond to a normo-volaemic state and central haemodynamics prior to the performance of the blood flow measurements. In addition the haemodilution during extracorporeal circulation also needed correction before flow measurements were made and measurements were performed under normothermia and without any cardiac manipulations.

The results of the present investigation showed that pentoxifylline in therapeutic doses had no effects which could be regarded as negative on any of the variables of central haemodynamics, on coronary bypass flow or on myocardial vascular resistance. Sixty minutes after administration of pentoxifylline, a significant decrease of the PC pressure was found. The average value for PC pressure was, however, still within the normal range before, 5 and 60 minutes after administration of pentoxifylline. The decrease of the pulmonary capillary pressure might have been explained by a decreased return of blood to the right heart or increased entrapment of blood in the lungs. However, the unchanged central venous pressure, pulmonary artery pressure and pulmonary vascular resistance index made this explanation improbable. One possible cause is a decreased load of the left atrium due to improved contractility of the myocardium. This effect is known from work with other xanthines [11].

In contrast to theophylline and caffeine, pentoxifylline had no effect on the heart rate or heart rhythm, as no arrhythmias were seen during 24 hours. Pentoxifylline did not change the coronary blood flow or the myocardial vascular resistance. As no change of the systemic vascular resistance index was recognized, it can be concluded that pentoxifylline does not act as a vasodilator. It also means that the effect of pentoxifylline recognized in patients with arterial occlusive disease is due to the positive haemorheological properties of the drug and not to peripheral vasodilation. The results presented also show that pentoxifylline does not have any negative acute effect on central haemodynamics and coronary blood flow in patients with severe obliterative disease of the coronary arteries.

Literature

[1] Angelkort, B., Doppelfeld, E.: The treatment of chronic arterial occlusion. *Med. Klin.* **73**, 791–797 (1978).

[2] Bolinger, A., Frei, Ch.: Double-blind study of pentoxifylline against placebo in patients with intermittent claudication. *Pharmatherapeutica* **1**, 557–562 (1977).

[3] Cronestrand, R., Ekeström, S.: Blood flow after peripheral arterial reconstruction. *Scand. J. Thorac. Cardiovasc. Surg.* **4**, 159–171 (1970).

[4] Ehrly, A. M., Köhler, H. J.: Altered deformability of erythrocytes from patients with chronic occlusive disease. *VASA* **5**, 319–322 (1976).

[5] Ehrly, A. M.: The effect of pentoxifylline on the flow properties of human blood. *Curr. Med. Res. Opin.* **5**, 608–613 (1978).

[6] Forrester, J. S., Diamond, G. A., Swan, H. J. C.: Bedside diagnosis of latent cardiac complications in acutely ill patients. *JAMA* **222**, 59–63 (1972).

[7] Forrester, J. S., Ganz, W., Diamond, G., McHugh, T., Chonette, D. W., Swan, H. J. C.: Thermodilution cardiac output determination with a single flowdirected catheter. *Am. Heart J.* **83**, 306–311 (1972).

[8] Heidrich, H., Paeprer, M., Barchow, D., Schartl, M.: The effect of pentoxifylline on central and peripheral haemodynamics – an experimental clinical study. *Z. Kardiol.* **65**, 385–391 (1976).

[9] Itoh, T., Satoh, T.: Influence of pentoxifillyne (Trental) on platelet aggregation and serum lipids in patients with obstructive cerebrovascular disorders. *Pharmatherapeutica* **2**, 159–164 (1979).

[10] Jarrett, P. E. M., Moreland, M., Browse, N. L.: The effect of oxipentifylline (Trental) on fibrinolytic activity and plasma fibrinogen levels. *Curr. Med. Res. Opin.* **4**, 492–495 (1977).

[11] Ogilvie, R. I., Fernandez, P. G., Winsberg, F.: Cardiovascular response to increasing theophylline concentrations. *Eur. J. Clin. Pharmacol.* **12**, 409–414 (1977).

[12] Popovic-Cenic, S.: Medikamentöse Thromboseprophylaxe. *Med. Klin.* **71**, 1221–1234 (1976).

[13] Reid, H. L., Dormandy, J. A., Barnes, A. J., Loch, P. J., Dormandy, T. L.: Impaired red cell deformability in peripheral vascular disease. *Lancet* **1**, 666–667 (1976).

[14] Schmid-Schönbein, H.: Microrheology of erythrocytes and thrombocytes, blood viscosity and the distribution of blood flow in the microcirculation. In: "Microcirculation". Ed.: H. Meesen, Springer, Berlin (1977).

[15] Schubotz, R.: Double-blind trial of pentoxifylline in diabetics with peripheral vascular disorders. *Pharmatherapeutica* **1**, 172–179 (1976).

[16] Stefanovich, V., Jarvic, P., Grigoleit, H.-G.: Effekt von Pentoxifylline auf das zyklische AMP-System in Thrombozyten. *Med. Welt* **26**, 2230–2233 (1975).

[17] Stevanovich, V., Jarvis, P., Grigoleit, H.-G.: The effect of pentoxifylline on the 3′5′-cyclic AMP-system in bovine platelets. *Int. J. Biochem.* **8**, 359–364 (1977).

[18] Takamatsu, S., Sato, K., Takamatsu, M., Sakuta, S., Nizuno, S.: Changes in heamatological and blood chemical parameters after treatment of aged arteriosclerotic patients with pentoxifylline. *Pharmatherapeutica* **2**, 165–172 (1979).

[19] Weiss, H. J.: Platelet physiology and abnormalities of platelet function. *N. Engl. J. Med.* **293**, 531–541, 580–588 (1975).

[20] Weithmann, K.-U.: The influence of pentoxifylline on interactions between blood vessel wall and platelets. *I R C S (Med Sci)* **8**, 293–294 (1980).

[21] Zinzadse, K. I., Gulischwili, L. N., Tavchelidise, T. D., Vorobjov, D. Ja.: The effect of pentoxifylline on the flow properties of blood in experimental arteriosclerosis in rabbits. *Pharmatherapeutica* **2**, Suppl. 1, 118–122 (1978).

Modulation of immune defence mechanisms in vivo by theophylline (Sodium-8-Chlorotheophyllinate)

G. Gillissen

Dept. of Med. Microbiology of the Medical Faculty Aachen, Goethestrasse 27–29, D-5100 Aachen, FRG

Zusammenfassung

Theophyllin kann als ein Immunmodulator angesehen werden; die Wirkung ist über eine Stabilisierung des intrazellulären cAMP-Gehaltes erklärbar. Die in der Literatur veröffentlichten Ergebnisse sind aber in Abhängigkeit von der Versuchsanordnung sehr unterschiedlich. So wurde in vitro eine Hemmung der Antikörper-Sekretion beobachtet, wenn immunkompetente Zellen präimmunisierter Tiere verwendet wurden, jedoch eine Stimulierung der Antikörper-Produktion bei gleichzeitiger Sensibilisierung und Theophyllin-Behandlung der Zellen. Neuere Versuche (Gillissen) ergaben bei parenteraler Applikation von Theophyllin am Tag der Immunisierung eine sehr deutliche Erhöhung der Bildung von IgM-Antikörpern, während die IgG-Produktion unbeeinflußt blieb. Von Interesse war danach die Überprüfung der Theophyllin-Wirkung in vivo unter Verwendung von komplexen immunbiologischen Systemen. Als Modelle wurden gewählt die experimentelle Infektion, die Haut-Allotransplantation und die Tumortransplantation (Ehrlich-Ascites-Tumor, EAT, in seiner soliden Form). Die Tumorversuche wurden deswegen einbezogen, weil IgM-Antikörper einen Hemmeffekt für Tumoren haben können. Theophyllin — benutzt wurde Na-8-Chlorotheophyllinat — erhielten Inzuchtmäuse in Dosen bis 3,95 mg/Tier am Tag der Infektion oder Transplantation intravenös. Folgende Resultate wurden ermittelt: Gaben von Theophyllin bewirkten
1. bei der experimentellen Infektion mit Staph. aureus eine Erhöhung der Überlebensrate und
2. bei Transplantations-Versuchen eine beschleunigte Abstoßung des Haut-Allotransplantats, also eine Aktivierung der „first set"-Reaktion.
3. Die Entwicklung des EAT wurde — verwendet wurden 2 verschiedene Mäuselinien — statistisch signifikant gehemmt.
4. Die Hemmung der Wachstumsrate von EAT ($\Delta g/\Delta t$) korrelierte mit einer Zunahme spezifischer Anti-EAT-IgM-Antikörper. Diese Resultate sind kompatibel mit einer Stimulierung der IgM-Produktion, jedoch ist der Einfluß von Theophyllin auf Mechanismen der zellulären Immunität unter in vivo-Bedingungen noch näher abzuklären. — Untersuchungen mit anderen Theophyllin-Derivaten sind noch nicht abgeschlossen.

Introduction

Cyclic $3', 5'$-adenosine monophosphate (cAMP) is described as a modulator of immune response mechanisms. This conclusion came from experiments in which exogenous cAMP was added to immune reactions in vitro and from correlation of the intracellular cAMP level, enhanced by activation of adenosine cyclase by various methods (review see [1]) or by inhibition of cAMP degradation (e.g. by theophylline) and the extent of the immune response. The results, however, were not consistent and apparently depended on the experimental conditions used. When lymphocytes of immunized animals were assayed, dibutyryl-cAMP (db-cAMP) induced an inhibition of antibody secretion [2]. In contrast and with only one exception [3], enhancement of antibody production was observed after priming of immunocompetent cells was accomplished concomitantly with db-cAMP treatment both in vitro [4—7] and in vivo [8—11]. This stimulation of antibody formation seems, however, to be dependent on the concentration or dose of db-cAMP [12], i.e. stimulation at 10^{-5} M and inhibition at 10^{-3} M [13], and the time of contact [13]. A biphasic course of cAMP-effect was therefore suggested [4].

Comparable results were obtained on stabilizing intracellular cAMP level by inhibition of phosphodiesterase activity with theophylline. Aminophylline inhibited antibody secretion in vitro when primed cells were assayed [2, 14], but an enhanced antibody production was observed when priming and aminophylline treatment of cells were carried out simultaneously [4, 7]. The concentration or dose of aminophylline and the time of application relative to the time of immunization also seemed to be important [4, 10 —12]. Compatible with these results, human lymphocytes pulsed for 60 min with aminophylline (10^{-4}, 10^{-3} M) showed an enhanced protein production [15].

Different experimental parameters apparently affect the direction and extent of the influence of theophylline on immune reactions in vitro. It was of interest therefore to investigate how far theophylline modulates immune mechanisms in vivo. In our own experiments [16], it was shown that theophylline, given intravenously on the day of immunization, significantly enhanced IgM-production. The switch to IgG-formation, however, was not altered. The mitogen induced macrophage migration inhibition [17] was reduced when cells were taken from theophylline pretreated animals. Theophylline stimulated blast transformation of B-lymphocytes evaluated by their ^{3}H-thymidine uptake, but not that of thymocytes. Similarly, theophylline enhanced acid phosphatase activity of B-cells in vitro to an equal extent and that of the cortisone resistant moiety of thymocytes, said to be suppressor cells, to a lesser extent [18], whereas the non-separated thymocytes are inhibited. It was suggested that theophylline influences B- as well as suppressor T-cells in vivo and in this way induces a modulation of cellular interactions.

It was of interest, to examine if these effects play a role in more complex biological systems. The influence of theophylline treatment on the course of an experimental infection on skin allograft rejection (first set reaction) and on tumor development in mice was therefore examined. In the latter case, two methods were employed: firstly, the evaluation of mean tumor weight on a given day after tumor transplantation and secondly the correlation between tumor growth rate and specific antitumor IgM antibody formation. An inhibiting effect should be expected, because theophylline was shown to enhance IgM production in particular and this antibody class is known to have a tumor inhibiting effect [19].

Material and Methods

Sodium-8-Chlorotheophyllinate (mol.wt. 236.2) (S8CT) was synthesized as described previously [20]. Inbred male BALB/cABOM, C57BL/6JBOM and C57BL/10ScBOM of 20 ± 1 g (Bomholtgard, Ry, Denmark) were used. Staph. aureus strain DSM 349 2×10^9 cells from the log. growth phase (in 0.25 ml saline) were used to infect the animals by intravenous injection. For transplantation studies, tail skin of C57BL/6JBOM was transplanted on the back of BALB/cABOM mice (for details see [21]. Ehrlich-Ascites-Tumor (EAT) (Laboratory of Tumor Research, Farbwerke Hoechst) in its solid form was transplanted on the back of BALB/cABOM mice (for details see [21]). Ehrlich-Ascites-Tumor (EAT) (Laboratory of Tumor Research, Farbwerke Hoechst) in its solid form was transplanted subcutaneously into the neck of BALB/cABOM mice (for details see [22]). The tumor had been maintained on BALB/cABOM or on C57BL/10ScBOM mice for more than 8 generations. The mean tumor weight was evaluated in grams per animal.

An extremely sensitive method, namely the inhibition of passive migration of erythrocytes coated with tumor antigens by the capillary technique, was used for evaluation of specific anti-EAT-IgM-antibodies [23]. IgM was purified from the serum pool of each group of mice by chromatography on Sephadex G 200 columns on different days after tumor transplantation. The IgM-fractions were concentrated, dialysed (24 h) against 0.1 M Tris-HCl-buffer pH 8.6 and further purified by chromatography on protein-A-sepharose Cl-4B (Pharmacia, Uppsala) columns [24] (Column size = 150 : 8.2 mm). The IgM eluate was concentrated by filtration through Minicon filters B 15 (Amicon, Witten) dialysed (24 h) against 0.15 phosphate buffer pH 7.2 and adjusted to 100 μg protein per ml after protein determination (Folin). Purity control of IgM by immunoelectrophoresis with rabbit-antimouse serum and antimouse-IgM serum (Miles-Yeda Ltd.) showed only 1 precipitation line.

Surface antigens of EAT cells were prepared according to the method of Meltzer et al. [25], as modified by Reisfeld et al. [26], by extracting 2×10^8 washed EAT cells (obtained from the ascites form) with 10 ml 3 M KCl. Erythrocytes of BALB/c mice were coated with this antigenic material (extract adjusted to 2 mg protein per ml) using $CrCl_3$ [27]. The sensitized erythrocytes were then suspended in IgM solution, transferred to capillaries and prepared for passive migration after preincubation for 30 min at 37°C (for details see [23]). The migration chambers were filled with the same IgM solution. After a migration time of exactly 4 h the difference in migration areas between IgM of treated and non-treated mice, evaluated as percent of controls, was taken as the difference in specific anti-EAT-IgM-antibodies.

Results

The experiments show that treatment of animals with S8CT on the day of experimental infection with Staph. aureus results in a statistically significant prolongation of survival time (Fig. 1). Skin allograft rejection is enhanced when S8CT is given on the day of transplantation (Fig. 2). This activation of immune defence can also be seen in assays with EAT. Tumor development is inhibited when animals are treated with S8CT on the day of tumor transplantation (Table 1). The growth rate of EAT (Δg/Δt), shows a decrease at the time when the peak of specific IgM-production is usually expected. From this time on, growth rate increases again, but more slowly in theophylline treated animals than in the control because of the higher relative level of specific anti-EAT-IgM-antibodies (Fig. 3).

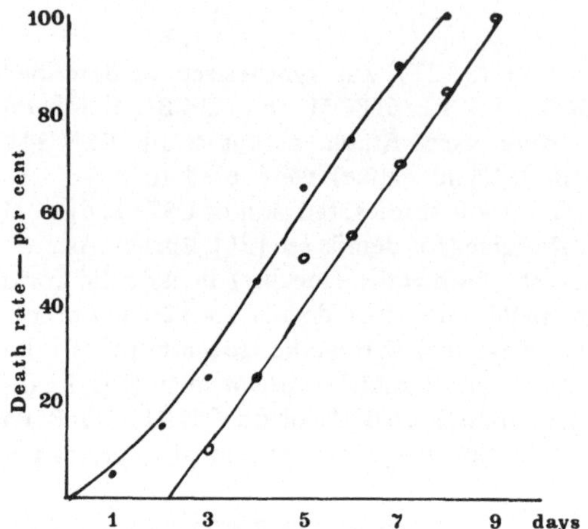

Fig. 1
Influence of S8CT treatment on experimental infection in mice. Intravenous injection of 3.16 mg S8CT in 0,5 ml saline on the day of infection (for controls saline only). Number of animals per group = 20. ●,○ = control and assay respectively

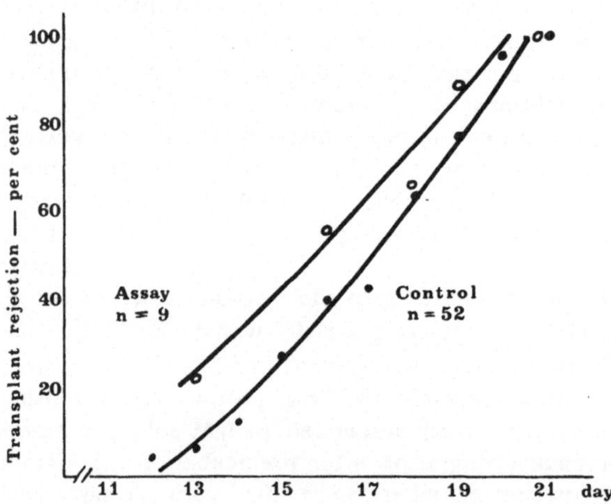

Fig 2
Skin allograft rejection — first set reaction. Treatment with 3.95 mg S8CT in 0.5 ml saline intravenously on day 0 and with 0.395 mg on day 5 (saline for controls). n = number of animals

Table 1: Development of solid EAT modulated by S8CT treatment.

Origin of EAT	Control (saline)		Treatment			
				a)		b)
	n	$\overline{x} \pm s$	n	$\overline{x} \pm s$	n	$\overline{x} \pm s$
BALB/$_c$	12	1.18 ± 0.11	12	[1]) 0.95 ± 0.09	12	[1]) 0.96 ± 0.08
$C_{57} Bl_{10}$	12	1.23 ± 0.04	12	[1]) 0.86 ± 0.04	12	[1]) 0.83 ± 0.04

Treatment:
a) 3.95 mg S8CT in 0.5 ml saline intravenously on day 0 or b) 3.95 mg on day 0 and 0.395 mg on day 5; — saline for controls. Evaluation of tumor weight in grams on day 14.
[1]) = significant compared with controls with $P < 0.001$.

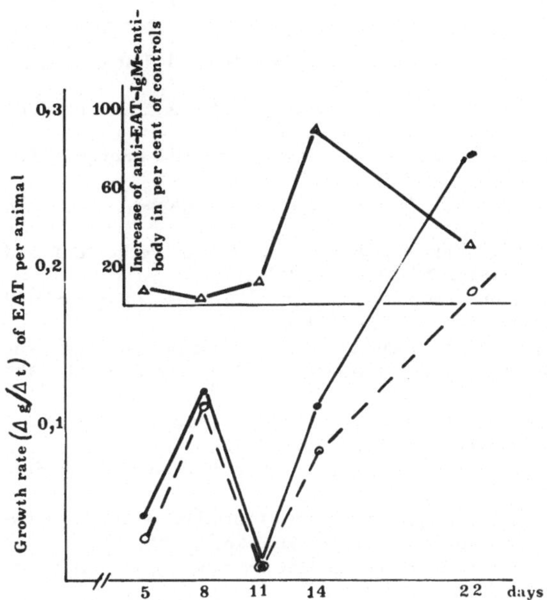

Fig. 3

Influence of S8CT treatment (3.95 mg
S8CT in 0.5 ml saline intravenously; —
for controls saline only) on growth
rate of solid EAT relative to specific
anti-EAT-IgM-antibodies. Number of
animals per group per day = 12.
Growth rate = increase of mean tumor
weight in grams per animal per day. ●
and ○ = control and assay respectively

Discussion

In all these biological models it could be shown that S8CT treatment on the day of infection or transplantation results in a stimulation of immune defence mechanisms. This effect can be attributed to an activation of humoral immunity, because under comparable experimental conditions, antibody production is enhanced [16]. On the other hand, it is not yet clear as to how far a S8CT induced modulation of cellular immunity is involved in vivo. With human T-lymphocytes it has been shown that in vitro treatment with theophylline and with db-cAMP or cAMP results in an inhibition of mitogen induced blast transformation [28] concomitantly with an enhanced antibody production [7]. The complexity of these biological effects can also be shown in other observations. Theophylline inhibits in vitro rosette formation of T-lymphocytes [29]. The theophylline sensitive cell was suggested to be a T-suppressor cell [30]. According to other authors [31], however, T-suppressor cells (Tγ) seem not to be affected by theophylline. These questions have yet to be examined in detail, and particularly under in vivo conditions. The significance of the kinetics of intracellular cAMP:cGMP ratio should also be considered [13].

Comparable assays with other derivatives of theophylline are under investigation.

Acknowledgement

I wish to thank Mrs. M. Breuer-Werle and Mrs. A. Schmitz for technical assistance.

Literature

[1] Gillissen, G.: Medikamentöse Beeinflussung des Sympathicus-Systems und Immunantwort. *Allergologie*, in press.

[2] Melmon, K. L., Bourne, H. R., Weinstein, Y., Shearer, G. M., Kram, J., Bauminger, S.: Hemolytic plaque formation by leukocytes in vitro. *J. Clin. Invest.* **53**, 13–21 (1974).

[3] Bösing-Schneider, R., Kolb, H.: Influence of cyclic AMP on early events of the immune induction. *Nature* **244**, 224–225 (1973).

[4] Teh, H.-S., Paetkau, V.: Biphasic effect of cyclic AMP on an immune response. *Nature* **250**, 505–507 (1974).

[5] Teh, H.-S., Paetkau, V.: Regulation of the immune response. I. Effects of cyclic AMP and cyclic GMP on immune induction. *Cell. Immunol.* **24**, 209–219 (1976a).

[6] Teh, H.-S., Paetkau, V.: Regulation of immune response. II. The cellular basis of cyclic AMP effects on humoral immunity. *Cell. Immunol.* **24**, 220–229 (1976b).

[7] Katz, P., Fauci, A. S.: Activation of human B lymphocytes. VII. The regulatory effect of cyclic adenosine monophosphate on human B cell activation. *J. Allergy Clin. Immunol.* **61/5**, 334–337 (1978).

[8] Winchurch, R., Actor, P.: The effects of an immunoenhancing bacterial product on the adenyl cyclase activity of mouse spleen cells. *J. Immunol.* **108**, 1305–1311 (1972).

[9] Uzunova, A. D., Hanna, E. E.: B-cell amplification by dibutyryl cyclic AMP in mice. *Cell. Immunol.* **7**, 507–511 (1973).

[10] Ishizuka, M., Gafnik M., Braun, W.: Cyclic AMP effects on antibody formation and their similarities to hormone-mediated events. *Proc. Soc. Exp. Biol. Med.* **134**, 963–967 (1970).

[11] Ishizuka, M., Braun, W., Matsumoto, T.: Cyclic AMP and immune responses. *J. Immunol.* **107**, 1027–1035 (1971).

[12] Braun, W., Ishizuka, M.: Cyclic AMP and immune responses. II. Phosphodiesterase inhibitors as potentiators of polynucleotide effects on antibody formation. *J. Immunol.* **107**, 1036–1042 (1971).

[13] Watson, J., Epstein, R., Cohn, M.: Cyclic nucleotides as intracellular mediators of the expression of antigen-sensitive cells. *Nature* **246**, 405–409 (1973).

[14] Koopman, W. J., Gillis, M. H., David, J. R.: Prevention of MIF activity by agents known to increase cellular cyclic AMP. *J. Immunol.* **110**, 1609–1614 (1973).

[15] Sherman, N. A., Smith, R. S., Middleton, E. jr.: Effect of adrenergic compounds, aminophylline and hydrocortisone, on in vitro immunoglobulin synthesis by normal human peripheral lymphocytes. *J. Allergy Clin. Immunol.* **52**, 13–22 (1973).

[16] Gillissen, G.: The influence of sodium-8-chlorotheophyllinate (S8CT) on immune processes. *Experientia* **37**, 420–422 (1981).

[17] Morley, J., Wolstencroft, R. A., Dumonde, D. C.: Measurement of lymphokines. In: Handbook of experimental immunology. Vol. 2: Cellular immunology, ed. by Weir, D. M., Blackwell scientific publications. Oxford, London, Edinburgh, Melbourne, 1978.

[18] Kontiainen, S., Feldmann, M.: Suppressor cell induction in vitro. I. Kinetics of induction of antigen-specific suppressor cells. *Eur. J. Immunol.* **6**, 296–301 (1976).

[19] Hellström, I., Hellström, K. E.: Cytotoxic effect of lymphocytes from pregnant mice on cultivated tumor cells. II. Blocking and unblocking of cytotoxicity. *Int. J. Cancer* **15**, 30–38 (1975).

[20] Gillissen, G., Storbeck, W.: Der Anionen-Komplex Penicillinat-8-Chlortheophyllinat. *Arzneim. Forsch.* **10**, 719–720 (1960).

[21] Gillissen, G.: Untersuchungen über den Mechanismus der allergischen Spätreaktion. VI. Der immunosuppressive Effekt von Histonen am Modell der Homo-Transplantat-Reaktion. *Zentralbl. Bakteriol. I. Orig.* **212**, 146–155 (1969).

[22] Gillissen, G., Nehring, G., Müllenmeister, M.-Th.: Influence of histone on the development of solid Ehrlich-Ascites-Tumors. *Ärztl. Forschg.* **24**, 69–74 (1970).

[23] Schweizer, K., Gillissen, G.: Gradient titration of agglutinating antibodies. A new biological method. *Z. Immunitätsforsch.* **147**, 17–26 (1974).

[24] Kronvall, G., Grey, H. M., Williams, R. C. jr.: Protein A reactivity with mouse immunoglobulins. Structural relationship between some mouse and human immunoglobulins. *J. Immunol.* **105**, 1116–1123 (1970).

[25] Meltzer, M. S., Leonard, E. J., Rapp, H. J., Borsos, T.: Tumor-specific antigen solubilized by hypertonic potassium chloride. *J. Natl. Cancer Inst.* **47**, 703–709 (1971).

[26] Reisfeld, R. A., Pellegrino, M. A., Kahan, B. D.: Salt extraction of soluble HL-A antigens. *Science* **172**, 1134–1136 (1971).

[27] Gold, E. R., Fudenberg, H. H.: Chromic chloride: a coupling reagent for passive hemagglutination reactions. *J. Immunol.* **99**, 859–866 (1967).

[28] Hadden, J. W., Hadden, E. M., Middleton, E. jr.: Lymphocyte blast transformation. I. Demonstration of adrenergic receptors in human peripheral lymphocytes. *Cell. Immunol.* **1**, 583–595 (1970).

[29] Ferreira, G. G. R., Massuda, H. K., Javierre, M. Q., Sassine, W. A., Lima, A. O.: Rosette formation by human T and B lymphocytes in the presence of adrenergic and cholinergic drugs. *Experientia* **32/12**, 1594–1596 (1976).

[30] Shore, A., Dosch, H. M., Gelfand, E. W.: Induction and separation of antigen-dependent T helper and T suppressor cells in man. *Nature* **274**, 586–587 (1978).

[31] Gupta, S.: Subpopulations of human T lymphocytes. XII. In vitro effect of agents modifying intracellular levels of cyclic nucleotides on T cells with receptors for IgM (Tμ), IgG (Tγ) or IgA (Tα). *J. Immunol.* **123/6**, 2664–2668 (1979).

V. Drug monitoring

Klinische Erfahrungen mit der Bestimmung der Theophyllinkonzentration im Serum bei Patienten mit obstruktiven Ventilationsstörungen

M. Oellerich/M. M. Böhm/H. G. Tietjen/G. W. Sybrecht
Institut für Klinische Chemie und Zentrum für Innere Medizin und Dermatologie, Medizinische Hochschule Hannover, D-3000 Hannover, BRD

Summary

Theophylline serum concentrations were monitored using the EMIT® (enzyme multiplied immunoassay technique) during continuous infusion of aminophylline and long term therapy. Evaluation of the theophylline serum levels in 4 critically ill patients treated for several days with i.v. aminophylline shows that with standard dosage regimens theophylline levels were frequently below the therapeutic range. If the actual theophylline levels, however, were used to establish the dosage, theophylline serum concentrations could be adjusted to the desired value even when premedication was not known. Prediction of steady state concentrations by the method of Chiou et al. [1] would not have been useful for dosage adjustment during the initial phase of treatment, as in most cases theophylline levels rapidly decreased despite constant dosage. It is assumed that this effect was due to an increase of the theophylline clearance during the disease state. During the recovery period, however, prediction error was less than 24 %. It appears necessary to determine serum theophylline concentrations at least one or two times per day in critically ill patients in order to obtain an appropriate dosage. During long term oral treatment, monitoring serum theophylline levels proved useful in the case of patients with certain concurrent illnesses, when their smoking habits changed, or when persistent adverse effects occurred. Theophylline clearances significantly decreased from 77.8 ± 7.7 to 61.6 ± 11.4 ml/h/kg in 5 subjects who had stopped smoking for about 28 days. The mean values of serum theophylline levels from patients (n = 27) treated in a double blind trial for 8 days with standard doses of Theo-Dur® and Euphyllin® retard respectively were close to the lower limit of the therapeutic range. (Theo-Dur®: 8.8 ± 3.8 mg/l, range: $2.4-17.4$ mg/l; Euphyllin® retard: 6.6 ± 3.9 mg/l, range: $1.6 - 15.3$ mg/l). The doses used, however, did not take into account body-weight and smoking habits.
In a previous study [2] adequate serum theophylline levels and a significant improvement in pulmonary function were achieved with Theo-Dur® and Phyllotemp® retard using individualized dosage regimens (e.g. non-smokers: 13.2 ± 0.2 mg theophylline/kg body-weight/day; non-smokers with cardiac insufficiency: 9.2 ± 0.4 mg/kg/day).

Zusammenfassung

Die Theophyllin-Serum-Konzentrationen wurden mit EMIT während der kontinuierlichen Infusion von Aminophyllin und unter oraler Dauertherapie kontrolliert. Die retrospektive Auswertung der Verläufe der Theophyllin-Serumspiegel bei vier kritisch kranken Patienten zeigt, daß die Theophyllin-Serum-Konzentrationen bei einer Standarddosierung häufig unterhalb des therapeutischen Bereiches lagen. Wenn jedoch die aktuellen Theophyllin-Spiegel zur Ermittlung der Dosis herangezogen wurden, konnten die Theophyllin-Serum-Konzentrationen auch bei unklarer Vormedikation auf den gewünschten Wert eingestellt werden. In der initialen Behandlungsphase wäre die Vorhersage der steady-state-Konzentrationen nach der Methode von Chiou et al. [1] für eine Dosisanpassung nicht brauchbar gewesen, da die Theophyllin-Spiegel trotz konstanter Zufuhr meist rasch abfielen, was eine Zunahme der Theophyllin-Clearance in Abhängigkeit vom klinischen Zustand vermuten läßt. Während der Phase klinischer Besserung lag der Vorhersagefehler jedoch unter 24 %. Bei kritisch kranken Patienten erscheint es deshalb für eine angemessene individuelle Dosierung unerläßlich, die Theophyllin-Serum-Spiegel mindestens ein- bis zweimal täglich zu bestimmen.
Während der oralen Langzeittherapie hat sich die Kontrolle des Theophyllin-Serumspiegels bei Patienten mit bestimmten Nebenerkrankungen, wechselnden Rauchgewohnheiten und fortbestehenden Nebenwirkungen als nützlich erwiesen. Die Theophyllin-Clearance zeigte bei fünf Probanden, welche über etwa 28 Tage das Rauchen eingestellt hatten, einen signifikanten Abfall von $77,8 \pm 7,7$ auf $61,6 \pm 11,4$ ml/h/kg. Die Mittelwerte der Theophyllin-Serum-Spiegel von Patienten ($n = 27$), welche im Doppelblindversuch über 8 Tage mit Standarddosen von Theo-Dur® bzw. Euphyllin® retard ohne Berücksichtigung des Körpergewichtes und der Rauchgewohnheiten behandelt wurden, lagen nahe der unteren Grenze des therapeutischen Bereiches (Theo-Dur®: $8,8 \pm 3,8$ mg/l, Spannweite $2,4-17,4$ mg/l; Euphyllin® retard: $6,6 \pm 3,9$ mg/l, Spannweite $1,6-15,3$ mg/l). Angemessene Theophyllin-Serum-Spiegel und eine signifikante Verbesserung der Lungenfunktion konnten jedoch bei früheren Untersuchungen [2] mit Theo-Dur® und Phyllotemp® retard erzielt werden, wenn die Dosis individuell angepaßt wurde (Nicht-Raucher: $13,2 \pm 0,2$ mg Theophyllin/kg Körpergewicht/Tag; Nicht-Raucher mit Herzinsuffizienz: $9,2 \pm 0,4$ mg/kg/Tag).

Einleitung

Zahlreiche Gesichtspunkte (Tabelle 1) sprechen für die Notwendigkeit, eine Theophyllin-Therapie durch Messung des Theophyllin-Serum-Spiegels zu überwachen. Zur Vermeidung einer Über- oder Unterdosierung wird die Kontrolle des Theophyllin-Serum-Spiegels empfohlen [2–6]. Eine Übersicht über Indikationen für die Theophyllin-Bestimmung gibt Tabelle 2.
Von den zahlreichen Verfahren, welche zur Theophyllin-Bestimmung zur Verfügung stehen (Tabelle 3), haben sich in letzter Zeit besonders Immunotests und die Hochdruckflüssigkeitschromatographie durchgesetzt.
Im folgenden wird über klinische Erfahrungen mit der routinemäßigen Theophyllin-Spiegel-Bestimmung während der Infusionstherapie und der oralen Dauertherapie berichtet. Es soll in dieser Studie auch geprüft werden, ob die Theophyllin-Dosierung

während der Infusionstherapie bei kritisch kranken Patienten mit Hilfe von pharmakokinetischen Methoden [1, 8] individuell angepaßt werden kann.

Tabelle 1: Gesichtspunkte für die Kontrolle des Theophyllin-Serum-Spiegels, modif.
aus [7]

- Beträchtliche interindividuelle Unterschiede in der Pharmakokinetik
- Enger therapeutischer Bereich
- Gefährliche Nebenwirkungen bei schlecht definiertem klinischem Endpunkt der Wirkung
- Anwendung bei lebensbedrohlichen Erkrankungen
- Anwendung in der Langzeittherapie
- Nicht-lineare Pharmakokinetik bei manchen Patienten
- Weite Verbreitung des Medikaments
- Zuverlässiges Nachweisverfahren

Tabelle 2: Indikationen für die Bestimmung der Theophyllin-Konzentration im Serum;
aus [7]

- Überwachung des Serumspiegels bei kontinuierlicher iv. Infusion (z.B. bei schwerer Atem-
  wegsobstruktion)
- Verdacht auf Überdosierung
- Ausbleiben des Therapieeffektes
- Zur Ermittlung der optimalen Dosierung bei Beginn und während der oralen Behandlung in
  besonderen Fällen (z.B. Änderung von Nebenerkrankungen und Rauchgewohnheiten, an-
  haltende Nebenwirkungen)
- Während klinischer Prüfungen

Tabelle 3: Verfahren zur Bestimmung der Theophyllin-Konzentration im Serum; aus [7]

Enzymimmunoassay (EMIT)
Fluoreszenzimmunoassay
Radioimmunoassay
Nephelometrischer Immunoassay

Hochdruck-Flüssigkeits-Chromatographie
Gaschromatographie
Dünnschichtchromatographie

Fluorimetrie
Isotachophorese
UV-Spektrophotometrie nach Extraktion

Patienten und Methoden

Bei sechs kritisch kranken Patienten, welche auf unserer Intensivstation behandelt wurden
und wegen schwerer obstruktiver Ventilationsstörungen kontinuierlich Aminophyllin-
Infusionen erhielten, wurden in 4- bis 8-stündigen Abständen Theophyllin-Spiegel-Bestim-
mungen im Serum durchgeführt. Keiner der Patienten hatte Anzeichen einer Lebererkrankung oder Herzinsuffizienz. Kein Patient erhielt Makrolid-Antibiotika; eine Patientin bekam Thiopental (Trapanal®). Der Patient Sch. M. hatte bis zu seiner stationären
Aufnahme stark geraucht und wurde jetzt wegen einer Pneumonie behandelt. Mit Aus-

nahme des Patienten F. H. waren die übrigen Patienten Nichtraucher. Bei vier dieser Patienten wurden die Verläufe der Theophyllin-Serum-Spiegel retrospektiv ausgewertet, in den beiden anderen Fällen wurden die aktuellen Theophyllin-Spiegel bei der Einstellung der Dosierung berücksichtigt. Aus zwei im Abstand von vier Stunden während konstanter Aminophyllin-Infusion bestimmten Theophyllin-Serum-Konzentrationen wurde nach Chiou et al. [1] ein Schätzwert für den zu erwartenden steady-state Theophyllin-Serum-Wert ermittelt. Dieser Berechnung wurde, wie von Vozeh et al. vorgeschlagen [8], ein scheinbares Verteilungsvolumen von 0,5 l/kg Körpergewicht zugrundegelegt (Anhang A). Der so bestimmte Vorhersagewert wurde jeweils mit den zugehörigen, unter steady-state Bedingungen gemessenen Theophyllin-Konzentrationen verglichen. Das Vorliegen von steady-state Bedingungen wurde für Theophyllin angenommen, wenn eine Aminophyllin-Infusion kontinuierlich über mindestens 28 Stunden in konstanter Dosierung verabreicht worden war, und mehrere benachbarte Theophyllin-Spiegel um weniger als 1,0 mg/l voneinander abwichen. Der Vorhersagefehler wurde berechnet, indem die gemessene steady-state Theophyllin-Konzentration von dem vorhergesagten Wert abgezogen und diese Differenz in Prozent der steady-state Konzentration angegeben wurde.

Die Untersuchungen über den Einfluß des Rauchens auf die Theophyllin-Clearance wurden an acht freiwilligen Probanden durchgeführt, welche über 5—16 Jahre täglich 25 bis 80 Zigaretten geraucht hatten (4 Männer und 4 Frauen im Alter von 23—38 Jahren). Bei keinem der Probanden bestand eine Lebererkrankung oder eine Herzinsuffizienz. Bei diesen Probanden wurde die Theophyllin-Clearance vor und etwa 28 Tage nach Rauchstop ermittelt. Hierzu erhielten die Probanden jeweils eine Kurzinfusion (Euphyllin-Kurzinfusion®) von 480 mg Theophyllin. Die Bestimmung des Theophyllin-Spiegels erfolgte 0,5, 1, 2, 3, 4, 6, 8, 10, 12, 14 und 24 Stunden nach Verabreichung der Kurzinfusion. Die Gesamtkörper-Clearance wurde jeweils, wie in Anhang B beschrieben, aus den Theophyllin-Konzentrations-Zeit-Kurven berechnet. Die Einhaltung des Rauchstops wurde durch unangekündigte Urinuntersuchungen auf Nikotin mit einem dünnschicht-chromatographischen Screening-Verfahren [9] überprüft. Bei drei Probanden ergab sich hierbei ein positives Ergebnis; ihre Daten wurden gesondert ausgewertet.

Untersuchungen über Theophyllin-Serum-Spiegel bei ambulanten Patienten unter einer Standarddosierung von Theo-Dur® und Euphyllin® retard wurden in einer ärztlichen Praxis (Dr. Stauder, 6500 Mainz) durchgeführt. An der Doppelblindstudie nahmen 27 Patienten mit chronisch-obstruktiven Ventilationsstörungen (22 Männer und 5 Frauen, davon: 17 Nichtraucher, 9 Raucher, 1 Patient ohne Angaben) freiwillig teil. Die Patienten waren zuvor über Art und Ziel der Studie unterrichtet worden. Unabhängig vom Körpergewicht und von Rauchgewohnheiten wurden diesen Patienten 2 x 300 mg Theo-Dur bzw. 2 x 350 mg Euphyllin retard verordnet. Am 8. Tag nach Beginn dieser Therapie wurde jeweils vor der nächsten Tabletteneinnahme der Theophyllin-Spiegel im Serum bestimmt. Die Messung der Theophyllin-Konzentration im Serum erfolgte mit einem homogenen Enzymimmunotest (EMIT) an einem Eppendorf-Enzymautomat 5010 [10] und an dem System EMIT/LAB. Von Tag zu Tag liegen die Variationskoeffizienten bei Verwendung dieser Analysensysteme bei 2—9 % [10, 11].

Ergebnisse und Diskussion

Die Verläufe der Theophyllin-Serum-Spiegel bei vier schwerkranken Patienten unter kontinuierlicher Aminophyllin-Infusion wurden retrospektiv ausgewertet (Abb. 1, 2).

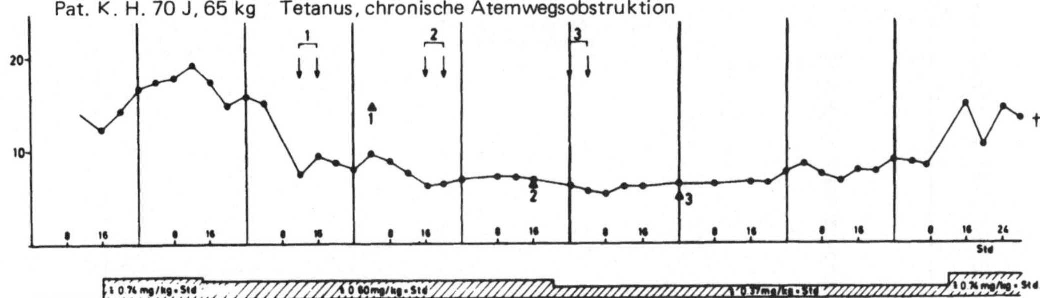

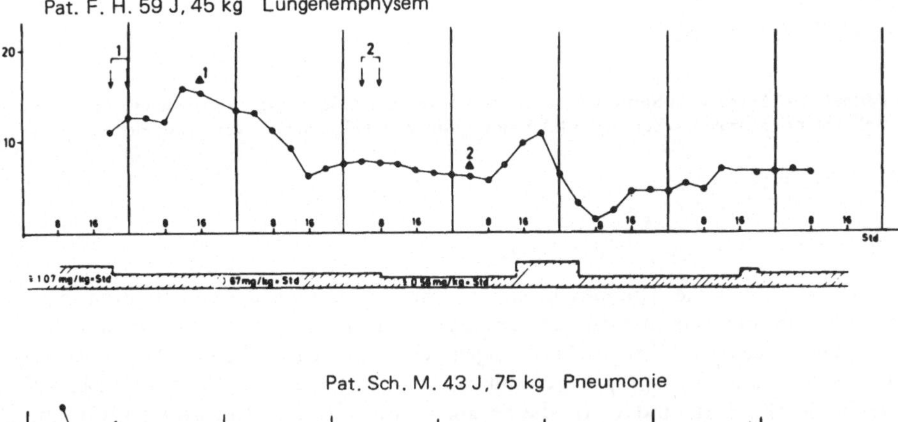

Abb. 1 Verlauf der Theophyllin-Serumkonzentration bei kritisch kranken Patienten mit Aminophyllin-Infusionen. Die schraffierten Felder beziehen sich auf die jeweilige Infusionsrate in mg Theophyllin/ h/kg Körpergewicht. Senkrechte Pfeile markieren die Theophyllin-Spiegel-Paare, aus denen nach der Methode von Chiou et al. [1] ein Schätzwert für die steady-state Theophyllin-Konzentration berechnet wurde. Die so ermittelten Schätzwerte sind als Dreiecke eingezeichnet. Zusammengehörige Meßwertpaare und Schätzwerte sind mit gleichen Ziffern bezeichnet.

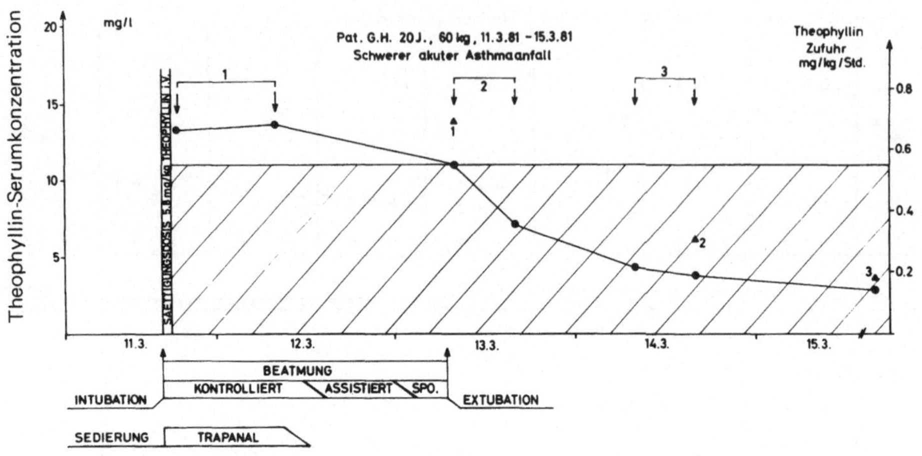

Abb. 2 Verlauf der Theophyllin-Serum-Konzentration bei einem Patienten mit einem schweren akuten Asthmaanfall unter der Infusionstherapie mit Aminophyllin. Zur weiteren Erklärung vergleiche Legende zu Abb. 1.

Hierbei zeigte sich, daß die Theophyllin-Serum-Konzentrationen dieser Patienten überwiegend unterhalb des therapeutischen Bereiches von 8–20 mg/l lagen, obwohl entsprechend den jeweiligen Nebenerkrankungen eine Standard-Theophyllin-Infusionsrate zwischen 0,2 und 0,7 mg/kg/h gewählt worden war. Weiterhin fällt auf, daß bei den Patienten K. H., F. H. und G. H. die Serum-Theophyllin-Konzentrationen während der initialen Behandlungsphase trotz konstanter Dosierung rasch abfielen (Abb. 1, 2). Es ist möglich, daß dieser Effekt durch eine Zunahme der Theophyllin-Clearance bedingt wurde. Auch neuere Untersuchungen von Vozeh et al. zeigen, daß bei schwerkranken Patienten in Abhängigkeit vom klinischen Zustandsbild in kurzer Zeit erhebliche intraindividuelle Änderungen der Theophyllin-Clearance auftreten [12].

Daher wären die in der initialen Behandlungsphase nach der Methode von Chiou et al. [1] geschätzten steady-state Theophyllin-Spiegel im weiteren Verlauf für eine Anpassung der Theophyllin-Dosis in unseren Fällen nicht brauchbar gewesen. Demgegenüber schwankten die Theophyllin-Spiegel in der Phase klinischer Besserung meist nur geringfügig. Die geschätzten steady-state Konzentrationen stimmten hier wesentlich besser mit den gemessenen Werten überein (Abb. 1, 2). Die prozentualen Abweichungen der vorhergesagten Theophyllin-Konzentrationen von den gemessenen Werten lagen dann bei 3–23 % (Tabelle 4).

Bei einer weiteren Patientin mit Landry-Paralyse und schwerer Atemwegsobstruktion wurden die aktuellen Theophyllin-Konzentrationen zur Festlegung der Erhaltungsdosis herangezogen. Während des gesamten Verlaufes konnten bei dieser Patientin die Theophyllin-Spiegel im therapeutischen Bereich gehalten werden (Abb. 3). Der nach Chiou et al. [1] geschätzte steady-state Theophyllin-Spiegel stimmte auch bei dieser Patientin erst in der Phase klinischer Besserung ausreichend mit den gemessenen Werten überein (Abb. 3, Tabelle 4).

Tabelle 4: Gemessene (C_M) und vorhergesagte (C_T) steady-state Theophyllin-Serum-Konzentrationen während der Phase klinischer Besserung bei kritisch kranken Patienten (n = 4) mit Aminophyllin-Infusionen.

Patient	C_M (mg/l)	C_T (mg/l)	Fehler der Vorhersage[1] (%)
H. F.	6,1	7,2	+ 18,0
S. M.	7,0	6,4	− 8,6
K. H.	6,8	6,6	− 2,9
K. H.	6,4	4,9	− 23,4
A. W.	10,4	8,5	− 18,3
A. W.	10,4	11,7	+ 12,5

[1] $\dfrac{C_T - C_M}{C_M} \cdot 100$

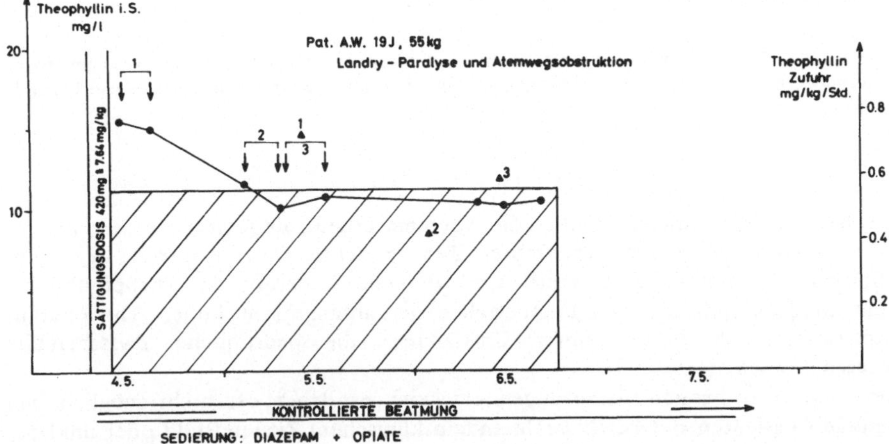

Abb. 3 Verlauf der Theophyllin-Konzentration im Serum bei einer Patientin mit Landry-Paralyse und obstruktiver Ventilationsstörung unter der Infusionstherapie mit Aminophyllin. Zur weiteren Erklärung vergleiche Legende zu Abb. 1.

Eine weitere Indikation zur Theophyllin-Spiegel-Bestimmung besteht bei Patienten mit schweren akuten obstruktiven Ventilationsstörungen, deren Vormedikation an Theophyllin nicht sicher bekannt ist. Als Beispiel ist hierzu in Abb. 4 der Verlauf der Theophyllin-Serumspiegel einer Patientin mit Status asthmaticus dargestellt, die bei unklarer Vormedikation eine zu hohe Initialdosis vom Notarzt erhielt. Die umgehend durchgeführte Bestimmung des Theophyllin-Serum-Spiegels ergab toxische Werte im Bereich von 45 mg/l. Die Theophyllin-Zufuhr wurde daher für die Dauer etwa einer Theophyllin-Halbwertzeit unterbrochen. Da nach der Wiederaufnahme der Infusionstherapie die Theophyllin-Spiegel erneut stark anstiegen und die obere Grenze des therapeutischen

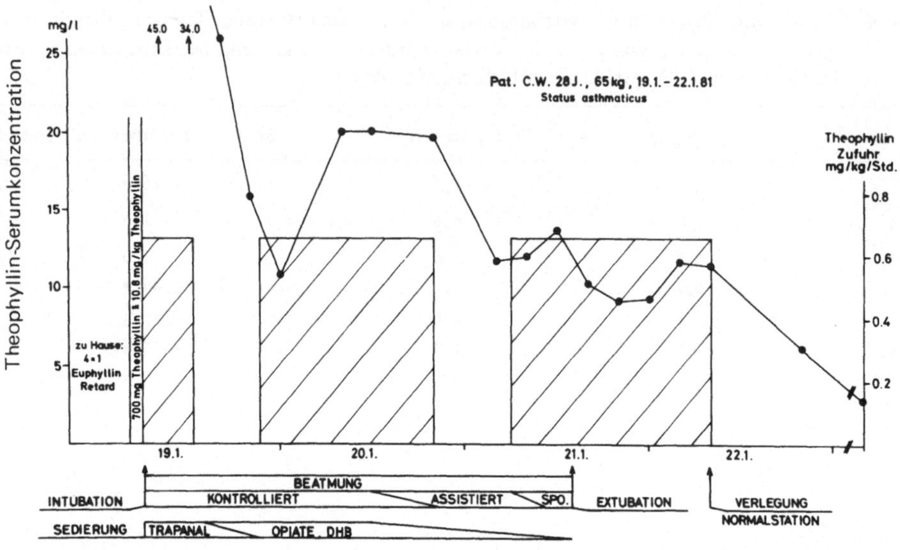

Abb. 4 Verlauf der Theophyllin-Konzentration im Serum bei einer Patientin im Status asthmaticus, welche intermittierend Aminophyllin-Infusionen erhielt. Zur weiteren Erklärung vergleiche Legende zu Abb. 1.

Bereiches nahezu überschritten, mußte die Therapie erneut ausgesetzt werden, bis die Theophyllin-Konzentration den angestrebten Wert erreichte. Ohne Kontrolle der Theophyllin-Spiegel wäre bei dieser Patientin eine sinnvolle Steuerung der Theophyllin-Zufuhr nicht möglich gewesen. Bei Fortbestehen der anfangs sehr hohen Theophyllin-Serum-Konzentrationen hätten unter Umständen lebensbedrohliche Zwischenfälle [13] eintreten können.

Aufgrund unserer bisherigen Erfahrungen erscheint es daher oft nicht möglich, bei schwerkranken Patienten mit rasch wechselndem klinischem Zustandsbild oder unklarer Vormedikation mittels einer Standard-Dosierung von Theophyllin oder einer *einmalig* nach dem Verfahren von Chiou et al. [1] angepaßten Dosierung, den Serum-Theophyllin-Spiegel kontinuierlich im therapeutischen Bereich zu halten.

Eine angemessene individuelle Dosierung kann jedoch bei diesen Patienten in Kenntnis des aktuellen Theophyllin-Konzentrations-Wertes erfolgen. Die Frequenz der Theophyllin-Bestimmungen sollte sich nach dem klinischen Verlauf richten. Im allgemeinen sind bei kritisch kranken Patienten wohl mindestens ein bis zwei Theophyllin-Bestimmungen pro Tag erforderlich.

Während der oralen Langzeittherapie werden Theophyllin-Spiegel-Kontrollen u.a. bei Änderungen der Rauchgewohnheiten empfohlen. Es erschien uns daher von Interesse festzustellen, ob nach Einstellung des Rauchens bereits kurzfristig mit einer Änderung der Theophyllin-Clearance zu rechnen ist. Hierzu wurde die Theophyllin-Clearance bei acht starken Rauchern vor und etwa einen Monat nach Rauchstop bestimmt. Fünf von ihnen hielten den Rauchstop ein; die Ergebnisse sind in Tabelle 5 aufgeführt. Der Mittelwert der Theophyllin-Clearance dieser Probanden lag 28 Tage nach dem Rauch-

Tabelle 5: Theophyllin-Clearance bei Rauchern (n = 8), welche über 5—16 Jahre 25—80 Zigaretten pro Tag geraucht hatten. Die Bestimmung der Theophyllin-Clearance erfolgte vor (A) und 28 ± 3 Tage nach (B) Rauchstop (Mittelwert ± Standardabweichung)

Probanden, welche das Rauchen eingestellt hatten (n = 5)		Probanden, welche weiter geraucht hatten (n = 3)	
Theophyllin-Clearance		Theophyllin-Clearance	
A	B	A	B
$\overline{X} \pm S^1$	$\overline{X} \pm S$	$\overline{X} \pm S$	$\overline{X} \pm S$
77,8 ± 7,7	61,6 ± 11,4*	80,7 ± 12,1	78,9 ± 10,2

* Signifikante Abweichung vom Vorwert ($p < 0,05$; t-Test).

stop um etwa 20 % unter dem Ausgangswert. Dieser Unterschied war statistisch signifikant. Bei den drei übrigen Probanden, welche das Rauchen nicht aufgegeben hatten, änderte sich die Theophyllin-Clearance erwartungsgemäß nicht signifikant (Tabelle 5). Piafsky und Mitarbeiter [15] fanden, daß bei Rauchern mit einem Zigarettenkonsum von ≤ 10 Zigaretten täglich ein Rauchstop innerhalb von drei Wochen die Theophyllin-Clearance nicht beeinflußt. Dagegen zeigen unsere Daten von Rauchern mit einem größeren Nikotinkonsum, daß einer Änderung der Rauchgewohnheiten bei der Theophyllin-Dosierung Rechnung getragen werden muß.

In der Praxis wird Theophyllin allerdings im allgemeinen ohne Berücksichtigung der Rauchgewohnheiten und des Körpergewichtes in der vom jeweiligen Hersteller empfohlenen Dosierung verordnet. Um festzustellen, welche Theophyllin-Spiegel unter diesen Bedingungen erreicht werden, wurde in einer ärztlichen Praxis eine Doppelblindstudie mit Theo-Dur® und Euphyllin® retard durchgeführt.

Es zeigte sich, daß bei 27 Patienten mit obstruktiven Ventilationsstörungen die Mittelwerte der Theophyllin-Serum-Spiegel im steady-state vor Verabreichungder nächsten Dosis mit den von den Herstellern empfohlenen Tagesdosen von 2 x 300 mg Theo-Dur® (≙ 600 mg Theophyllin) bzw. 2 x 350 mg Euphyllin® retard (≙ 512 mg Theophyllin) nur wenig oberhalb bzw. unterhalb der unteren Grenze des therapeutischen Bereiches lagen (Abb. 5). Wie sich aus der Spannweite der gemessenen Werte ergibt, wiesen die einzelnen Patienten recht unterschiedliche Theophyllin-Spiegel auf.

Demgegenüber konnten angemessene Theophyllin-Spiegel und eine signifikante Verbesserung der Lungenfunktion in einer kürzlich mit Theo-Dur® und Phyllotemp® retard durchgeführten Studie erzielt werden, wenn die Theophyllin-Dosis deutlich heraufgesetzt und unter Berücksichtigung von Rauchgewohnheiten, Körpergewicht und Nebenerkrankungen individuell angepaßt wurde [2]. Für Nichtraucher erwies sich hierbei eine Dosierung von 13,2 mg Theophyllin/kg Körpergewicht/Tag und für Nichtraucher mit Herzinsuffizienz von 9.2 mg/kg/Tag als empfehlenswert.

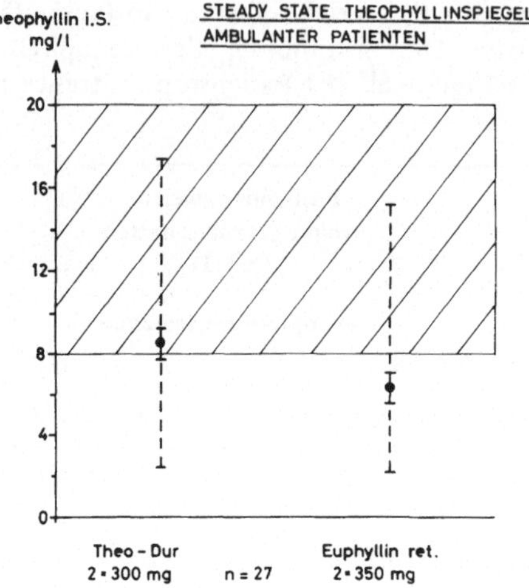

Abb. 5

Theophyllin-Serumspiegel unter Dauertherapie mit 2 × 300 mg Theo-Dur^R ($\hat{=}$ 600 mg Theophyllin/Tag) und 2 × 350 mg Euphyllin^R retard ($\hat{=}$ 512 mg Theophyllin pro Tag) im Doppelblindversuch bei ambulanten Patienten (n = 27). Die Bestimmung des Theophyllin-Serumspiegels erfolgte 8 Tage nach Therapiebeginn jeweils vor der nächsten Tabletteneinnahme. Es sind jeweils der Mittelwert, die Standardabweichung (senkrechte, durchgezogene Linien) und die Spannweite (senkrechte, gestrichelte Linien) angegeben.

Schlußfolgerung

Die allgemein verwendeten Standarddosen von Theophyllin führen nach unseren bisherigen klinischen Erfahrungen oft zu subtherapeutischen, bei Vormedikation von Theophyllin aber gelegentlich auch zu Theophyllin-Konzentrationen im toxischen Bereich. Es erscheint daher ratsam, die Dosierung von Theophyllin individuell anzupassen. Hierzu ist die Kontrolle des Theophyllin-Serum-Spiegels insbesondere unter Infusionstherapie, bei Änderung der Rauchgewohnheiten oder bei bestimmten Nebenerkrankungen (wie z.B. Herzinsuffizienz, Pneumonie oder Leberzirrhose) erforderlich. Da das Verfahren von Chiou et al. [1] zwar nicht bei kritisch Kranken, wohl aber bei Patienten, welche sich in der Phase klinischer Besserung befinden, brauchbare Schätzwerte für die individuelle Theophyllin-Clearance ergibt, wäre zu prüfen, ob diese Methode zu Beginn einer Dauertherapie für eine individuelle Dosisanpassung herangezogen werden kann.

Dank

Die Autoren danken Herrn Dr. Stauder für die Durchführung der Doppelblindstudie mit Theo-Dur und Euphyllin retard und Frl. I. Isberner für die technische Assistenz.

Anhang A [1, 8]

Ein Schätzwert für die individuelle Gesamtkörper-Clearance (Cl_E) wurde wie folgt ermittelt:

$$Cl_E = \frac{2\,R_i}{C_1 + C_2} + \frac{KG\,(C_1 - C_2)}{(C_1 + C_2)\,(t_2 - t_1)}$$

Cl_E = individuelle Gesamtkörper-Clearance (l/h)

R_i = initiale Infusionsrate (mg/h)

KG = Körpergewicht

t_1 und t_2 sind die Zeitpunkte, zu denen die Theophyllin-Serum-Konzentrationen (mg/l) C_1 und C_2 gemessen wurden. Es wird ein scheinbares Verteilungsvolumen von 0,5 l/kg Körpergewicht zugrunde gelegt.

Berechnung des Vorhersagewertes für den steady-state-Theophyllin-Serum-Spiegel (C_t):

$$C_t = \frac{R}{Cl_E}$$

C_t = steady-state-Theophyllin-Serum-Spiegel (mg/l)

R = Infusionsrate (mg/h)

Anhang B [14]

Die Clearance (Cl) des Gesamtkörpers wurde nach der folgenden Gleichung berechnet:

$$Cl = \frac{D_R}{\int_0^\infty C_R \, dt}$$

D_R = i.v. Theophyllindosis (mg)

$$\int_0^\infty C_R \, dt = \text{Fläche unter der Theophyllin-Konzentrations-Zeit-Kurve}$$

Literatur

[1] Chiou, W. L., Gadalla, M. A. F., Peng, G. W.: Method for the rapid estimation of the total body drug clearance and adjustment of dosage regimens in patients during a constant-rate intravenous infusion. *J. Pharmacokinet. Biopharm.* **6**, 135–151 (1978).

[2] Wemhöner, S., Oellerich, M., Sybrecht, G. W.: Optimierung der Therapie mit Theophyllin-Präparaten bei obstruktiven Ventilationsstörungen. 2. Anwendung von Theophyllin-retard-Präparaten in der Dauertherapie bei Nichtrauchern mit und ohne Herzinsuffizienz. *Prax. Pneumol.* **35**, 42–46 (1981).

[3] Ogilvie, R. I.: Clinical pharmacokinetics of theophylline. *Clin. Pharmacokin.* **3**, 267–293 (1978).

[4] Simons, F. E. R., Simons, K. J., Shapiro, G. G., Pierson, W. E., Bierman, C. W.: Pharmacokinetics of theophylline in acute asthma. *J. Med.* **9**, 81–90 (1978).

[5] Weinberger, M. W., Matthay, R. A., Ginchansky, E. J., Chidsey, C. A., Petty, T. L.: Intravenous aminophylline dosage: use of serum theophylline measurement for guidance. *J. Am. Med. Assoc.* **235**, 2110–2113 (1976).

[6] McDonald, J. M., Ladenson, J. H., Turk, J., Dietzler, D. N., Weidner, N.: Theophylline toxicity. *Clin. Chem.* **24**, 1603–1608 (1978).

[7] Oellerich, M., Sybrecht, G. W.: Indikation und Methodik der Bestimmung des Theophyllin-Spiegels im Serum. *Therapiewoche* **31**, 5110–5116 (1981).

[8] Vozeh, S., Kewitz, G., Wenk, M., Follath, F.: Rapid prediction of steady-state serum theophylline concentration in patients treated with intravenous aminophylline. *Eur. J. Clin. Pharmacol.* **18**, 473–477 (1980).

[9] Oellerich, M., Külpmann, W. R., Haeckel, R.: Drug screening by enzyme immunoassay (EMIT) and thin-layer chromatography (Drug Screen). *J. Clin. Chem. Clin. Biochem.* **15**, 275–283 (1977).

[10] Oellerich, M., Sybrecht, G. W., Haeckel, R.: Monitoring of serum theophylline concentrations by a fully mechanized enzyme immunoassay (EMIT). *J. Clin. Chem. Clin. Biochem.* **17**, 299—302 (1979).

[11] Oellerich, M.: Methodik der Theophyllinbestimmung. In: Asthma-Therapie mit Theophyllin-Optimierung durch Blutspiegel-Bestimmung (R. Wettengel, Hrsg.). Dustri-Verlag Dr. Karl Feistle, München-Deisenhofen, 66—82 (1980).

[12] Vozeh, S., Powell, J. R., Riegelman, S., Costello, J. F., Sheiner, L. B., Hopewell, P. G.: Changes in theophylline clearance during acute illness. *JAMA* **240**, 1882—1884 (1978).

[13] Zwillich, C. W., Sutton, F. D., Neff, T. A., Cohn, W. M., Mattay, R. A., and Weinberger, M. M.: Theophylline induced seizures in adults. Correlation with serum concentrations. *Ann. Int. Med.* **82**, 784—787 (1975).

[14] Gibaldi, M., Perrier, D.: Pharmacokinetics. Marcel Dekker, New York, 1975.

[15] Piafsky, K. M., Sitar, D. S., and Ogilvie, R. P.: Effect of phenobarbital on the disposition of intravenous theophylline. *Clin. Pharm. Ther.* **22**, 336—339 (1977).

Zur Überwachung der Theophyllin-Therapie über die Saliva-Konzentration bei Kindern mit Asthma bronchiale*

H. Lindemann/H.-J. Schwandt
Zentrum für Kinderheilkunde der Justus-Liebig-Universität Gießen, Feulgenstr. 12, D-6300 Gießen, BRD

Summary

Concentrations of theophylline in plasma und saliva of 84 chronic asthmatic children were determined by means of high-performance liquid chromatography. The dose of theophylline (given as dragee) varied between 12 and 28 mg/kg/die. Plasma/saliva ratios of theophylline ranged from 0.43 to 3.05 (mean value 1.39). In 16 patients measurements of theophylline in plasma and saliva were repeated. The correlation between the first and second determination of the theophylline plasma/saliva ratio was rather low (r = 0.66). Although the variation of plasma/saliva ratios is high, the determination of theophylline levels in saliva seems to be a helpful tool to monitor the initial theophylline therapy: When a saliva concentration of 7 mg/l theophylline was reached, 86 % of the patients were within the therapeutic range of theophylline (10—20 mg/l) in plasma. Consequently a determination of theophylline in plasma seems to be useful, if theophylline levels in saliva are above 7 mg/l. Therefore venous puncture, which is more reliable for the establishment of precise dosis regimens for theophylline, needs to be performed less frequently when premeasurements on saliva are carried out. The main goal is to standardize the collecting procedure for saliva samples so as to improve their usefulness in the prediction of serum theophylline levels.

Einleitung

Bei der Behandlung mit Theophyllin-Präparaten ist wegen der geringen therapeutischen Breite, der individuellen Unterschiede der Resorption, der Verteilung und besonders der Elimination eine häufige Kontrolle des Theophyllin-Spiegels im Plasma wünschenswert. Interferenzen mit anderen Arzneimitteln, mit xanthinhaltigen Getränken und Genußmitteln sowie Einflüsse zusätzlicher Erkrankungen sind beobachtet worden [1—8]. Die notwendigen Blutentnahmen werden, vor allem von jüngeren Kindern, als sehr belastend empfunden. Das hat uns veranlaßt, erneut der Frage nachzugehen, ob die Theophyllin-Konzentration im Speichel bei Kindern hinreichende Rückschlüsse auf die Konzentration im Plasma zuläßt. Die bisher zu dieser Fragestellung durchgeführten Untersuchungen führten zu sehr unterschiedlichen Ergebnissen (Übersicht bei [9]).

---

* Mit Unterstützung der Stiftung Volkswagenwerk

Methodik

Bei 84 Kindern mit mittelgradigem bis schwerem Bronchialasthma (mehr als 5 Anfälle im Jahr), die regelmäßig ein Aminophyllinpräparat (Euphyllin[R] retard mite Filmdragees) erhielten, wurden die Theophyllin-Spiegel im Plasma und Speichel gemessen und der Plasma/Saliva-Quotient berechnet. Bei 16 dieser Patienten erfolgte eine zweite Bestimmung der Theophyllin-Konzentration im Plasma und im Speichel. Das Intervall zu den Zweitbestimmungen betrug 2 Stunden bis 4 Monate. Die Theophyllin-Tagesdosis lag zwischen 12 und 28 mg/kg Körpergewicht.

Etwa 0,5 ml venösen Blutes wurden in einem heparinisierten Behälter gesammelt und das abzentrifugierte Plasma bis zur Analyse eingefroren. Gleichzeitig wurden 1–2 ml Speichel gesammelt, nachdem 15 Minuten vorher der Mund mit etwa 50 ml Leitungswasser gespült worden war. Auch die Saliva-Proben wurden bis zur Messung eingefroren. Die Theophyllin-Konzentrationen wurden mit Hilfe eines HPLC-Assays gemessen. 100 μl Serum bzw. Saliva wurden mit 100 μl Acetonitril mit dem darin enthaltenen internen Standard β-Hydroxyethyltheophyllin gemischt und zentrifugiert. 15 μl des Überstandes wurden chromatographiert und das Theophyllin quantitativ bestimmt. Eichproben wurden analog aufgearbeitet. Chromatographiebedingungen: Mobile Phase 920 Teile Wasser, 75 Teile Acetonitril, 5 Teile Essigsäure (1 %) (V/V), Durchfluß 4,5 ml/min, C-18-RCM-Säule (10 cm Länge, $\emptyset$ 8 mm, 10 μm Partikel, Waters Ass.), Raumtemperatur, UV-Detektion (Monochromator) bei 275 nm.

Ergebnisse

Bei Messungen an 84 Kindern betrug der Mittelwert des Plasma-Spiegels 8,3 mg/l; der Gesamtbereich lag zwischen 1,2 und 34,5 mg Theophyllin/l (Tabelle 1).

Tabelle 1: Theophyllin-Konzentration (mg/l) im Plasma und im Speichel bei 84 Kindern mit Asthma

	Mittelwert	Standardabweichung	Bereich
Plasma	8,3	6,9	1,2–34,5
Speichel	6,0	4,1	0,6–28,3

Bei 50 % der Patienten wurde der therapeutische Bereich der Plasma-Theophyllin-Konzentration, der zwischen 10 und 20 mg/l angenommen wird [10–14], nicht erreicht. In 7 Fällen wurde der therapeutische Bereich überschritten, ohne daß nennenswerte Nebenwirkungen angegeben wurden. Die Theophyllin-Konzentrationen im Speichel lagen im Mittel deutlich niedriger als im Plasma. Es errechnete sich ein mittlerer Quotient Plasma/Speichel von 1,4; bei 20 Proben (= 24 %) lag der Quotient jedoch unter 1; das Meßergebnis im Plasma lag also niedriger als im Speichel (Abb. 1).

Um zu überprüfen, ob der Quotient zwischen Plasma- und Saliva-Konzentration von der Höhe der Theophyllin-Konzentration im Plasma beeinflußt wird, gliederten wir unsere Ergebnisse in 3 Gruppen auf. Der Vergleich der Mittelwerte und des Gesamtbereichs läßt eine Tendenz zur Zunahme des Quotienten in Abhängigkeit von der Höhe des Theophyllin-Spiegels im Plasma annehmen (Tabelle 2).

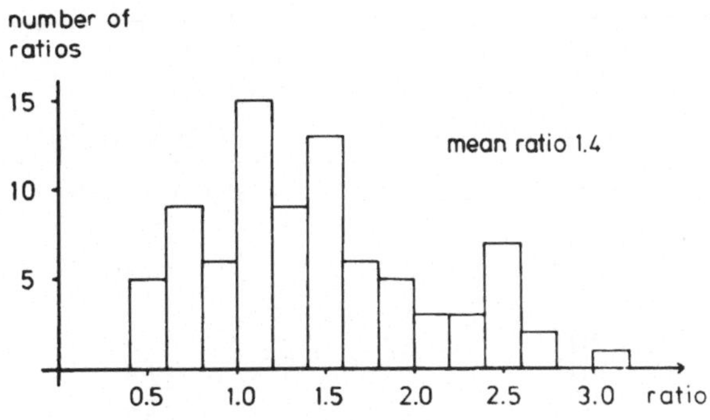

Abb. 1

Häufigkeitsverteilung des Quotienten Plasma-/Speichelkonzentration von Theophyllin bei 84 Kindern mit Astma Bronchiale

Tabelle 2: Plasma/Speichel-Quotient von Theophyllin bei Kindern mit Asthma; Untergliederung nach der Plasma-Konzentration

	n	$\overline{x}$	SD	Bereich
Alle Patienten	84	1,4	1,7	0,4 −3,2
I. < 7 mg/l	39	1,1	0,49	0,43−2,4
II. 7−20 mg/l	38	1,6	0,54	0,58−2,6
III. > 20 mg/l	7	2,2	0,69	1,22−3,05

Bei 16 Patienten, die unter einer Dauertherapie mit Euphyllin[R] retard mite standen, wurden Zweitbestimmungen des Plasma/Saliva-Quotienten durchgeführt. Das Zeitintervall zwischen beiden Messungen betrug 2 Stunden bis 4 Monate. Wie Abb. 2 zu entnehmen ist, fanden sich zum Teil erhebliche intraindividuelle Schwankungen. Der Korrelationskoeffizient zwischen den Ergebnissen der 1. und 2. Messung war niedrig ($r = 0,66$); die Abweichung der Regressionsgeraden von der Identitätslinie war deutlich, selbst wenn ein Wertepaar als möglicher „Ausreißer" bei der Berechnung unberücksichtigt blieb.

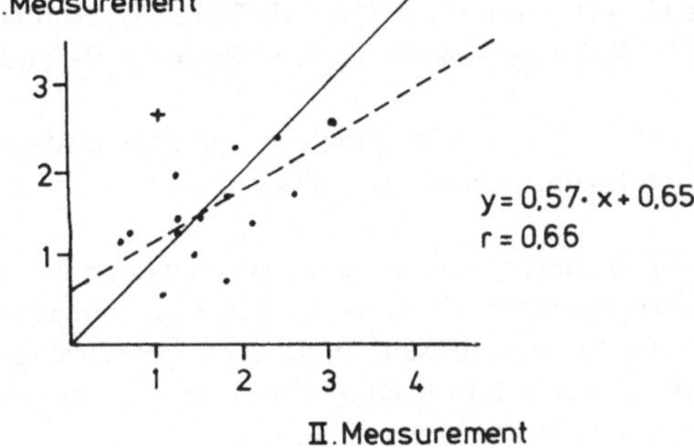

Abb. 2

Zweifachbestimmung des Plasma/Speichel-Quotienten von Theophyllin bei 16 Kindern mit Asthma; möglicher Ausreißer (+)

Tabelle 3: Plasma/Speichel-Quotient von Theophyllin bei Asthma-Kindern unter Zusatz-Therapie mit Aminophyllin retard

	I. Junge, 10 J.	II. Mädchen, 9 J.
Dosis	350 – 350 – 350 mg	350 – 175 – 350 mg
Intervall zwischen den Messungen	2 Stunden	3 Monate
1. Bestimmung	1,53	2,4
2. Bestimmung	1,55	1,4
3. Bestimmung	1,54	2,4

In einigen Fällen waren Mehrfachbestimmungen möglich. Auch hier variierten die Resultate erheblich: Erfreulich konstanten (Pat. I) standen sehr unterschiedliche Ergebnisse (Pat. II) gegenüber (Tabelle 3).

Diskussion

Bei der Berechnung des Quotienten aus der Theophyllin-Konzentration im Plasma und in der Saliva ermittelten wir einen durchschnittlichen Wert von 1,4. Ein Quotient dieser Größenordnung ist auch von anderen Autoren berechnet worden [8, 13, 15, 16–20]. Einige Autoren fanden einen engen Zusammenhang zwischen Theophyllin-Spiegeln im Plasma und im Speichel, so daß eine Therapiekontrolle anhand der Speichelkonzentration vorgeschlagen wurde [17, 19–21]. Nach den hier vorgelegten Ergebnissen, die starke interindividuelle Schwankungen in der Beziehung zwischen den Theophyllin-Spiegeln im Plasma und im Speichel erkennen lassen, müssen die Ergebnisse von neuem diskutiert werden.

Die Schwankungsbreite des Quotienten aus Plasma- und Saliva-Spiegel ist teilweise erklärbar, wenn man unterstellt, daß u.a. die Höhe des Plasmaspiegels den Quotienten wesentlich beeinflußt, wie unsere Befunde nahelegen.

Darüber hinaus kann nicht erwartet werden, daß die Konzentration im Speichel mit der im venösen Blut in direktem Bezug steht; wechselnde Funktionsphasen der Speicheldrüsen dürften dafür verantwortlich sein, daß bei 20 Patienten der Plasmaspiegel niedriger als der Speichel-Spiegel war. Koysooka et al. [15] berichten über ähnliche Ergebnisse. Die Situation ist komplex, da an der Speichelbildung sowohl seröse (Parotis) als auch mukoseröse Drüsen beteiligt sind.

Nicht zuletzt dürften der Zeitpunkt der Theophyllin-Bestimmung im Speichel und die individuell unterschiedlichen Eliminationsgeschwindigkeiten des Theophyllins von Bedeutung sein [22].

Bei Präparaten, die den Wirkstoff gleichmäßig freisetzen, ist am ehesten eine enge Beziehung zwischen Plasma- und Saliva-Spiegel zu erwarten. Eine weitgehend gleichmäßige Verteilung des Medikamentes u.a. auch in die Speicheldrüsen sollte dann gewährleistet sein. Die verschiedenartigen Einflüsse erklären auch hinreichend die zum Teil großen Schwankungen des Quotienten bei ein und demselben Patienten (s. Abb. 2).

Nach den vorgelegten Resultaten sind sowohl die inter- als auch die intra-individuellen Schwankungen des Plasma/Saliva-Quotienten zu groß, als daß sichere Rückschlüsse von der Konzentration des Speichels auf den Plasma-Spiegel gezogen werden könnten. Vor einer ausschließlichen Verwendung der Saliva-Spiegel zur Überwachung der Theophyllintherapie muß in Übereinstimmung mit anderen Autoren gewarnt werden [13, 18, 22, 23]. Dennoch ist die Bestimmung des Theophyllin-Spiegels im Speichel in der Pädiatrie von praktischer Bedeutung. Bei 86 % der Patienten, bei denen eine Saliva-Konzentration von mindestens 7 mg/l Theophyllin nachweisbar war, lag die Plasma-Konzentration im therapeutischen Bereich. Es kann daher folgendes praktische Vorgehen vorgeschlagen werden: In der initialen Phase einer Langzeittherapie mit einem Theophyllinpräparat kann man sich auf die Bestimmung des Theophyllin-Spiegels im Speichel beschränken, bis eine Konzentration von 7 mg/l erreicht ist. Dann ist eine Bestimmung der Theophyllin-Konzentration im Plasma zur weiteren Therapie-Kontrolle unbedingt erforderlich.

Weitere Untersuchungen werden zeigen müssen, ob eine genauere Standardisierung der Speichelgewinnung praktikabel ist und zu einer besseren Reproduzierbarkeit des Quotienten aus der Theophyllinkonzentration im Plasma und Speichel führt, wie nach den Hinweisen von Rylance und Moreland [24] denkbar erscheint.

Literatur

[1] Ellis, E. F., Koysooko, R., Levy, G.: Pharmacokinetics of theophylline in children with asthma. *Pediatrics* 58, 542—547 (1976).

[2] Ahrens, J.: Theophylline blood levels with theophylline ethylene diamine. *Pneumonologie Supp.* 00, 275—277 (1976).

[3] Ginchansky, E., Weinberger, M.: Relationship of theophylline clearance to oral dosage in children with chronic asthma. *J. Pediatr.* 91, 655—660 (1977).

[4] Sarrazin, E., Hendeles, L., Weinberger, M., Muir, K., Riegelman, S.: Dose dependent kinetics for theophylline: observations among ambulatory asthmatic children. *J. Pediatr.* 97, 825—828 (1980).

[5] Weinberger, M., Hendeles, L., Ahrens, R.: Clinical pharmacology of drugs used for asthma. *Pediat. Clin. N. Am.* 28, 47—135 (1981).

[6] Wemhöner, S., Oellerich, M., Sybrecht, G.: Optimierung der Therapie mit Theophyllin-Präparaten bei obstruktiven Ventilationsstörungen. 1. Bioverfügbarkeit und Pharmakokinetik verschiedener Theophyllin-Präparate. *Prax. Pneumol.* 35, 36—41 (1981).

[7] Wemhöner, S., Oellerich, M, Sybrecht, G.: Optimierung der Therapie mit Theophyllin-Präparaten bei obstruktiven Ventilationsstörungen. 2. Anwendung von Theophyllin-retard-Präparaten in der Dauertherapie bei Nichtrauchern mit und ohne Herzinsuffizienz. *Prax. Pneumol.* 35, 42—46 (1981).

[8] Galant, S. P., Gillman, S. A., Cammins, L. H., Kozak, P. P., Orcutt, J. J.: Reliability of salivary theophylline as a guide to plasma theophylline levels. *Am. J. Dis. Child.* 131, 970—972 (1977).

[9] Danhof, M., Breimer, D. D.: Therapeutic drug monitoring in saliva. *Clinical Pharmacokinetics* 3, 39—57 (1978).

[10] Jenne, J. W., Wyze, E., Rood, F. S., MacDonald, F. M.: Pharmacokinetics of theophylline. Application to adjustment of the clinical dose of aminophylline. *Clin. Pharmacol. Ther.* 13, 349—360 (1972).

[11] Weinberger, M., Bronsky, E. A.: Evaluation of oral bronchodilator therapy in asthmatic children. *J. Pediat.* 84, 421—427 (1974).

[12] Pollock, J., Kiechel, F., Cooper, D., Weinberger, M.: Relationship of serum theophylline concentration to inhibition of exercise-induced bronchospasm and comparison with cromolyn. *Pediatrics* 60, 840—844 (1977).

[13] Boobis, S., Trembath, P. W.: Plasma-saliva ratio of theophylline following oral theophylline derivatives. *Brit. J. Clin. Pharmacol.* 6, 456—457 (1978).

[14] Nicholson, D. P., Chick, T. W.: A re-evaluation of parenteral aminophylline. *Am. Rev. Resp. Dis.* **108**, 241–247 (1973).

[15] Koysooko, R., Ellis, E. F., Levy, G.: Relationship between theophylline concentration in plasma and saliva of man. *Clin. Pharmacol. Ther.* **15**, 454–460 (1974).

[16] De Blaey, C. J., de Boer, A. G.: Kwaliteitsbeheersing van aminofyllinezetpillen. *Pharm. Weekbl.* **111**, 1216–1221 (1976).

[17] Eney, R. D., Goldstein, E. O.: Compliance of chronic asthmatics with oral administration of theophylline as measured by serum and salivary levels. *Pediatrics* **57**, 513–517 (1976).

[18] Hendeles, L., Burkey, S., Bighley, L., Richardson, R.: Unpredictability of theophylline saliva measurements in chronic obstructive pulmonary disease. *J. Allergy Clin. Immunol.* **60**, 335–338 (1977).

[19] Gillmann, S. A., Galant, S. P., Cummins, L. H., Kozak, P. O., Groncy, C., Orcutt, J. J.: Reliability of salivary theophylline as a guide to plasma theophylline levels. *Ann. Allergy* **38**, 439 (1977).

[20] Levy, G., Ellis, E. F., Koysooko, R.: Indirect plasma-theophylline monitoring in asthmatic children by determination of theophylline concentration in saliva. *Pediatrics* **53**, 873 (1974).

[21] Johnson, G. F., Dechtiaruk, W. A., Solomon, H. M.: Gas-chromatographic determination of theophylline in human serum and saliva. *Clin. Chem.* **21**, 144–147 (1975).

[22] Knop, H. J., Kalafusz, R., Knols, A. J. F., van der Kleijn, E.: Preliminary report on the saliva/plasma ratio of theophylline after administration of theophylline derivatives in suppositories. *Pharm. Weekl.* **110**, 1297–1299 (1975).

[23] Hendeles, L., Weinberger, M., Johnson, G.: Monitoring serum theophylline levels. *Clinical Pharmacokinetics* **3**, 294–312 (1978).

[24] Rylance, G. W., Moreland, T. A.: Drug level monitoring in paediatric practice. *Arch Dis. Childb.* **55**, 89–98 (1980).

Variabilität der Theophyllinplasmakonzentration –
Retrospektive Studie über drei Jahre Drug Monitoring

A. H. Staib/H. H. Klemme/N. Heinz
Klinikum der Johann Wolfgang Goethe-Universität, Abteilung für Klinische Pharmakologie,
Theodor-Stern-Kai 7, D-6000 Frankfurt 70, BRD

Summary

Theophylline concentration measurements obtained from drug monitoring of patients between 1978 and 1981 by the Department of Clinical Pharmacology, University Clinic Frankfurt have been evaluated with regard to the frequency with which they fall within the clinically relevant therapeutic range.

An increase of approximately 50 % was found over the three year period for the frequency of samples within the therapeutic range of 10–20 mg/l. The largest improvement over this period was seen in data for patients receiving intravenous theophylline. Here a change of 100 % occurred and the frequency in the third year reached 40 %. This value was similar to that for measurements made in patients receiving theophylline drops but no change was observed over the three years in the success of prescribing in this group. Oral tablets, despite an unsatisfactory frequency for samples in the optimal range during the first year, showed no improvement, and after three years, measurements in the optimal range, 10–20 mg/l, still amounted to less than one third. When the frequency comparison was made according to age, the most marked improvement was seen in the 2–6 years old age group. In a multiple linear regression analysis of plasma theophylline concentration measurements and clinical data for patients receiving infusions, the dose of theophylline (mg/24^h) was the strongest determinant of the concentration (partial correlation coefficient pc = 37 %) in comparison to body weight (pc = 5.7 %), age (5 %), duration of infusion (2.9 %) or loading dose (0.3 %). The overall correlation coefficient for these five independent parameters was 46 % which is high in comparison with other similar studies.

Zusammenfassung

Die beim drug monitoring für Theophyllin an der Abteilung für Klinische Pharmakologie des Klinikums der Universität Frankfurt 1978–1981 ermittelten Theophyllinkonzentrationen wurden bezüglich der Häufigkeit therapeutisch relevanter Konzentrationsbereiche ausgewertet. Die Häufigkeit von Proben im „therapeutisch optimalen Bereich" 10–20 mg/l nahm innerhalb der drei Jahre signifikant um etwa 50 % zu. Abhängig von der Applikationsform waren die deutlichsten Verbesserungen bei intravenöser Theophyllinanwendung (Zunahme „optimaler" Konzentrationen um über 100 % beim Häufigkeitsvergleich des ersten und des dritten Jahres drug monitoring) mit zuletzt über 40 % Proben im therapeutischen

Bereich erkennbar. Dieser Wert lag im gleichen Häufigkeitsbereich wie die unveränderte Häufigkeit „optimaler" Einstellungen bei der Gabe von Theophyllintropfen. Bei der Applikationsform „Tabletten" lagen trotz von Anfang an unbefriedigender Häufigkeit „optimaler" Konzentrationen nach drei Jahren immer noch weniger als ein Drittel der Proben im Konzentrationsbereich 10—20 mg/l.

Eine Häufigkeitsgliederung der Konzentrationen nach dem Patientenalter ergab die deutlichsten Verbesserungen der Einstellungsqualität bei Zwei- bis Sechsjährigen.

Die multiple lineare Regressionsanalyse von Plasma-Konzentrationswerten und klinischen Daten einer Gruppe von Patienten unter Theophyllin-Dauerinfusion ergab statistisch einen hohen Einfluß der Theophyllindosis (mg/24 h) gegenüber Körpergewicht, Alter, Infusionsdauer und Gabe einer loading dose mit partiellen Bestimmtheitsmaßen von 37; 5,7; 5,0; 2,9 und 0,3 %; das multiple Bestimmtheitsmaß dieser fünf Parameter für die Theophyllinkonzentration war mit 46 % relativ zu anderen vergleichbaren Untersuchungen hoch.

Die Ergebnisse dokumentieren insgesamt eine Verbesserung der dosisabhängigen Bedingungen für eine optimale klinische Anwendung des Theophyllins durch Konzentrationsbestimmungen.

Einleitung

Ein therapeutisch optimaler klinischer Einsatz von Theophyllinpräparaten erfordert eine individuelle Dosierung und eine Kontrolle der Einstellung durch
— Messung der Plasmakonzentrationen
— Beurteilung des aktuellen therapeutischen Effektes
— Korrektur der Dosierung aufgrund dieser Ergebnisse.
Grundlage für diese relativ aufwendige Therapieführung sind die große Variabilität der Eliminationsgeschwindigkeit und die oft erhebliche Streuung der Verfügbarkeit oral anzuwendender Zubereitungen.

Die Bewertung der klinischen Effektivität der klinisch-pharmakologischen Dienstleitung „Messung der Plasmakonzentrationen von Pharmaka" im Rahmen des drug monitoring ist unter anderem anhand der Realisierungshäufigkeit des als therapeutisch optimal angesehenen Konzentrationsbereiches („therapeutischer Bereich") in bestimmten Zeiträumen möglich. Derartige Häufigkeitsvergleiche geben einerseits die Grundlage für die Beurteilung des Nutzens von Plasmakonzentrationsmessungen ab, sie reflektieren andererseits den Entwicklungsstand der Zusammenarbeit zwischen Kliniker und klinischem Pharmakologen.

In Frankfurt haben wir 1978 mit der Messung von Theophyllinkonzentrationen im Plasma von Patienten begonnen, nachdem gemeinsam mit den Pneumologen der hiesigen Kinderklinik die Bedingungen für Analysenanforderung, Ergebnisübermittlung, Beratung bei Problemfällen und die Ergebnisdokumentation festgelegt worden waren. In Übereinstimmung mit den bis dahin bekannten Untersuchungen über die für eine optimale Therapie des Asthma bronchiale und des Apnoesyndroms erforderlichen Plasmakonzentrationen [1—3] wurde als therapeutisches Ziel die Einstellung eines Konzentrationswertes von 10 bis 20 mg Theophyllin/l angegeben.

Von den seitdem an unserer Abteilung analysierten Plasma- bzw. Serumproben (in der Mehrzahl hochdruckflüssigkeitschromatografische Bestimmung [4], in einigen Fällen

274

radioimmunologische Bestimmung [5]) waren in über 1150 Fällen Anforderung und Analysenresultat für die klinische Führung der Theophyllintherapie maßgebend.

Diese Ergebnisse und weitere in den Anforderungsformularen und den Krankenblättern verfügbare Daten sind ausgewertet worden, um die oben angeführte Frage nach der Effektivität des drug monitoring für Theophyllin an unserer Abteilung zu beantworten.

Methoden und Material

Die Konzentrationsmessungen (HPLC, gelegentlich RIA) erfolgten im Serum bzw. Plasma der zusammen mit dem Anforderungsformular in der Abteilung eingegangenen Blutprobe, in der Regel innerhalb 6 Stunden nach Probennahme. Das Ergebnis wurde der Station sofort telefonisch mitgeteilt und nachträglich auf einem Durchschlag des Anforderungsformulars schriftlich übermittelt. Häufig wurden bei der telefonischen Ergebnisübermittlung fehlende Daten auf dem Formular ergänzt (Alter, Diagnose, Präparat, Dosierung, Probennahmezeitpunkt etc.) und in Rücksprache mit dem behandelnden Arzt Details der Dosierung, klinische Symptomatik usw. geklärt.

Zur Auswertung wurden die Daten auf den Anforderungsformularen mit den Angaben in den Krankenblättern verglichen und nach Vervollständigung bzw. Erweiterung durch weitere Parameter (Behandlungsdauer vor und nach Probennahme, Labordaten, Atemfrequenzwerte usw.) aufgelistet. Aus diesen Datenlisten erfolgte eine Häufigkeitsermittlung bezüglich der Theophyllinkonzentrationen, des Patientenalters, der eingesetzten galenischen Zubereitung, der Applikationsform usw. getrennt für die Zeiträume Mai 1978 bis April 1979, Mai 1979 bis April 1980 und Mai 1980 bis April 1981.

Ergebnisse

Aus 157 Bestimmungen der steady-state-Konzentrationen von Theophyllin im Serum bzw. Plasma von Patienten unter einer Dauerinfusionsbehandlung wurden der Clearance-Wert unter Verwendung der Infusionsrate kalkuliert und die bekannte Altersabhängigkeit sowie die Variabilität der Eliminationsleistung für Theophyllin gefunden (Tabelle 1). Für die Berechnung wurden nur die Daten verwendet, bei denen eine mindestens 24-stündige Konstanz der Infusionsrate gesichert war und Konzentrationswerte erreicht worden waren, die mindestens an der unteren Grenze des therapeutischen Bereichs lagen.

Die Zuordnung der ermittelten Theophyllinkonzentrationswerte zu den klinisch wesentlichen Konzentrationsbereichen ergibt (Tabelle 2) innerhalb der untersuchten Dreijahresperiode eine signifikante Zunahme der Einstellungshäufigkeit des als therapeutisch optimal festgelegten Bereiches von 10–20 mg/l; das auswertbare Datenmaterial umfaßt 1140 Proben.

Eine Aufgliederung nach den am häufigsten in unserem Material vorkommenden Applikationsformen (Tabletten bzw. Dragees; Tropfen; Infusion) zeigt den unterschiedlichen Anteil verschiedener Applikationsformen bzw. der dabei verwendeten galenischen Zubereitungen an der Verbesserung des Einstellungsergebnisses: Während bei einer Behandlung mit Theophyllintropfen Konzentrationswerte im optimalen Bereich konstant in etwa 40–45 % der Proben gefunden werden, ist sowohl bei der intravenösen Anwendung als auch bei der Gabe tablettenartiger Zubereitungen (es handelte sich meist um Retardpräparate) eine Häufigkeitszunahme der als optimal anzusehenden Dosierung in der Klinikroutine erkennbar; gegenüber dem ersten Jahr hat sich der Anteil der eine

Tabelle 1: Altersabhängigkeit und Variabilität der Theophyllin-Clearancewerte bei 157 Patienten (Berechnung aus c_{ss}-Werten nach mindestens 24 h Dauerinfusion, steady state-Konzentrationen $\geqslant$ 8,0 mg/l; Clearance = R/c_{ss}) — Frankfurt 1978—1981.

Lebensalter	Mittelwert ml/kg/h	Variationskoeffizient (%)	N
Neugeb.—2. Monat	35,0	77	9
3.—5. Monat	79,1	99	8
6.—12. Monat	78,3	39	16
1—6 Jahre	73,1	45	49
…14 Jahre	56,1	42	39
…35 Jahre	58,6	27	28
über 35 Jahre	35.7	81	8

Tabelle 2: Häufigkeitsverteilung gemessener Theophyllin-Konzentrationen in Patientenproben, Aufteilung nach Konzentrationsbereichen, Frankfurt 1978—1981, Angaben als Prozent der Probenzahl innerhalb des Jahreszeitraumes.

Bereich der Konzentrationswerte (mg/l)	1978/79 N = 180	1979/80 N = 368	1980/81 N = 592
$\emptyset$	4,4	8,7	6,9
… 5	23,9	22,8	18,3
5—10	43,3	29,9	32,3
10—20	24,4**	29,1*	36,1
über 20	3,9	9,5	6,4

Chi-Quadrat-Test gegen die Gruppe 1980/81:

(*) $p < 0,1$; * $p < 0,05$; ** $p < 0,01$; ns = nicht signifikant

„gute Einstellung" repräsentierenden Proben 1980/1981 praktisch verdoppelt (Tabelle 3). Das Einstellungsresultat ist in Abhängigkeit vom Alter des Patienten unterschiedlich (Tabelle 4 A—D). Neugeborene und Säuglinge sind gleichbleibend mit etwa 40 % aller Proben auf den optimalen Konzentrationsbereich eingestellt. Dieser Wert entspricht numerisch der bei der Applikationsform „Tropfen" gefundenen Häufigkeit und reflektiert wahrscheinlich die in unserem Material bevorzugte Anwendung dieser Applikationsform innerhalb des ersten Lebensjahres.

Bei der Gruppe der Kleinkinder ist die „Verbesserung" des Einstellungsergebnisses am deutlichsten und statistisch signifikant (Tabelle 4 B). In dieser Altersgruppe erfolgten vorwiegend eine intravenöse Gabe (Dauerinfusion) und die Gabe nichtretardierter Tabletten.

Tabelle 3: Häufigkeitsverteilung gemessener Theophyllin-Konzentrationen in Patientenproben, Aufteilung nach Applikationsformen in Konzentrationsbereiche wie Tabelle 1, Frankfurt 1978–1981 (Prozentwerte)

Bereich der Konzentrationswerte (mg/l)	Oral						Intravenös		
	Tabletten			Tropfen					
	1978/79 (n = 36)	1979/80 (n = 85)	1980/81 (n = 191)	1978/79 (n = 41)	1979/80 (n = 155)	1980/81 (n = 230)	1978/79 (n = 92)	1979/80 (n = 107)	1980/81 (n = 136)
$\emptyset$	11,0	14,1	12,6	4,9	5,8	3,9	2,2	7,5	2,2
... 5	30,6	28,2	27,2	26,8	16,1	14,3	21,7	22,4	9,6
5–10	41,7	35,3	28,8	19,5	24,5	36,1	52,0	36,4	32,4
10–20	13,9(*)	21,2 ns	28,3	46,3 ns	39,4 ns	40,4	18,4**	23,4**	42,6
über 20	2,8	1,2	3,1	2,4	14,2	5,2	5,4	10,3	13,2

Chi-Quadrat-Test gegen die Gruppe 1980/81:

(*) $p < 0.1$; * $p < 0{,}05$; ** $p < 0.01$; ns = nicht signifikant

Tabelle 4 A und B: Häufigkeitsverteilung gemessener Theophyllin-Konzentrationen in Patientenproben, Altersverteilung und Konzentrationsbereiche, Frankfurt 1978—1981.

Altersgruppe A: 0...12. Monat			
Konzentrationsbereich (mg/l)	1978/79 N = 52	1979/80 N = 152	1980/81 N = 224
0	4	4	5
... 5	19	17	13
5—10	33	23	39
10—20	40 ns	37 ns	38
über 20	4	18	5

Altersgruppe B: 2. ... 6. Jahr			
Konzentrationsbereich (mg/l)	1978/79 N = 33	1979/80 N = 54	1980/81 N = 98
0	0	17	7
... 5	27	26	20
5—10	61	35	27
10—20	9**	20*	39
über 20	3	2	7

Chi-Quadrat-Test gegen die Gruppe 1980/81:

(*) $p < 0{,}1$; * $p < 0{,}05$; ** $p < 0{,}01$; ns = nicht signifikant

Die Gruppe der Schulkinder zeigt konstant das bezüglich des Erreichens des Therapiezieles „optimaler Konzentrationswert" ungünstigste Resultat: neben einem statistisch nicht zu sichernden Anstieg optimal eingestellter Patienten fällt der mit knapp 40 % sehr hohe Anteil sicher unterdosierter Fälle auch im letzten Auswertungsintervall (1980/1981) auf. Jenseits des 14. Lebensjahres wird beim Vergleich der drei Jahresperioden eine Häufigkeitszunahme von Proben im Konzentrationsbereich 10—20 mg/l deutlich, die allerdings wegen der geringen Besetzung der Gruppe 1978/1979 statistisch nur schwach signifikant ist (Tabelle 4 D).

Aus dem Datenmaterial 1978/1979 wurden für 59 Patienten verschiedene Daten, von denen ein Einfluß auf die Theophyllinkonzentration erwartet werden kann, zusammengefaßt und mittels multipler linearer Regressionsanalyse aufgearbeitet (Tabelle 5).

Neben den dargestellten Ergebnissen der univariaten Statistik (oberer Tabellenteil) ergab sich dabei für die wichtigsten unabhängigen Variablen Dosis, Körpergewicht, Alter, Infusionsdauer vor der Probennahme und die Applikation einer höheren Anfangsdosis (loading dose) ein multiples Bestimmtheitsmaß für die abhängige Variable Theophyllinkonzentration von 45 %. Die Dosis weist dabei den Hauptanteil auf (partielles Bestimmt-

278

Tabelle 4 C und D: Häufigkeitsverteilung gemessener Theophyllin-Konzentrationen in Patientenproben, Altersverteilung und Konzentrationsbereiche, Frankfurt 1978—1981.

Altersgruppe C: 7. … 14. Jahr			
Konzentrationsbereich (mg/l)	1978/79 N = 80	1979/80 N = 69	1980/81 N = 97
0	5	9	8
… 5	26 ns	25 ns	30
5—10	45	41	27
10—20	20 ns	20 ns	29
über 20	4	6	5
Altersgruppe D: Über 14 Jahre			
Konzentrationsbereich (mg/l)	1978/79 N = 10	1979/80 N = 75	1980/81 N = 159
0	10	13	11
… 5	10	27	15
5—10	50	31	33
10—20	20(*)	25 ns	35
über 20	10	4	6

Chi-Quadrat-Test gegen die Gruppe 1980/81:

(*) $p < 0,1$;   * $p < 0,05$;   ** $p < 0,01$;   ns = nicht signifikant

Tabelle 5: Ergebnisse der multiplen linearen Regressionsanalyse von N = 59 Datengruppen (Theophyllinkonzentration und verschiedene unabhängige Variable von Patienten unter mindestens 12-stündiger Theophyllin-Dauerinfusion, aus dem Datenmaterial Frankfurt 1978/1979) zur Ermittlung des Einflusses verschiedener klinischer Daten auf die resultierende Theophyllin-Konzentration.

	$\bar{X}$	VK (%)	Grenzwerte
(Log) Theophyllinkonzentration (mg/l)	*6,91	3,27	2,6 — 32,9
Dosis (mg/24 h)	412,80	6,6	60 —920
Gewicht (kg)	24,5	6,97	4,39— 52
Alter (Monate)	86,3	8,37	2 —167
Infusions-Dauer vor Probennahme (h)	*41,8	74,5	13 —166
Loading Dose	0,75	7,56	0 — 1

Multiple und partielle Bestimmtheitsmaße ($R^2 \cdot 100$; %), N = 59

Multiples Bestimmtheitsmaß	45,5 %		Alter	5,0 %
Partielles Bestimmtheitsmaß	Dosis	37,1 %	Log Inf.Dauer	2,9 %
	Gewicht	5,7 %	Loading Dose	0,3 %

* Antilog

heitsmaß 37 %). Wegen des zu niedrigen zahlenmäßigen Umfangs der verfügbaren Daten wurden diese Auswertungsmethode auf das hier dargestellte Material aus Dauerinfusionsfällen begrenzt und analoge Auswertungen für andere Applikationsformen nicht durchgeführt.

Diskussion

Das Ziel der vorgelegten Studie bestand in der Ermittlung von statistischen Daten zur Beurteilung der Effektivität von routinemäßigen Theophyllinkonzentrationsmessungen während des klinischen Einsatzes von Theophyllin beim Asthma bronchiale und bei der Kontrolle des Apnoesyndroms. Kriterium der Effektivität dieser Form des drug monitoring war die Häufigkeit der Realisierung des therapeutisch optimalen Konzentrationsbereiches in den analysierten Proben. Die retrospektive Auswertung des Datenmaterials zeigte pauschal eine Erhöhung der Probenhäufigkeit mit therapeutisch optimalen Konzentrationswerten (10–20 mg/l) um 50 % innerhalb von drei Jahren. Auffällig und im Sinne einer positiven Bewertung der Möglichkeit einer derartigen Therapiekontrolle durch den Kliniker deutbar ist die stetige Zunahme der Analysenanforderungen, obwohl sich die Anzahl der an den Einsendungen beteiligten Kliniken nicht erhöht hat.
Da sich die Summe der Häufigkeiten der Werte im optimalen (10–20 mg/l) und im suboptimalen (5–10 mg/l) Bereich in den drei Auswertungsjahren nicht verändert hat (Tabelle 2), ist die wachsende Häufigkeit optimaler Konzentrationswerte wohl ein Ausdruck des Nutzens dieser Form der Zusammenarbeit zwischen Kliniker und klinischem Pharmakologen. Der unterschiedliche Anteil der verwendeten Applikationsformen bzw. galenischen Zubereitungen an der Verbesserung des Einstellungsergebnisses während des Auswertungszeitraumes hat offenbar unterschiedliche Gründe. Neben der Rolle vorgegebener Dosierungsschemata, die erst im Laufe der Zeit anhand der Ergebnisse der Konzentrationsmessungen korrigiert wurden, drückt sich in diesem Befund auch eine von den unterschiedlichen Behandlungsstellen geübte Bevorzugung einzelner Applikationsformen aus, die hinsichtlich der z.B. auch altersabhängigen Notwendigkeiten im ausgewerteten Material ihren Niederschlag finden: So fällt auf, daß in neonatologischen Stationen optimale Einstellungen wesentlich häufiger sind und andererseits gerade in dieser Altersstufe die Verordnung von Theophyllintropfen überwog, während im Vorschul- und besonders im Schulalter die Anzahl ambulant behandelter Patienten (Gabe von Tabletten, im Schulalter besonders von Retardzubereitungen) einen erheblichen Umfang aufweist und damit im Vergleich zur Behandlung mit Tropfen Probleme einer unterschiedlichen Bioverfügbarkeit und oft unzureichender Compliance eine Rolle spielen. So kann also die „altersabhängige" Variabilität des Einstellungsergebnisses (Tabelle 4) nicht ausschließlich durch die bekannten altersabhängigen Streuungen der Eliminationsleistung [6], die auch in unserem Patientengut (Tabelle 1) nachweisbar waren, erklärt werden. Dem entspricht auch das Ergebnis der multiplen linearen Regressionsanalyse von ausgesuchten Fällen einer Infusionsbehandlung, wonach das Lebensalter relativ zur Dosierung für das Ergebnis der resultierenden Plasmakonzentration eine zu vernachlässigende Rolle spielte. Obwohl das rechnerische Resultat dieser Auswertung im Vergleich zu anderen derartigen Analysen (z.B. Herzglykoside [7]) einen hohen Bestimmtheitsgrad der Konzentration durch die berücksichtigten unabhängigen Variablen Dosis, Gewicht, Alter, Infusionsdauer und loading dose aufweist, verbleibt eine Restvarianz von über 50 %, die durch diese Parameter nicht bestimmt wird. Auch daraus wird er-

kennbar, daß eine individuelle Dosisanpassung anhand von Konzentrationsmessungen für eine sichere und wirksame Theophyllinanwendung erforderlich ist.

Gerade bei der Infusionsbehandlung hat sich in unserem Material die deutlichste Verbesserung des Einstellungsergebnisses über die drei der Auswertung zugrundeliegenden Jahre gezeigt: 1980/1981 umfaßt die Summe der Häufigkeiten von Proben im optimalen und suboptimalen Bereich (10−20 mg/l und 5−10 mg/l) etwa drei Viertel der Probenzahl und entspricht damit den Resultaten bei der Anwendung von Tropfen. Demgegenüber ist die Einstellung mit Tabletten nach wie vor nicht optimal.

Unsere Ergebnisse zeigen, daß die personal-, material- und zeitaufwendige Methode der Therapiekontrolle durch Theophyllinkonzentrationsmessungen eine erhebliche Verbesserung der individuellen Dosierung bringen kann und offenbar den behandelnden Arzt in die Lage versetzt, nach einer Einarbeitungsperiode effektiver und sicherer zu behandeln.

Literatur

[1] Pollock, J., Kiechel, F., Cooper, D., Weinberger, M.: *Pediatrics* **60**, 840 (1977).

[2] Kuzenko, J. A., Paala, J.: *Arch. Dis. Childh.* **48**, 404 (1973).

[3] Ogilvie, R. I.: *Clin. Pharmacokin.* **3**, 267 (1978).

[4] Orcutt, J. J., Kozak, P. P., Gillman, S. A., Cummins, L. H.: *Clin. Chem.* **23**, 599 (1977).

[5] Borner, K.: in „Asthmatherapie mit Theophyllin, Optimierung durch Blutspiegel-Bestimmung", Herausg.: R. Wettengel, München-Deisenhofen, Dustri-Verlag 1980, Seite 83−107.

[6] Jusko, J. W., Gardner, M. J., Mangione, A., Schentag, J. J., Koup, J. R., Vance, J. W.: *J. Pharmaceut. Sci.* **68**, 1358 (1979).

[7] Heinz, N., Rietbrock, N.: *Europ. J. Clin. Pharmacol.* **15**, 109 (1979).

Multicentre comparative study of theophylline concentration estimations in serum: (4 RIAs and 1 EMIT-Assay)

H. Rameis/G. Kaik
Division of Clinical Pharmacology of the Ist Medical Clinic University of Vienna, Medical School, Vienna, Austria

A. T. Endler
University Institute for Clinical Chemistry and Laboratory Medicine, Vienna, Austria

D. Nolte
2nd Medical Department of the General Hospital, Bad Reichenhall, FRG

Zusammenfassung

In 108 Serumproben wurden in 4 verschiedenen klinischen Laboratorien Serumkonzentrationen von Theophyllin bestimmt. Die kommerziell erhältlichen RIA-Kits GAMMA-DAB^R (Clinical Assays) und RIA-MAT^R (Byk-Mallinckrodt) und der Enzymimmunoassay EMIT-SYVA^R (Merck) wurden benützt. Die Serumproben wurden gewonnen durch Blutentnahmen bei 12 gesunden männlichen Probanden nach Applikation von 3 verschiedenen Einzeldosen von 3 unterschiedlichen Theophyllin-Galeniken: 15, 60, 120 Minuten nach Gabe von 360 mg Euphyllin^R i.v., 60, 120, 360 Minuten nach Gabe von 350 mg Euphyllin^R retard Drg. oder 350 mg Euphyllin^R Tbl. per os. Bei jeder Bestimmung ergab die Analyse von Referenzserumproben eine Variation innerhalb der Bestimmung von maximal 10 % oder zumeist weniger. Infolgedessen schien eine zuverlässige Analyse bei jeder Bestimmung vorhanden gewesen zu sein. Jedoch deckte die statistische Analyse signifikante Unterschiede zwischen den einzelnen Bestimmungen auf, die entweder auf Unterschiede des Laboratoriums oder der Methode zurückzuführen sind. Alle Bestimmungen zeigen in Übereinstimmung auf, daß subtherapeutische Serumkonzentrationen nach Gabe von üblichen Dosen Euphyllin^R zu messen waren.

Summary

Serum concentrations of theophylline were measured in 108 serum samples in four different clinical laboratories. The commercially available RIA kits GAMMA-DAB^R (Clinical Assays) and RIA-MAT^R (Byk-Mallinckrodt) and the enzyme immunoassay EMIT-SYVA^R (Merck) were used. Serum samples were collected from 12 healthy volunteers after administration of 3 different single doses of various theophylline formulations: 15, 60, 120 min after 360 mg Euphyllin^R intravenously, 60, 120, 360 min after 350 mg Euphyllin^R retard Drg. orally or 350 mg Euphyllin^R Tbl. In all tests repeated analyses of reference standards indicated an intraassay variation of 10 % or less and the results indicate that the analyses are reliable. Statistical analysis, however, indicated significant differences between determinations which could be due to either laboratory or methodological differences. All determinations made showed that subtherapeutic serum concentrations of Theophylline were attained after administration of commonly used doses of Euphyllin[R].

Introduction

Recent developments in the clinical pharmacology of theophylline have resulted in a renewed emphasis and increased use of this drug in the treatment of bronchial asthma [1–4]. Today theophylline is considered to be one of the most useful drugs in the treatment and prevention of asthmatic symptoms [4, 5].

The relationship between Theophylline dosage and the likelihood of achieving both therapeutic effect and toxicity has been reported [6]. However, because there are marked variations in the rate of individual metabolism of Theophylline in man a large percentage of patients in any population receiving commonly prescribed doses will either not achieve a therapeutic effect or will be at risk of toxicity [1, 7].

Current data suggest that effective use of theophylline requires careful dosage adjustment based on theophylline serum concentration measurements [4, 6, 8, 9]. Theophylline dosages that achieve the serum concentration range of $10\,\mu g/ml$ to $20\,\mu g/ml$ are usually effective in suppressing asthmatic symptoms [1, 8]. Undesirable side effects may occur at an average concentration of $15\,\mu g/ml$ and these increase in frequency and severity as blood levels of theophylline increase above this level [3].

The first generally used method for measuring serum theophylline levels was described by Schack and Waxler in 1949 [10]. This method has been widely used but has serious deficiencies. Gas liquid chromatographic methods [11, 12] are more specific but these also have deficiencies relating to the requirement of a large sample volume, unstable derivatives, lack of sensitivity or the lack of proper internal standards. Recently introduced methods for theophylline determination using high pressure liquid chromatography (HPLC) have been reported [13–15], which are both fast and accurate but require an expensive and complex instrument and proper facilities. Many clinical laboratories which have or desire to offer theophylline assay services tend to prefer assays which offer advantages such as simplicity, minimal investment in equipment and small sample size requirements. These requirements are met by techniques such as the radioimmunoassay and enzyme immunoassay.

The theophylline radioimmunoassay is a competitive binding assay which utilizes an antiserum reagent to separate antibody-bound tracer from unbound tracer by precipitation [16]. Non-radioactive theophylline, added in the sample, competes with a constant amount of ^{125}I-theophylline tracer for binding sites on the theophylline antibody present in a limiting concentration. The amount of ^{125}I-theophylline tracer which will bind to the antibody is inversely proportional to the amount of non-radioactive theophylline present in the assay tube.

Enzyme immunoassay [17] is based on competitive binding concepts using an enzyme as a label and an antibody as a specific binding protein. The enzyme activity is related to the concentration of the drug in the sample. Requiring no separation step the enzyme activity can be measured directly by spectrophotometry.

The aim of the study was to compare the results of theophylline measurements obtained with different assays in different clinical laboratories using commercially available radioimmunoassay and enzyme immunoassay kits.

Material and methods

Samples

108 serum samples were collected from 12 healthy male volunteers after administration of 3 different single doses of theophylline: 15, 60, 120 min after 360 mg Euphyllin[R] intravenously, 60, 120, 360 min after 350 mg Euphyllin[R] retard Drg. orally and 60, 120, 360 min after 350 mg Euphyllin[R] Tbl. orally. The samples were centrifuged within 1 hour and serum was separated. Serum from the same sampling occasion of each subject was apportioned into five tubes and stored at -20°C before analyses which were performed within two months.

Assays

For the analyses of theophylline concentrations commercially assays were used: 2 RIA-kits, GAMMA-DAB[R] (Clinical Assays) and RIA-MAT[R] (Byk-Mallinckrodt), and the enzyme immunoassay EMIT-SYVA[R] (Merck). Where necessary, reagents were diluted according to the manufacturer's instructions. All kits were obtained directly from the respective manufacturers. The analyses were performed strictly according to instructions provided with the individual kits.

Assay procedure

In every laboratory the subjects' samples were analysed in duplicate within one run. The repeating of analyses because of apparent laboratory error was not allowed.

Lower limit of sensitivity

The lower limit of sensitivity in GAMMA-DAB[R] was 2.0, in RIA-MAT[R] 1.25 and in EMIT-SYVA[R] 2.5 µg/ml.

Intraassay variation

In each of the tests, repeated analyses of reference standards indicated an intraassay variation of 10 % or less.

Laboratories

Four laboratories took part at this trial:
(1) Division of Clinical Pharmacology of the Ist Medical Clinic of the University Vienna, Medical School, Vienna, Austria using GAMMA-DAB[R] — Determination A, using RIA-MAT[R] — Determination C.
(2) 2nd Medical Department, General Hospital, Bad Reichenhall, FRG using RIA-MAT[R] — Determination B.
(3) Commercial laboratory of a pharmaceutical company in Konstanz, FRG using RIA-MAT[R] — Determination D.
(4) Institute for Clinical Chemistry and Laboratory Medicine of the University Vienna, using EMIT-SYVA[R] — Determination E.

Statistical analysis

Statistical significant differences were evaluated by analysis of variance and covariance.

Results

The results of serum theophylline concentration estimations (determination A–E; Table 1) after administration of 360 mg Euphyllin[R] intravenously are shown in Fig. 1, after administration of 350 mg Euphyllin[R] retard Drg. in Fig. 2 and after administration of 350 mg Euphyllin[R] Tbl. in Fig. 3.

Statistical analysis revealed significant differences between each determination: the highest values of theophylline concentrations were found in determination E (EMIT-SYVA[R]), the second highest values in determination A (GAMMA-DAB[R]), the third highest values in determination B (RIA-MAT[R]), the fourth highest values in determination D (RIA-MAT[R]). The lowest, but still a statistically significant difference, was observed between determination C and D. The greatest variation of theophylline concentration values was detected in determination A (GAMMA-DAB[R]). After administration of therapeutic doses of Euphyllin[R] in various formulations the results in all eases indicated a preponderance of values below 10 µg/ml.

Table 1: Results of serum Theophylline concentration estimations (determination A–E) in samples drawn 60 minutes after administration of three different galenic formulations of Euphyllin®

	360 mg Euphyllin i.v.					350 mg Euphyllin® ret. Drg.					350 mg Euphyllin® Tbl.				
Subject	A	B	C	D	E	A	B	C	D	E	A	B	C	D	E
1	4.5	5.6	4.5	4.7	6.6	0.4	0.9	0.5	0.9	0.8	5.0	6.4	4.9	5.1	8.2
2	6.2	5.8	5.2	4.9	7.1	2.1	2.3	2.3	1.4	3.0	6.8	6.1	4.6	5.9	7.1
3	3.0	4.9	4.8	5.3	6.3	0.5	0.9	0.6	0.5	0.8	5.2	4.9	4.0	3.8	5.8
4	4.6	8.1	7.4	6.3	7.2	2.8	0.7	0.5	0.5	0.8	5.0	5.4	4.2	3.4	6.1
5	7.6	7.2	6.9	6.9	7.3	2.5	2.8	1.9	2.2	3.4	7.8	7.2	7.4	6.9	7.6
6	5.0	6.0	5.5	6.1	7.4	1.4	2.1	1.3	1.8	2.1	6.4	6.0	4.5	4.8	6.1
7	6.3	6.2	5.2	4.4	6.4	2.5	0.7	0.5	0.5	0.6	3.8	5.5	4.6	4.3	6.4
8	9.6	8.7	5.6	6.0	10.2	2.2	2.4	2.5	1.7	2.3	8.2	8.6	8.4	6.2	10.4
9	8.4	8.5	6.6	6.1	11.3	0.5	0.7	0.4	0.7	0.8	9.0	8.5	6.8	6.1	10.1
10	7.5	6.3	4.8	5.0	6.4	2.3	2.4	1.9	1.3	2.6	8.2	7.3	6.7	5.6	8.9
11	6.6	7.1	6.3	6.7	9.0	0.9	1.0	1.2	1.0	0.9	6.6	5.6	3.9	4.9	6.5
12	8.0	7.6	6.4	6.3	8.4	1.2	1.9	1.9	2.4	2.0	6.8	5.9	4.5	4.8	7.0
$\bar{x}$	6.4	6.8	5.8	5.7	7.8	1.6	1.6	1.3	1.2	1.7	6.6	6.4	5.4	5.2	7.5
± s	1.9	1.2	0.9	0.8	1.6	0.9	0.8	0.8	0.7	1.0	1.6	1.2	1.5	1.1	1.6

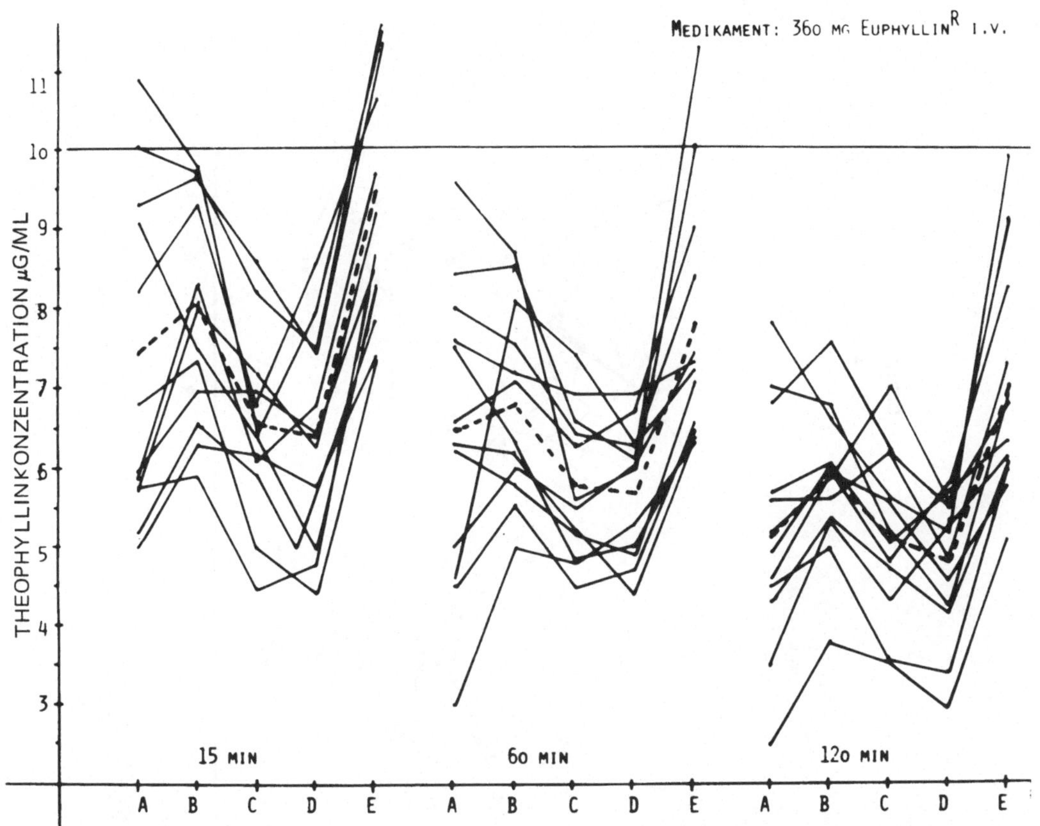

Fig. 1 Results of serum Theophylline concentration estimations (determination A–E) 15, 60, 120 minutes after administration of a single dose of 360 mg Euphyllin[R] intravenously. The line at 10 µg/ml marks the lower level of the therapeutic range. – – – – – course of mean values

Discussion

The differences in serum theophylline concentration estimations in various laboratories using the same or a different radioimmunoassay might be due to influences of method, laboratory, storage and shipment. It was not possible to explain the differences entirely but some hints for possible influences exist:

The great variation of the results in determination A (GAMMA-DAB[R]), according to a recent publication, might be due to insufficient reliability in the assay [18]. Differences between the determination using RIA-MAT[R] (B, C, D) could be explained by influences of laboratory or storage. The periods of storage although at −20°C varied up to two months.

287

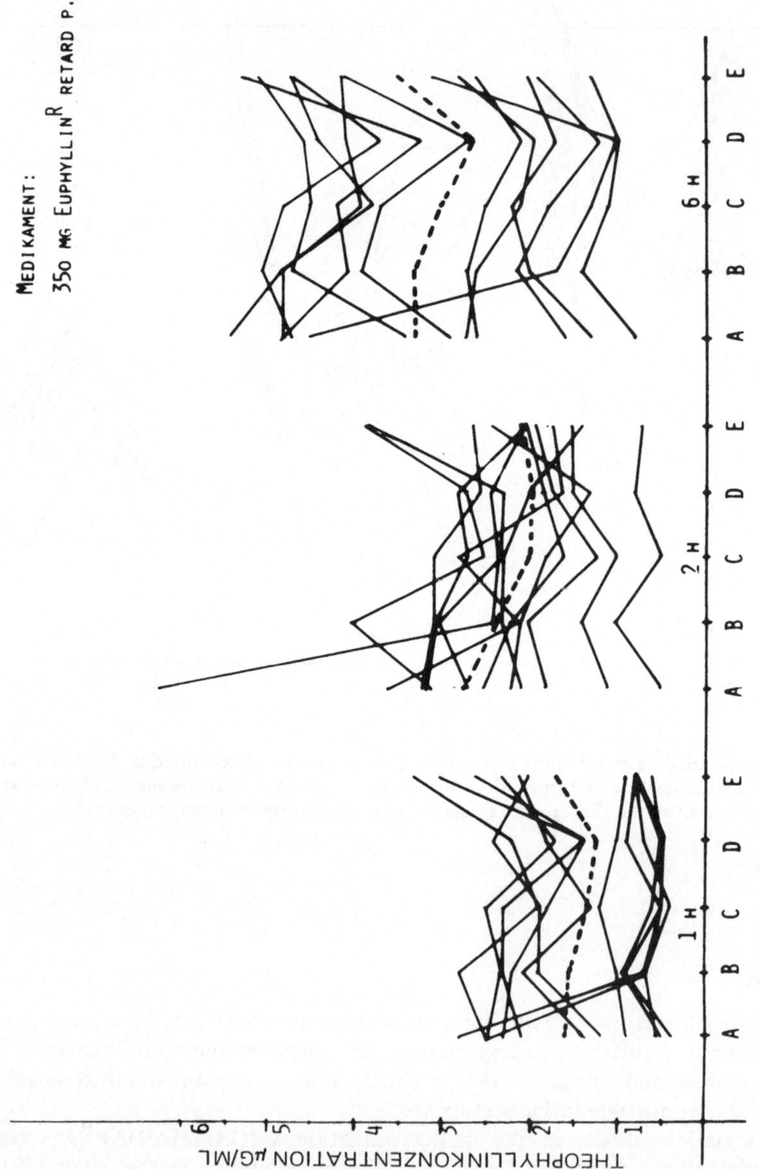

Fig. 2 Results of serum Theophylline concentration estimations (determination A—E) 60, 120, 360 minutes after administration of a single dose of 350 mg Euphyllin^R retard Drg. orally. —·—·—·—·— course of mean values

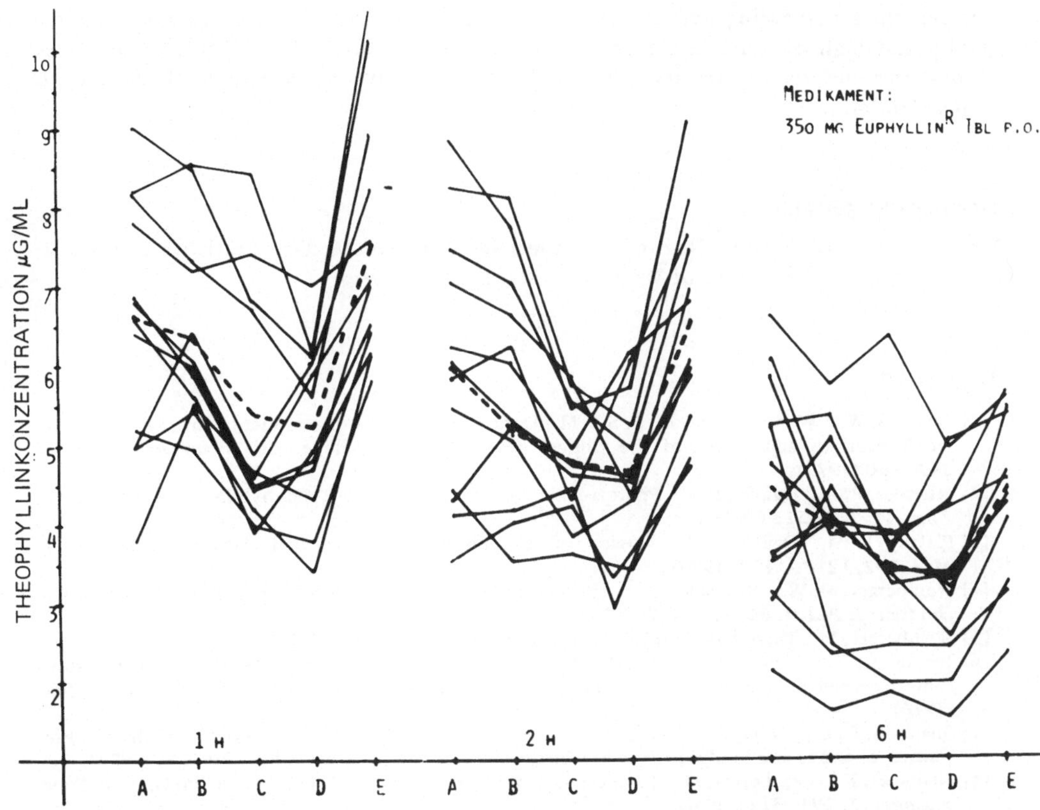

Fig. 3 Results of serum Theophylline concentration estimations (determination A—E) 60, 120, 360 minutes after administration of a single dose of 350 mg Euphyllin[R] orally. – – – – course of mean values

EMIT-SYVA[R] analysis gave high values which might be caused by methodological differences in particular. Furthermore, antisera of different origin vary in their specifity and cross reactivity.

The presented data revealed important differences in theophylline serum concentration estimations in various laboratories using various commercially available assays. The results varied up to a maximum difference of approximately 45 %. Despite this variation the data indicate that commonly given single doses of various formulations of Euphyllin[R], which were considered as therapeutically effective, produce subtherapeutic concentrations of theophylline in serum (Figs. 1—3). For each laboratory clinical trials are necessary to evaluate the range of serum theophylline concentration in which bronchospasm will be reduced. The assumption of fixed limits for therapeutic serum concentrations of theophylline appears problematical.

Further trials comparing determinations with reference methods such as gaschromatography and high pressure liquid chromatography will be needed to elucidate the causes of discrepancies of the results presented and to improve the precision of analyses in clinical laboratories.

Acknowledgement

We are indebted to Univ.-Doz. Dr. P. Bauer, Institute for Medical Statistics and Documentation of the University of Vienna, for statistical analyses.

Literature

[1] Jenne, J. W., Wyze, E., Rood, F. S., MacDonald, F. M.: Pharmacokinetics of Theophylline. Application to adjustment of the clinical dose of Aminophylline. *Clin. Pharmacol. Ther.* **13**, 349–360 (1972).

[2] Mitenko, P. A., Ogilvie, R. I.: Pharmacokinetics of intravenous Theophylline. *Clin. Pharmacol. Ther.* **14**, 509–513 (1973).

[3] Piafsky, K. M., Ogilvie, R. I.: Dosage of Theophylline in Bronchial Asthma. *New. Engl. J. Med.* **292**, 1218–1222 (1975).

[4] Weinberger, M. W., Bronsky, E. A.: Evaluation of oral bronchodilator therapy in asthmatic children. *J. Pediat.* **84**, 421–427 (1974).

[5] Weinberger, M.: Theophylline for treatment of asthma. *J. Pediat.* **92**, 1–7 (1978).

[6] Jacobs, M. H., Senior, R. M., Kessler, G.: Clinical experience with Theophylline. Relationships between dosage, serum concentration and toxicity. *J. Amer. med. Ass.* **235**, 1983–1986 (1976).

[7] Shannon, D. C., Gotay, F., Stein, I. M., Rogers, M. C., Todres, I. D., Moylan, F. M. B.: Prevention of apnea and bradycardia in low-birthweight infants. *Pediatrics* **55**, 589–594 (1975).

[8] Hendeles, K., Weinberger, M., Johnson, G.: Monitoring serum Theophylline levels. *Clin. Pharmacokin.* **3**, 294–312 (1978).

[9] Weinberger, M., Matthay, R. A., Ginchansky, E. J., Chidsey, C. A., Petty, T. L.: Intravenous aminophylline dosage. Use of serum Theophylline measurement for guidance. *J. Amer. med. Ass.* **235**, 2110–2113 (1976).

[10] Schack, J. A., Waxler, S. H.: An ultraviolet spectrophotometric method for determination of Theophylline and Theobromine in blood and tissues. *J. Pharmac.* **97**, 283–291 (1949).

[11] Dusci, L. J., Hackett, L. P., McDonald, I. A.: Gas-liquid chromatographic determination of Theophylline in human plasma. *J. Chromatogr.* **104**, 147–150 (1975).

[12] Johnson, G. F., Dechtiaruk, W. A., Solomon, H. M.: Gaschromatographic determination of Theophylline in human serum and saliva. *Clin. Chem.* **21**, 144–147 (1975).

[13] Thomson, R. D., Nagasava, H. T., Jenne, J. W.: Determination of Theophylline and its metabolites in human urine and serum by high pressure liquid chromatography. *j. Lab. Clin. Med.* **84**, 584–590 (1974).

[14] Franconi, L. C., Hawk, G. L., Sandmann, B. J., Haney, W. G.: Determination of Theophylline in plasma ultrafiltrate by reversed phase high pressure liquid chromatography. *Anal. Chem.* **48**, 372–375 (1976).

[15] Orcutt, J. J., Kozak, P. P., Gilman, S. A., Cummins, L. H.: Microscale method for Theophylline in body fluids by reversed phase, high pressure liquid chromatography. *Clin. Chem.* **23**, 599–601 (1977).

[16] Neese, A. L., Soyka, L. F.: Development of a radioimmunoassay for Theophylline. *Clin. Pharmacol. Ther.* **21**, 633–641 (1977).

[17] Gushaw, J. B., Hu, M. W., Singh, P., Miller, J. G., Schneider, R. S.: Homogenous enzyme immunoassay for Theophylline in serum. *Clin. Chem.* **23**, 1144 (1977).

[18] Zech, K., Borner, K., von Stetten, O.: Monitoring of serum or saliva Theophylline concentrations by a new radioimmunoassay. *Fresenius Z. Anal. Chem.* **301**, 114 (1980).

Quantitative Bestimmung von Coffein in biologischen Flüssigkeiten mit Hilfe der Gaschromatographie und N-selektiver Detektion

H. Heusler/E. Richter
Medizinische Universitätsklinik Würzburg, Josef-Schneider-Str. 2, D-8700 Würzburg, BRD

Summary

The analytical method of choice for the determination of caffeine in biological materials was up until recently spectrophotometry [1, 2]. This method, however, has not the sensitivity or specifity required for pharmacokinetic studies with caffeine. Today, chromatographic methods such as thin layer chromatography [3], high pressure liquid chromatography [4–6] and gas liquid chromatography [7–9] are increasingly used for the quantitative analysis of caffeine. We wish to present here a simple, sensitive and selective gas-chromatographic method for the determination of caffeine in biological fluids.

A linear relationship was observed between the concentrations of caffeine added to plasma (0.2–20 µg/ml), whole blood (0.2–10 µg/ml) and urine (0.25–10 µg/ml) and the peak area (plasma, blood) and peak height (plasma, urine) ratios measured using pethidine (Dolantin^R) as the internal standard. The corresponding correlation coefficients (r) were in all cases better than 0.998 with standard deviations for each concentration smaller than 6 % (plasma), 3 % (blood) and 5 % (urine).

The mean recoveries of caffeine in the given concentration ranges are 120 ± 8.8 % from plasma (n = 7), 88.5 ± 6.4 % from blood (n = 5) and 98.9 ± 7.8 % from urine (n = 5).

The detection limit is about 1 ng caffeine per single injection. Analysis of caffeine in plasma and blood were done on the packed column (A) with quantitative evaluation using peak height ratios. Urine data and data from plasma of patients under multiple drug therapy were obtained by capillary gaschromatography (B) using peak area evaluation.

Einleitung

Das Xanthinderivat Coffein (1,3,7-Trimethylxanthin) findet wegen seiner zentral stimulierenden Wirkung in den unterschiedlichsten Getränken Verwendung (Kaffee, Tee, Cola usw.). Darüber hinaus ist Coffein in verschiedenen Arzneimitteln enthalten. Sein weitverbreiteter Konsum und das breite Spektrum seiner pharmakologischen Aktivität bedingen das wachsende Interesse der klinischen Pharmakologie an pharmakokinetischen Untersuchungen mit Coffein in Mensch und Tier.

Die Bestimmung von Coffein im biologischen Material ist Gegenstand zahlreicher Veröffentlichungen.

Spektrophotometrische Methoden, wie sie von Axelrod [1] und Routh [2] beschrieben sind, dienten lange Zeit zur quantitativen Bestimmung von Coffein in Blut, Gewebe und Urin. Die Sensitivität und Spezifität dieser Methoden ist jedoch nicht ausreichend für pharmakokinetische Messungen im therapeutischen Bereich.

Anstelle dieser Methoden werden heute in zunehmendem Maße chromatographische Methoden wie Dünnschichtchromatographie [3], Hochdruckflüssigkeitschromatographie [4—6] und Gaschromatographie [7—9] zur quantitativen Analyse von Coffein eingesetzt. Wir beschreiben im folgenden eine gaschromatographische Methode zur Bestimmung von Coffeinkonzentrationen in Plasma, Blut und Urin.

Methodik

Verwendete Substanzen:

Coffein rein, Ammoniak-Lösung (mind. 25 %) p.a. und Chloroform p.a. von der Fa. Merck AG, Darmstadt; abs. Ethanol p.a. Fa. C. Roth KG, Karlsruhe; Pethidin.HCl (Dolantin^R) 2 %ig Fa. Hoechst AG, Frankfurt.

Extraktion:

Plasma: Zu 1 ml Plasma werden 0,5 ml 25 %ige wässrige NH_4OH-Lösung (pH = 9—9,5) und 4 µg Pethidin (Dolantin^R) in 50 µl destilliertem Wasser als interner Standard gegeben, das Gemisch homogenisiert und zweimal mit 5 ml Chloroform geschüttelt und die organische Phase aufgenommen (Extraktion). Nach der Extraktion wird durch kurzes Stehenlassen eine ausreichende Phasentrennung erreicht.

Rattenvollblut: Zu dem Hämolysat, bestehend aus 0,2 ml dest. H_2O und 0,1 ml Vollblut, werden 0,5 ml NH_4OH (25 %) und 0,5 µg Pethidin in 50 µl dest. H_2O als interner Standard gegeben und wie bei Plasma beschrieben extrahiert.

Urin: 0,2 ml Urin werden mit 1,5 ml dest. H_2O vermischt, mit NH_4OH (25 %) auf pH = 9—9,5 gebracht, mit 4 µg Pethidin in 50 µl dest. H_2O als int. Std. versetzt, homogenisiert und dreimal mit je 5 ml Chloroform extrahiert. Für die Extraktion wurde in allen Fällen je 10 Sekunden auf einem Cenco-Whirlmixer gemischt. Die jeweils vereinigten organischen Phasen werden im N_2-Strom bei 40°C eingedampft, der Rückstand in 200 µl abs. Ethanol aufgenommen und 0,5—1 µl dieser Lösung in den Gaschromatographen injiziert.

Erstellung der Eichkurven

Den coffeinfreien Plasma-, Vollblut- bzw. Urinproben werden bekannte Mengen an Coffein und internem Standard beigemischt, der entsprechenden Extraktionsprozedur unterworfen und gaschromatographiert. Zur Erstellung der Eichgeraden werden die Peakflächen- bzw. Peakhöhenquotienten von Coffein zum internen Standard gegen die bekannten Coffeinkonzentrationen aufgetragen.

Recovery

Zur Bestimmung der Extraktionsrate von Coffein aus Plasma, Vollblut und Urin bei verschiedenen Konzentrationen werden bekannte Mengen an Coffein zu den Leerproben gegeben und entsprechend der jeweiligen Extraktionsmethode aufgearbeitet. Pethidin dient als externer Standard und wird erst nach der Extraktion zugesetzt.
Die relativen Peakflächen- bzw. Peakhöhenquotienten aus Coffein und externem Standard werden berechnet und mit denen verglichen, die man nach der Analyse der entsprechenden äthanolischen Standardlösungen erhält.

Gaschromatographische Bedingungen

A) Gaschromatograph: HP 5710 A (Fa. Hewlett-Packard); Säule: 4 ft x 2 mm Glas; Stat. Phase: 3 % OV 17 auf Gaschrom Q 100–120 mesh; Ofentemperatur: 215 °C isotherm; Trägergas: Helium 30 ml/min; Quant. Auswertung: Integrator HP 3380 S.

B) Gaschromatograph: HP 5880 A (Fa. Hewlett-Packard); Kapillarsäule: 12 m Glas SCOT OV 17, I.D. 0,5 mm; Ofentemperatur: 166–230 °C, 8°/min temp. programmiert; Trägergas: Helium 10 ml/min; Hilfsgas am Ende der Säule: Helium 20 ml/min; Quant. Auswertung: GC-Terminal HP 5880.

A+B) Detektor: N-P-FID HP 18789 A; "On-Column"-Injektion, Temperatur: Injektor 250 °C, Detektor 300 °C; Detektorgase: Synth. Luft 60 ml/min, Wasserstoff 3 ml/min.

Ergebnisse und Diskussion

Coffein und der interne Standard Pethidin (Dolantin[R]) sind nach dem Alkalisieren der wässrigen Phase gut mit Chloroform extrahierbar.
Der Extraktion bei alkalischem pH und der Verwendung von Pethidin als Standard wurde gegenüber der früher beschriebenen Extraktion im Neutralen und der Verwendung von Hexobarbital oder Phenacetin als Standard [8, 9] der Vorzug gegeben, da bei diesen standardisierten alkalischen Bedingungen neben Coffein auch andere basische Pharmaka und deren Metabolite leicht extrahierbar sind und neben Coffein simultan bestimmt werden können.
Die Verwendung des für stickstoffhaltige organische Moleküle selektiven N-FID-Detektors (Selektivität: 35 000 gC/gN als Azobenzol) vermindert den erforderlichen Extraktionsaufwand aus dem biologischen Material.
Mit der stationären Phase OV 17 — einem mittelpolaren Methyl-Phenyl-Silan-Polymeren — wird eine ausreichende chromatographische Trennung bei vertretbaren Analysenzeiten erreicht. Die Analysen werden entweder isotherm auf einer gepackten Säule (Plasma, Vollblut) oder temperaturprogrammiert auf einer SCOT-Kapillarsäule (Plasma, Urin) durchgeführt. Die Verwendung der Kapillarsäule ist immer dann angezeigt, wenn neben Coffein auch noch andere Pharmaka bestimmt werden sollen oder wenn bei Patienten durch eine Vielzahl von verabfolgten Medikamenten und deren Metabolite eine hohe Auflösung des chromatographischen Systems nötig ist.
Der Vergleich der beiden GLC-Chromatogramme (Abb. 1) des gleichen Plasmaextraktes eines Patienten mit gleicher stationärer Phase und N-selektiver Detektion zeigt eindrucksvoll das ungleich höhere Auflösungsvermögen der Kapillare bei kürzerer Analysendauer.

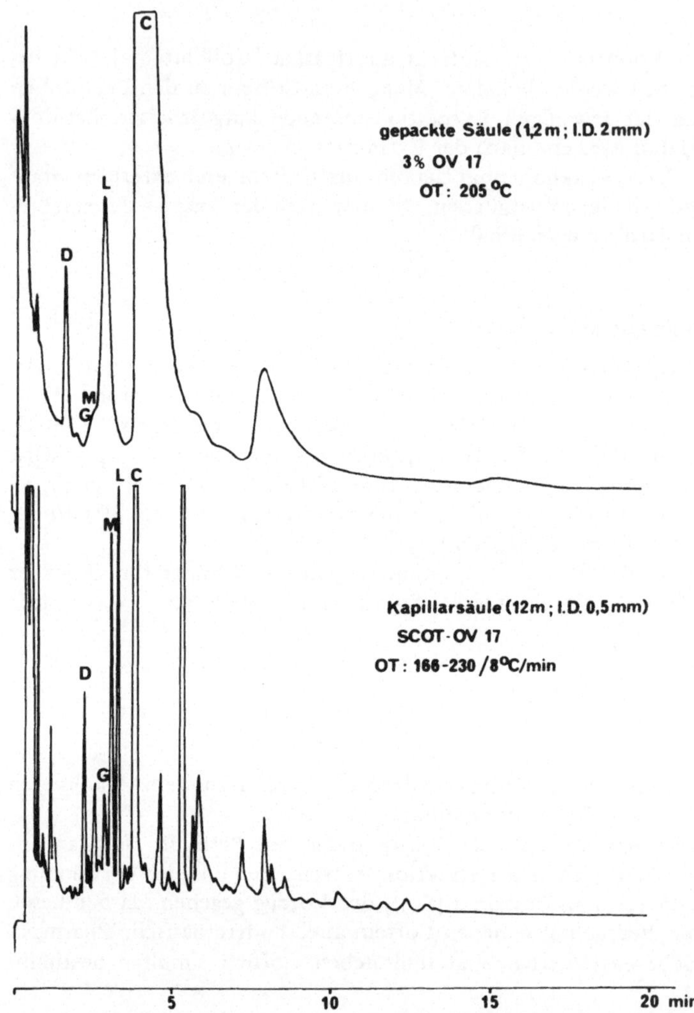

Abb. 1 GLC-Chromatogramme des gleichen Plasmaextraktes eines Patienten: C = Coffein 14,5 µg/ml; L = Lidocain 4,4 µg/ml; Lidocain-Metabilite M = MEGX 9,4 µg/ml und G = GX 4,9 µg/ml

Abb. 2 zeigt die Chromatogramme einer blanken und einer synthetischen Plasmaprobe mit gepackter Säule und mit Kapillarsäule. Die quantitative Auswertung der Chromatogramme erfolgte nach der ISD- (Internal Standard) Methode.

Werden die Peakhöhen- (gepackte Säule) bzw. die Peakflächen (Kapillarsäule)-Quotienten von Coffein und internem Standard gegen die gegebenen Coffeinkonzentrationen aufgetragen, so erhält man Eichkurven, die im gewünschten Konzentrationsbereich — Plasma 0,2−20 µg/ml (Abb. 3), Vollblut 0,2−10 µg/ml (Abb. 4) und Urin 0,25−10 µg/ml (Abb. 5) — linear sind. Die Korrelationskoeffizienten sind in allen Fälle r > 0,998.

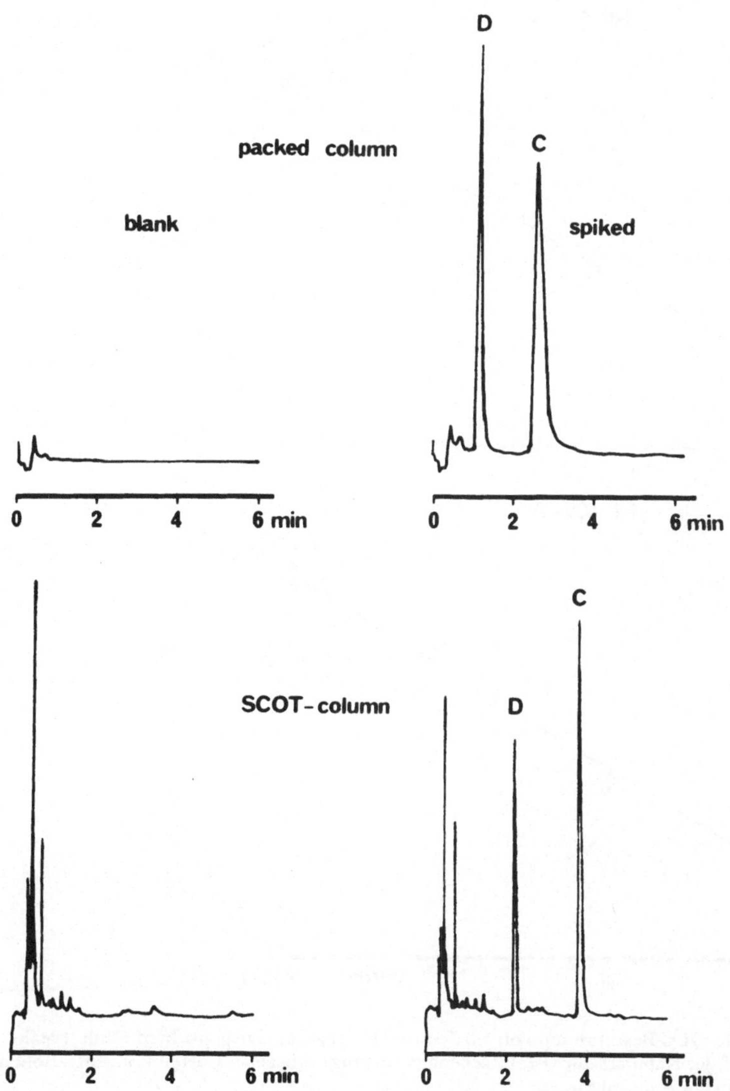

Abb. 2 GLC-Chromatogramme der Extrakte einer blanken und einer synthetischen Plasmaprobe: C = Coffein 2,5 µg/ml; D = Dolantin^R ISD 4 µg/ml

Für n = 4 sind die gefundenen Standardabweichungen kleiner 6 % (Plasma), 3 % (Vollblut) und 5 % (Urin).

Durch die Linearität der Eichkurven ist es möglich, die Kalibrationskurven durch eine Ein-Punkt-Kalibration zu ersetzen. Die Berechnung der Coffein-Konzentrationen ist somit über das an den Detektor angeschlossene Automationssystem möglich.

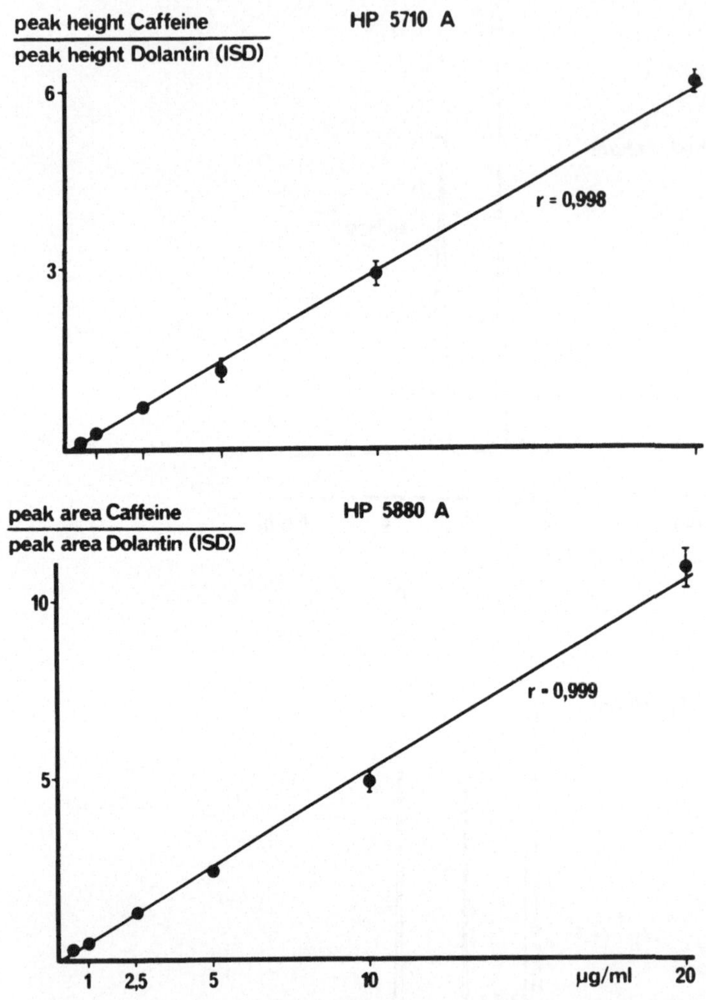

Abb. 3 Eichkurven für die GLC-Bestimmung von Coffein im Plasma auf der gepackten Säule (Peak-höhenauswertung) auf auf der Kapillarsäule (Peakflächenauswertung). Abszisse: Coffeinkonzentrationen; interner Standard Dolantin^R = 4 µg/ml Plasma

Die ermittelten durchschnittlichen Wiederfindungsraten (recoveries) über die angegebenen Konzentrationsbereiche sind 102,0 ± 8,8 % für Plasma (n = 7), 88,5 ± 6,4 % für Vollblut (n = 5) und 98,9 ± 7,8 % für Urin (n = 5).
Abb. 6 zeigt das Originalchromatogramm eines 24-h-Urinextraktes eines Patienten nach Gabe von 200 mg Coffein oral.

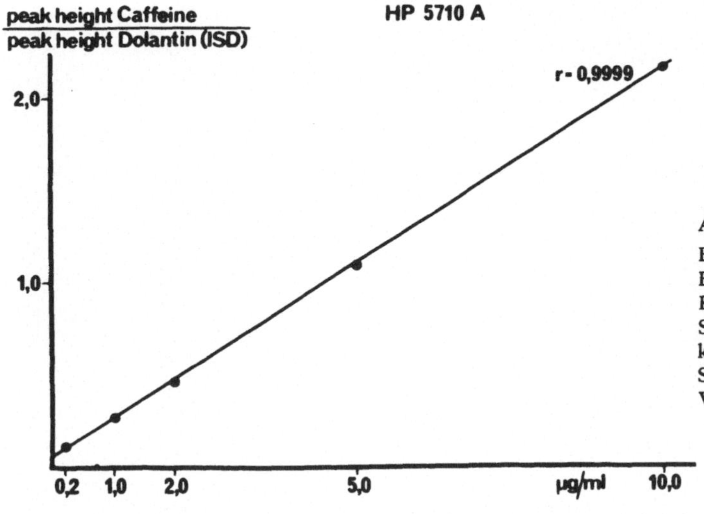

Abb. 4
Eichkurve für die GLC-
Bestimmung von Coffein im
Rattenvollblut mit gepackter
Säule. Abszisse: Coffein-
konzentration interner
Standard Dolantin^R = 5 µg/ml
Vollblut

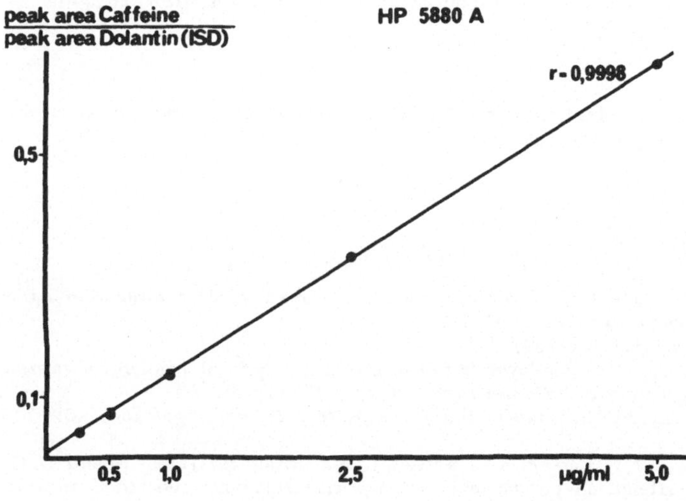

Abb. 5
Eichkurve für die GLC-
Bestimmung von Coffein im
Urin. Abszisse: Coffeinkon
zentration; interner Standard
Dolantin^R 20 µg/ml Urin

Schlußfolgerung

Die hier vorgestellte Methode ist einfach — außer einer kurzen Extraktion sind keine
zeitaufwendigen Aufarbeitungs- oder Derivatisierungsprozeduren notwendig — , sen-
sitiv — Konzentrationen < 10 ng/ml sind noch leicht bestimmbar — und genau für die
Bestimmung von Coffein in Plasma, Vollblut und Urin. Sie hat sich als brauchbar für
pharmakokinetische Untersuchungen mit Coffein in Mensch [10] und Tier erwiesen.

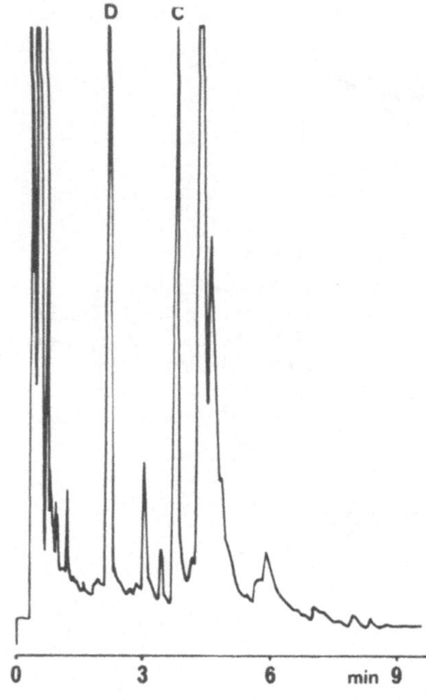

Abb. 6

Kapillar-GLC-Chromatogramm eines 24^h-Patienten-Urin-extraktes (Dosis: 200 mg Coffein oral) C = Coffein 2,4 µg/ml; D = Dolantin^R (ISD) 20 µg/ml

Frl. U. Müller und Frl. R. Sauer danken wir für ihre hervorragende technische Assistenz und ihre Hilfe beim Verfassen des Manuskriptes.

Literatur

[1] Axelrod, J., Reichenthal, J.: The fate of caffeine in man and a method for its estimation in biological material. *J. Pharmacol. Exp. Ther.* **107**, 519–523 (1953).

[2] Routh, J. I.: *J. Clin. Chem.* **15**, 661 (1969).

[3] Anim M., Sepp. W.: Quantitative thin-layer chromatographic analysis of ergotamine tartrate and caffeine in the nanogram range. *J. Chromatogr.* **118**, 225–232 (1976).

[4] Bonati, M., Castelli, D., Latini, R., Grattini, S.: *J. Chromatogr. Biomed. Appl.* **164**, 109–113 (1979).

[5] Robertson, D., Fröhlich, J. C., Carr, R. K., Watson, J. Th., Hollifield, J. W., Shand, D. G., Oates, J. A.: Effect of caffeine on plasma renin activity, catecholamines and blood pressure. *N. Engl. J. Med.* **298**, 181–186 (1978).

[6] Aldrige, A., Neims, A. H.: The effects of phenobarbital and β-naphthoflavone on the elimination kinetics and metabolite pattern of caffeine in the beagle dog. *Drug Metab. Dispos.* **7**, 378–382 (1979).

[7] Grab, R. L., Reinstein, J. A.: Determination of caffeine in plasma by gaschromatography. *J. Pharm. Sci.* **57**, 1703–1706 (1968).

[8] Lavène, D., Guerret, M., Humbert, H., Kiger, J. L.: Détermination simultanée par chromatographie en phase gazeuse du butalbital, de la caféine, de l'amidopyrine et de deux métabolites de cette dernière dans le plasma et l'urine. *Ann. Pharm. Fr.* **32**, 505–512 (1974).

[9] Seegers, J. M., Olling, M., Jager, L. P., Van Noordwijk, J.: Interactions of aspirin with acetaminophen and caffeine in rat stomach: Pharmacokinetics of adsorption and accumulation in gastric mucosa. *J. Pharm. Sci.* **69**, 900–906 (1980).

[10] Zilly, W., Caesar, U., Staib, A. H., Heusler, H., Richter, E.: This volume, page 000.

Apnea in prematurity and the use of caffeine

C. van der Meer/G. J. Haakmeester
Academic Hospital of the Free University of Amsterdam, Department of Clinical Pharmacy
and Toxicology, De Boelelaan 1117, NL-1081 HV Amsterdam, The Netherlands

Zusammenfassung

Koffein (1,3,7-Trimethylxanthin) wird zur Prophylaxe von Apnoe-Anfällen bei
Frühgeborenen verwendet. Eine der Apnoeursachen wird in einer verminderten
Sensitivität der medullären Atemzentren gegenüber CO_2 vermutet. Das Koffein
wird bei dieser Indikation dem Theophyllin oder Theobromin vorzuziehen sein,
da es relativ stärker auf die medullären Zentren wirkt und geringere Nebenwirkungen aufweist. Bei therapeutischen Serumkonzentrationen, wie sie in dieser Untersuchung vorliegen, erhöht Koffein die Herzfrequenz nicht.
Koffein weist bei Frühgeborenen im Vergleich zu Erwachsenen sehr lange Elimina-
tionshalbwertszeiten (um 100 Stunden) auf, die zusätzlich stark interindividuell
variieren.
In der Abteilung für Neonatologie des Klinikums der Freien Universität Amsterdam (AZVU) wird Koffein bei der Apnoeindikation eingesetzt. Es wurden retrospektiv die Ergebnisse der Anwendung von Koffein an einer Gruppe von 20 Patienten ausgewertet. In dieser Gruppe erfolgten Koffeinbestimmungen mit einer HPLC-
Methode, um während des Therapieverlaufs das Auftreten toxischer Serumkonzen-
trationswerte zu vermeiden. Der optimale therapeutische Konzentrationsbereich
wird zwischen 10 und 15 mg/l angenommen. Ein optimales Dosierungsschema
konnte unter Verwendung der pharmakokinetischen Parameter eines offenen
Ein-Kompartiment-Modells 1. Ordnung berechnet werden. Das Dosierungsschema
hat sich als brauchbar erwiesen.

Summary

Caffeine (1,3,7-trimethylxanthine) is used to prevent apneic spells in premature
newborn infants, the possible consequences of which include hypoxia, bradycardia
and cyanosis. One of the causes of apneic spells lies in the fact that the medullary
respiratory centre is less sensitive to CO_2. Caffeine is preferred to theophylline
and theobromine because of its stronger stimulating action on the respiratory
centre and also because it has less side effects. At therapeutic serum concentrations
observed in this study caffeine does not increase heart rate.
Caffeine in premature newborns has a very prolonged $t_{1/2}$ (ca. 100 hours) with large
interindividual differences. In the Department of Neonatology of the Free University Hospital (AZVU) caffeine is used in the treatment of apnea and we have
retrospectively evaluated the results obtained with this drug in a group of about

20 patients. To avoid toxic accumulation serum concentrations are estimated with the use of a HPLC method.

The optimal therapeutic serum level is thought to be 10−15 mg/l. An optimal dosage regimen is calculated and this regimen has proved to be useful using the pharmacokinetic parameters of a first order open compartment model.

Introduction

Caffeine (1,3,7-trimethylxanthine) and analogous dimethylxanthine derivatives like theophylline (1,3-dimethylxanthine) and theobromine (3,7-dimethylxanthine) are stimulators of the central nervous system. They act on the kidney to produce diuresis, stimulate cardiac muscle and relax smooth muscle, notably the bronchi. Because the various xanthines differ markedly in the intensity of their actions, one particular xanthine is usually more suitable than another for any specific therapeutic effect, and fewer side-effects will be obtained.

An important action of the methylxanthine derivatives is inhibition of cyclic AMP to ATP degradation by phosphodiesterase; they therefore indirectly increase the intracellular concentration of cyclic AMP by decreasing the rate of its breakdown. Theophylline was found to inhibit the enzyme phosphodiesterase 6 times more actively than theobromine and caffeine, the latter two being almost equal in effect [1]. This phenomenon is probably the reason why theophylline is the most potent stimulator of the heart [2]. Caffeine is the most potent stimulator of the central nervous system, especially the medullary respiratory center [3], increasing its sensitivity to carbon dioxide [4].

The properties mentioned above make caffeine the most useful of the 3 commonly available methylxanthine derivatives in the prevention of apnea in premature newborn infants. Apneic spells occur in premature infants having low birth weights, with an incidence of 25 % during the first 10 days of life [5]. A higher incidence (84 %) has been reported in very small premature neonates with birth weights less than 1000 g [6].

After absorption caffeine is distributed throughout the total body water. The apparent volume of distribution in premature infants is 0.8 l/kg. This is different from the value in adults (0.6−0.7 l/kg). The total body water decreases from 86 % in the fetus and prematurely born infant to 70 % in full-term infants and adults [13]. Caffeine is weakly bound to plasma protein, 15 % at 37°C, and appears to be equally distributed between plasma and saliva in adults [14]. Because of differences in theophylline protein binding in adults and prematures [15] one should be careful in using saliva caffeine levels to calculate serum levels.

Caffeine is metabolized mainly in the liver and undergoes demethylation and oxidation. The most important metabolite is paraxanthine (1,7-dimethylxanthine). The physiological activity of paraxanthine should not be discounted. The formation of theobromine and theophylline has been described [16].

On occasions, the biotransformation of the dimethylxanthine derivatives is paradoxical. Bory et al. [17] and Boutroy et al. [18] describe the biotransformation of theophylline to caffeine in premature infants suffering from apnea who were treated with theophylline. Thus, even with theophylline one should be aware of the possibility the caffeine might be present.

Unchanged caffeine is excreted in urine in negligible amounts but the analyses of urinary products have only limited therapeutic value. The biological half-time ($t_{1/2}$) of caffeine in adults is approximately 3.5 hours. The $t_{1/2}$ in premature infants is much more prolonged, up to 97 hours, with the values spread over a wide range: 40.7–230 hours [10]. The reason for this is incomplete development of the liver function in the preterm infant. As a consequence of these enormous differences in the rate of metabolism, serum concentrations must be determined so as to optimize the therapy and to avoid toxic or subtherapeutic levels.

The efficacy of caffeine in the treatment of apnea has been demonstrated by Aranda et al. [10]. Like theophylline there is no significant efficacy below a serum concentration of 5 mg/l. The optimum level is thought to be 10–15 mg/l. Within this range there is a significant decrease in the incidence and severity of apnea [9, 10]. The serum concentration should not exceed 20 mg/l because of the risk of toxicity.

Below a level of 20 mg/l no toxic symptoms have been described.

Large doses of caffeine may cause nausea, vomiting, diuresis, tachycardia, cardiac arrhythmias (extrasystoles), insomnia, restlessness, nervousness, tinnitus, tremors, scintillating scotomas, convulsions and coma [19]. Fatal poisonings due to caffeine are extremely rare. Six case reports have been reviewed by Dimaio and Garriott [20]. Only 2 of these relate to children (1 year and 5 years old). The serum levels of 3 of the 6 cases were 79, 158 and 719 mg/l.

Hypoxia secondary to apnea might be a cause of central nervous damage, so an aggressive approach to the treatment of apnea is emphasized.

Kattwinkel [7] has given a schedule of principles on how newborn patients with apneic spells should be treated. Apnea is often a symptom of other primary disorders (anemia, cerebral hemorrhage, infections, high environmental temperature), and in such cases treatment should be directed to the primary disease. Quite often no primary disorder can be identified, however, and symptomatic treatment is indicated: e.g. respiratory therapy (continuous positive airway pressure) or central nervous system stimulating drugs (e.g. doxapram, theophylline, caffeine). The use of theophylline to treat apneic attacks in newborns was introduced by Kuzemko and Paala [8]. Caffeine, however, has been used for this indication since 1959 [9]. Aranda et al. [10] showed the efficacy of the treatment of apnea in low-birth-weight infants with caffeine; there is a significant reduction in incidence and severity of apnea, similar to that found using theophylline [8]. In contrast to the increase in heart rate associated with theophylline [11, 12] there is no significant change in the heart rate associated with caffeine.

The route of administration can be oral as well as parenteral (intravenous or subcutaneous). The absorption of orally administered caffeine can be rapid and is almost complete because newborn infants have undeveloped barriers to drug absorption from the gastrointestinal tract [13]. Whenever caffeine is administered parenterally, solutions should not be prepared in combination with sodium benzoate. Sodium benzoate competes with the protein binding of bilirubin with risk of kernicterus. For this reason we use a sterile solution of caffeine (10 mg/ml) in 5 % glucose.

Methods

Caffeine was administered subcutaneously and blood samples were taken 8–12 hours after administration. Caffeine serum concentrations were estimated with the application of a straight phase HPLC method described elsewhere [21].

In all patients an initial loading dose of 10 mg/kg is adequate to obtain therapeutic
serum concentrations [9, 10], but the dose, necessary to maintain this concentration
was unknown.
We studied the relationship between maintenance dose and serum level retrospectively
in a group of 23 patients.
Some clinical parameters of 19 of these patients are summarized in Table 1. The composition of the group is very heterogenic.

Table 1: Clinical parameters of 19 patients.

n = 19	means ± SE	range
gestational age (weeks)	30.4 ± 3.2	28—40
birthweight (grams)	1430 ± 490	670—2650
age at first C treatment (days)	2.7 ± 2.1	1—9
duration C treatment (days)	13.5 ± 11.5	1—40

In the early days of starting this therapy we gave an initial dose of 10 mg/kg followed
by a maintenance dose of 5 mg/kg/24 h.
The patients were sampled after either 3 days (n = 9) or after 4 days (n = 10) of treatment (3 days treatment means: 1 initial dose and 2 maintenance doses)

Results

Fig. 1 shows that there is no simple correlation between the dose and the serum concentration obtained. It is clear that the standard maintenance dose of 5 mg/kg/24 h is too
high for a considerable number of our patients.
We were able to calculate the half life in three of the patients and these were 101, 123
and 150 hours. These data are in accordance with previous reports of Aranda et al. [10].
In five cases we reached a steady state serum concentration with this dosage regimen.
When we consider the elimination as a first order reaction in a model with one compartment, it is possible to calculate the relative total body clearance of caffeine with
the formula:

$$\dot{V}' = \frac{D}{C_{th} \cdot \Delta t \cdot W}$$

The calculated mean relative clearance of these five cases was 10.4 ml/kg/h.
In Table 2 our data are compared with the results of Aranda [22]. The results are very
much in accordance with oneanother.

Table 2: Comparison of data
from this study with
those of Aranda (22).

Caffeine clearance ml · kg^{-1} · h^{-1}

	$\dot{V}'$ ± SEM	n
AZVU 1979	10.4 ± 0.93	5
Aranda 1979	8.9 ± 1.46	12

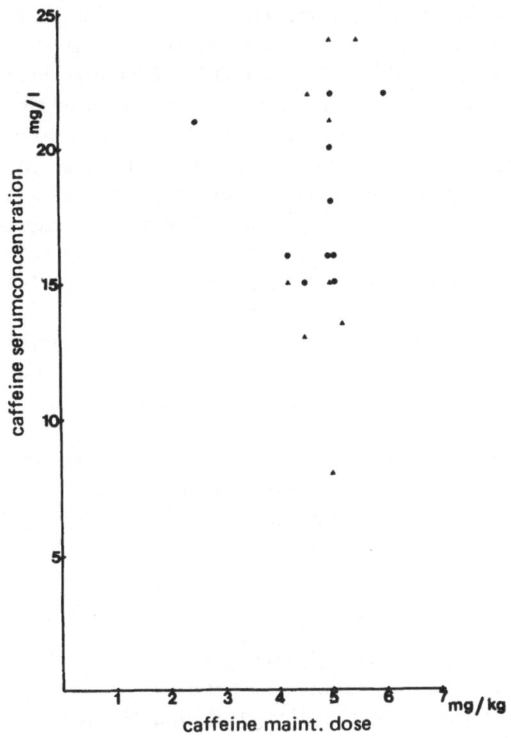

Fig. 1
Relation-ship between maintenance dose and serum concentrations obtained. Circles are patients (n = 10) sampled after 4 days of treatment, triangles (n = 9) after 3 days.

With the same formula it is possible to calculate the optimal dosage regimen:

$$D = \dot{V}' \cdot C_{th} \cdot \Delta t \cdot W$$

To reach an optimal serum level of 12 mg/l with a relative caffeine clearance of 10.4 mg/kg/h we calculated a maintenance dose of 3 mg/kg/day. (Aranda [22] with his data calculated 2.5 mg/kg/day.)

Discussion

No correlation was found between clinical parameters (e.g. bodyweight, age) and serum levels obtained. Table 1 shows that a maintenance dose of 5 mg/kg/day was too high and after evaluating these results we fixed the maintenance dose at 3 mg/kg/day. Using this regimen, patients are, in almost all cases, in the desired therapeutic range of 10–15 mg/l. Considering the half time a convenient time for blood sampling is 8–12 hours after the last dose.

High serum concentrations of caffeine are much less dangerous than those of theophylline. Aranda [22] describes cases where caffeine serum concentrations reached 50 mg/l and even 84 mg/l. These patients suffered from no more than slight jitteryness, with no tachycardia at all!

Comparing these data with those of theophylline one can say that caffeine is the safer drug of the two for the treatment of apnea.

We also made preliminary investigations on the placental transfer of caffeine following ingestion of normal amounts by drinking coffee. The caffeine concentration in 18 cord serum samples chosen at random were 3.5 mg/l ± SEM 3.0 (range 0.7–12.5 mg/l). Five were higher than 5 mg/l. It is difficult to obtain a caffeine serum concentration of this magnitude by only drinking coffee. A human male volunteer (age 30, smoker) took 8 cups of coffee (approx. one liter) containing caffeine 850 mg/l. After this dose the intake was stopped because of nausea. Half an hour later his serum concentration was 7 mg/l. With this pilot study in mind, one can postulate that, even in the unborn, there is caffeine accumulation. This phenomenon needs further investigation.

Thus, apart from a caffeine dosage regimen one should also be aware of three possible alternative ways whereby a newborn can obtain levels of caffeine in serum:

1) Intake through cord blood. 2) By breastfeeding when the mother has consumed coffee. According to Brazier [23] this intake is without clinical importance. Last but not least, 3) newborns can metabolize theophylline to caffeine as recently reported by Bory et al. [17] and Boutroy [18].

This observation is remarkable since methylxanthines are normally demethylated and oxidised. A possible explanation is that the newborn is deficient in the enzyme P_{450}. The nitrogen methylation is complete after 22 weeks of gestation.

Conclusions

Based on the experimental findings we came to the following conclusions:

1. In the treatment of apnea in premature newborn infants, caffeine should be used in preference to theophylline because of the more specific action and the reduced chance of tachycardia even at high serum concentrations.
2. The dosage regimen that can be used in such a therapy is: one initial dose of 10 mg/kg and a maintenance dose of 3 mg/kg/day. After two days a serum sample should be estimated.
3. Whenever a newborn is treated with theophylline, one can not rely only on the theophylline level. The caffeine concentration must also be estimated.

List of symbols

AMP   Adenosine Mono Phosphate
ATP   Adenosine Tri Phosphate
AZVU Academic Hospital of the Free University
C   Caffeine
°C   Celsius
C_{th} Therapeutic Serum Concentration
D   dose
g   gram
h   hour
HPLC High Performance Liquid Chromatography
kg   kilogram
l   liter
mg   milligram
ml   milliliter
n   number

SEM   Standard Error of the Mean
Δt Time Interval
$t_{1/2}$ Half Life Time
$\dot{V}'$ Relative Clearance
W   Body Weight

Literature

[1] Butcher, R. W., Sutherland, E. W.: *J. Biol. Chem.* **237**, 1244 (1962).

[2] Harper, H. A.: In: Review of Physiological Chemistry, 15th ed., Chapter 20, pp. 473–474. Lange Medical Publications, Los Altos, CA, 1975.

[3] Murdoch Ritchie, J.: The Pharmacological Basis of Therapeutics, 5th ed., Chapter 19, pp. 367, 368. MacMillan Publ. Co. Inc., New York, 1975.

[4] Richmond, G. H.: *J. Appl. Physiol.* **2**, 16 (1949).

[5] Daily, W. J. R., Klaus, M., Belton, H., Meyer, P.: *Pediatrics* **43**, 510 (1969).

[6] Alden, E. R., Mendelkorn, T., Woodrun, D. E. et al.: *Pediatrics* **50**, 40 (1972).

[7] Kattwinkel, J.: *Pediatrics* **90**, 342 (1977).

[8] Kuzenko, J. A., Paala, J.: *Arch. Dis. Childh.* **48**, 404 (1973).

[9] Koppe, J., Peters, G. J. H.: *T. Kindergeneesk.* **47**, 14 (1979).

[10] Aranda, J. V., Gorman, W., Bergsteinsson, H., Gunn, T.: *Pediatrics* **90**, 467 (1977).

[11] Shannon, D. C., Gotay, F., Stein, I. M. et al.: *Pediatrics* **55**, 589 (1975).

[12] Uauy, R., Shapira, D. L., Smith, B. and Warshaw, J. B.: *Pediatrics* **55**, 595 (1975).

[13] Modell, W.: Drug of Choice 1976–1977, Chapter 3, pp. 30–42. C. V. Mosby Co., St. Louis, MO, 1976.

[14] Cook, C. E., Tallent, C. R., Anderson, E. W., Myers, M. W., Keppler, J. A.: *J. Pharmacol. Exp. Ther.* **199**, 679 (1976).

[15] Aranda, J. V., Sitar, D. S., Parsons, W. D., Loughnan, P. M., Neims, A. H.: *New Engl. J. Med.* **295**, 413 (1976).

[16] Danhof, M., Loomans, B. M. J., Breimer, D. D.: *Pharm. Weekbl.* **113**, 672 (1978).

[17] Bory, C., Baltasat, P., Porthault, M. et al.: *Lancet* **2**, 1204 (1978).

[18] Boutroy, M. J., Vert, P., Monin, P., Royer, R. J., Royer-Morrot, M. J.: *Lancet* **1**, 830 (1979).

[19] Connell, P. H.: In: Meylers' Side Effects of Crugs VIII, Chapter 1. Editor: M. N. G. Dukes. Excerpta Medica Amsterdam, 1975.

[20] Dimaio, V. J. M., Garriott, J. C.: *Forens. Sci.* **3**, 275 (1975).

[21] Van der Meer, C., Haas, R. E.: *J. Chromatogr.* **182**, 121–124 (1980).

[22] Aranda, J. V., Cook, C. E., Gorman, W., Colling, J. M., Loughnan, P. M., Outerbridge, E. W., Aldrige, A., Neims, A. H.: *Pediatrics* **94**, 663–668 (1979).

[23] Brazier, J. C., Renaud, H., Ribon, B., Salle, B. L.: *Arch. Dis. Childh.* **54**, 194–199 (1979).

Adaptation of a commercial theophylline radioimmunoassay for use in bioavailability studies

H. J. Huber/N. Janzen/G. F. Schneider/F. Stanislaus
Forschungslaboratorien der Klinge Pharma GmbH, Weihenstephaner Straße 28, D-8000 München 80, FRG

Zusammenfassung

Eine Modifikation des Gamma Dab [^{125}I] Theophyllin Radioimmunoassays, in der selbsthergestellte Plasma- und Speichel-Theophyllinstandards verwendet werden, und die Testcharakteristika des modifizierten Radioimmunoassays werden beschrieben. Die absolute Empfindlichkeit wurde zu 5 ng Theophyllin berechnet. Die untere Meßgrenze wurde auf 12,5 ng, entsprechend einer Theophyllinkonzentration von 0,5 μg/ml Plasma bzw. 0,25 μg/ml Speichel, festgelegt. Die Präzision des Assays konnte mit einem Variationskoeffizienten von 3 % bei 4 μg/ml und 3,1 % bei 15 μg/ml aufgezeigt werden. Der Intra-Assay-Variationskoeffizient betrug 2,7 % und 3,1 % bei diesen Konzentrationen. Die Wiederfindung von Theophyllin, das theophyllinfreiem oder theophyllinhaltigem Plasma zugesetzt worden war (Bereich 2−20 μg/ml), war 103 ± 4,7 %. Die Kreuzreaktivität des Antiserums mit dem Theophyllinmetaboliten 3-Methylxanthin wurde zu 1,5 % bestimmt, während die Kreuzreaktivität mit anderen Theophyllinmetaboliten < 0,1 % ist. Die Ergebnisse bestätigen, daß der modifizierte Radioimmunoassay eine brauchbare Analysenmethode für Bioverfügbarkeitsstudien darstellt.

Introduction

The commercial Gamma Dab [^{125}I]-theophylline radioimmunoassay is originally designed for routine therapeutic monitoring. We wish to report
a) the modifications necessary to make the assay applicable for a bioavailability study of theophylline in a sustained-release formulation* in man [1] and
b) the test characteristics of the modified theophylline radioimmunoassay.

Methods

Radioimmunoassay (RIA) was performed using a Berthold Gammaszint BF 5300 with a counting efficiency of 68 %. A Diehl alphatronic 2000 was used to calculate standard curves from Spline functions (programme BF−RIA−Spline 416).
Anhydrous theophylline** was obtained from Knoll AG, Ludwigshafen, 3-methylxanthine from Sigma, München. All other chemicals were from Merck AG, Darmstadt and

---

* Bronchoretard$^{®}$ Retardkapseln
** anhydrous powder 325 article no. A 100 BH 3

had the highest purity available. [125I]-theophylline RIA-kits (Gamma Dab®) were obtained from Clinical Assays of Travenol Laboratories, Inc., München.

Reagents to measure theophylline were used as provided in the kit with the exception of the serum standards, which were replaced by plasma standards or saliva standards. The plasma standards were prepared from blank plasma of seven male volunteers participating in the bioavailability study [1]. For this purpose 10 ml venous blood were collected from each subject after a 48 hour period of xanthine-free diet and immediately before application of theophylline. Blood samples were transferred separately to glass vials containing 12 mg ammonium oxalate, 6 mg potassium oxalate and 6.5 mg sodium azide in $200\,\mu l$ destilled water. Plasma was separated by centrifugation at $1440\,g$ at $4°C$ and stored at $2-4°C$. On the day of the RIA analysis, $190\,\mu l$ aliquots of blank plasma samples were spiked with $10\,\mu l$ of freshly prepared theophylline standard solutions ($0-700\,\mu g/ml$ in $0.15\,M$ saline, $0.02\,M$ sodium azide). In this way a set of patient plasma blanks and plasma standards for each separate study were obtained which could be used for preparation of standard curves and estimation of theophylline in plasma.

RIA analyses were performed according to the instructions accompanying the kits [2] with the following specifications or alterations: 1) plasma samples with unknown theophylline content were stored at $2-4°C$ (not frozen) and analyzed within 48–72 hours after blood collection, 2) standard curves were prepared for the range of $0.5-20\,\mu g/ml$ instead of $2-60\,\mu g/ml$, 3) triplicate instead of duplicate determinations were carried out, 4) the supernatant containing unbound tracer fraction was removed by rapid aspiration instead of decantation and draining on absorbent paper, 5) standard curves were calculated from Spline functions [3]. For the rest, the manufacturer's instructions were strictly followed and special care was taken to ensure exact timing in each RIA step.

Preparation of saliva standard curves and RIA of saliva was similar to that described for plasma, with the exception, that 1) saliva standard concentrations were $0.25-15\,\mu g/ml$, 2) saliva standards and unknowns were stored at $-25°C$, 3) the 10 min x $1000\,g$ supernatant ($4°C$) of standards and unknowns were assayed and 4) the aliquot size of standards and unknowns for RIA was doubled to $50\,\mu l$.

The specific binding of [125I]-tracer was calculated from $\dfrac{B_x}{B_o} = \dfrac{I_x - I_{NB}}{I_o - I_{NB}}$ where I_x = the counting rate of standards or unknowns in the presence of theophylline antiserum, I_o = the counting rate of blanks in the presence of antiserum and I_{NB} = the counting rate of blanks in the absence of antiserum (nonspecific binding). The cross-reactivity was expressed as the ratio of the theophylline concentration to the cross-reacting substance concentration at 50 % and 25 % inhibition of maximum specific binding.

Results

It has been reported [4], that serum theophylline levels are strikingly lower than plasma theophylline levels for equivalent drug dose (serum:plasma = 1:1.6) and that the loss is caused by theophylline being bound in the blood-clotting process. For this reason plasma rather than serum appears more suitable for use in a theophylline assay. In preliminary experiments, where kit serum standards were radioassayed together with laboratory prepared plasma standards, it was found that standard curves of serum and plasma were not superimposable; tracer binding of plasma standards ($I_{o,x} - I_{NB}$) plotted versus theophylline standard concentrations deviated from that of serum standards by -7% in the range of $0-2\,\mu g/ml$ and by $+10\%$ in the range of $8-60\,\mu g/ml$. As a consequence of this deviation, determination of theophylline content of plasma using serum standards would have given false results. Therefore the Gamma Dab serum standards were replaced by plasma standards as described in the experimental section. During examination of the performance of the test procedure it was noticed, that the technique to separate unbound tracer from the bound tracer fraction, as recommended by the manufacturer, was poorly reproducible,* especially when a large number of assays was carried through the procedure. Adequate separation with good reproducibility was achieved by aspiration and this technique was adopted and used in all further studies.

With the altered test procedure, standard curves were prepared over a period of 4 months for seven separate studies on each of the seven subjects participating in the bioavailability study [1]. A typical plasma standard curve is shown in the figure.

It is obvious, that by choosing theophylline standard concentrations of 0.5, 1.0, 4.0, 8.0, 15.0 and 20.0 μg/ml instead of the concentrations recommended by the manufacturer (2, 8, 20, 60 μg/ml), the standard curve is better defined in the region of the lower assay limit and theophylline levels less than 2 μg/ml become measurable. The increased sensitivity is particularly desirable in bioavailability studies of theophylline.

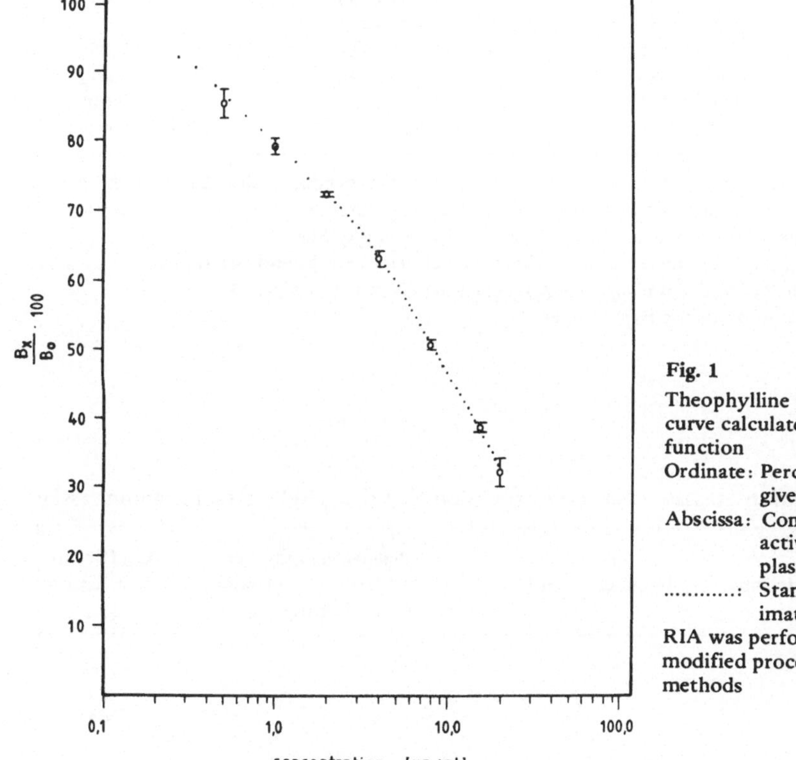

Fig. 1

Theophylline plasma calibration curve calculated from Spline function

Ordinate: Percent tracer binding given as $\bar{x} \pm s$ (n = 3)

Abscissa: Concentration of nonradioactive theophylline of the plasma standard

............: Standard curve approximated by Spline functions

RIA was performed following the modified procedure described in methods

* (coefficient of variation 3.3–16.5 % for triplicates in the range of 2–60 μg/ml)

309

Table 1: Inhibition of [^{125}I]-theophylline binding by non-radioactive theopylline at the lower assay limit*

| Subject | [^{125}I]-theophylline binding** [cpm] | | Significance |
| | non-radioactive theophylline [ng/tube] | | ($B_{12.5}$ vs. B_0) |
	0	12.5	p <
Plasma			
1	10584 ± 716	8990 ± 135 (1.5)***	0.05
2	11022 ± 118	9415 ± 224 (2.4)	0.01
3	11065 ± 194	9060 ± 363 (4.0)	0.01
4	10298 ± 314	9088 ± 88 (1.0)	0.001
5	9584 ± 170	8603 ± 146 (1.5)	0.001
6	10525 ± 415	8960 ± 305 (3.4)	0.001
7	10713 ± 327	8943 ± 328 (3.7)	0.001
Saliva			
1	9820 ± 208	8753 ± 170 (1.9)	0.01
2	9298 ± 403	8401 ± 104 (1.2)	0.05
3	9174 ± 90	8203 ± 199 (2.4)	0.01
4	9655 ± 302	8680 ± 315 (3.6)	0.05
5	8308 ± 95	6993 ± 142 (2.0)	0.01
6	9197 ± 142	7618 ± 152 (2.0)	0.001
7	8321 ± 78	7286 ± 110 (1.5)	0.001

* RIA analysis was performed following the modified test procedure using 25 μl of the plasma samples and 50 μl of the saliva samples. The lower assay limit of 12.5 ng/tube corresponds to 0.5 μg/ml plasma theophylline and to 0.25 μg/ml saliva theophylline.

** Tracer binding $B_{0,x}$ is expressed as the difference between cpm bound per tube in the presence and in the absence of antiserum ($I_{0,x} - I_{NB}$); values are given as $\bar{x} \pm s$ (n = 3).

*** coefficient of variation of the $B_{12.5}$-values.

Table 2: Intra- and interassay variation of the modified theophylline radioimmunoassay

Number of separate runs	Number of replicates	Plasma theophylline standard concentration [μg/ml]	Coefficient of variation [%]
Intra-assay precision			
1	8	4	2.7
1	8	15	3.1
Inter-assay precision			
6	3	4	3.0
6	3	15	3.1

Table 3: Recovery of added theophylline to theophylline-free and theophylline-containing plasma

Theophylline [μg/ml]				
Present	Added	Expected	Recovered	Recovery [%]
0	1.9	1.9	2.0	105
0	7.8	7.8	7.4	95
0	19.1	19.1	19.4	104
2.7	2.0	4.7	4.8	102
2.7	4.0	6.7	7.1	106
2.7	8.0	10.7	11.6	108

Spiked samples were prepared by adding 10 μl aliquots of a solution (0.15 M saline, 0.02 N sodium azide) with appropriate theophylline concentrations to 190 μl of previously analyzed plasma samples. 25 μl aliquots for each spiked sample were assayed in triplicate.

For saliva, standard curves with similar shape, sensitivity and standard deviations were obtained.

The sensitivity of the standard curve is defined as the smallest value which can be distinguished from zero. The sensitivity calculated as two times the standard deviation of the tracer binding at the zero point of the standard curve, is 0.2 μg/ml or 5 ng per tube. 12.5 ng theophylline per tube, the lowest standard used for the calibration curve, reduced maximum specific binding by 12—14 % (Table 1).

The precision of the modified radioimmunoassay is summarized in the data of Table 2. The recovery of theophylline standards added to plasma was 103 % and showed little variation (Table 3).

According of ref. [2], cross-reactivity of the theophylline antiserum with its major metabolites 1,3-dimethyluric acid, 1-methyluric acid and 3-methylxanthine was < 0.1 % for the first two metabolites and 5.4 % for the third metabolite. We checked the cross-reactivity with 3-methylxanthine and obtained a value of 1.5 % (50 % inhibition of maximum specific binding) and 1.1 % (25 % inhibition-level). No interference of 3-methylxanthine was observed when added up to a concentration of 30 μg/ml to plasma standards containing 0, 4 or 8 μg/ml of theophylline.

The modified radioimmunoassay procedure described was used in the bioavailability study published [1].

Discussion

Variations in precision observed with the Gamma Dab theophylline radioimmunoassay [5] could be considerably reduced by a modification of the original test procedure. The modifications described permit precise and accurate measurements of plasma and saliva theophylline with increased sensitivity and sufficient specificity. The modified radioimmunoassay, therefore, is considered to be a useful assay system for bioavailability studies of theophylline.

Literature

[1] Schneider, G. F., Heese, G. U., Huber, H. J., Janzen, N., Jünger, H., Moser, C., Stanislaus, F.: Biologische Verfügbarkeit von Theophyllin in einer neuen oralen Retardzubereitung, Arzneim.-Forsch./Drug Res. **31**, 1489—1497 (1981).

[2] Clinical Assays: Gamma Dab® [^{125}I] Theophylline radioimmunoassay kit. For the quantitative determination of the concentration of theophylline and aminophylline in serum or plasma. Package insert pp 1—18, March 1979.

[3] Marschner, I., Herndl, R., Scriba, P. C.: Comparison of four different algorithms for the calculation of radioimmunoassay standard curves. *J. Clin. Chem. Clin. Biochem.* **18**, 105—109 (1980).

[4] Heimlich, E. M., Siegel, S. C.: Clinical and laboratory evaluation of an antiasthmatic preparation with prolonged action. *J. Allerg.* **35**, 27—37 (1964).

[5] Zech, K., Borner, K., v. Stetten, O.: Monitoring of serum or saliva theophylline concentrations by a new radioimmunoassay. *Z. Anal. Chem.* **301**, A 13 p 114 (1980).

Sachwortverzeichnis